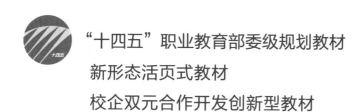

"十四五"职业教育部委级规划教材

新形态活页式教材

校企双元合作开发创新型教材

食品营养与卫生

Shipin Yingyang Yu Weisheng

贾洪信　刘　静◎主编

U0259036

中国纺织出版社有限公司

内 容 提 要

《食品营养与卫生》教材是部委级规划教材，是校企"双元"合编的活页式教材。该书主要内容包括：绪论，营养生理与能量，营养素，各类食物的营养，不同人群的营养，膳食、营养与慢性疾病，营养强化食品，保健食品，膳食结构与营养配餐，食品污染及其预防，食物中毒及其预防等。本教材可作为职业院校食品专业的教材，也可供食品企业从业人员、科研人员参考。

图书在版编目（CIP）数据

食品营养与卫生／贾洪信，刘静主编 . --北京：中国纺织出版社有限公司，2023.8（2025.1重印）

"十四五"职业教育部委级规划教材

ISBN 978-7-5229-0679-9

Ⅰ．①食… Ⅱ．①贾… ②刘… Ⅲ．①食品营养-高等职业教育-教材②食品卫生-高等职业教育-教材

Ⅳ．①R15

中国国家版本馆 CIP 数据核字（2023）第 111296 号

责任编辑：金 鑫 闫 婷 责任校对：王蕙莹

责任印制：王艳丽

中国纺织出版社有限公司出版发行

地址：北京市朝阳区百子湾东里 A407 号楼 邮政编码：100124

销售电话：010—67004422 传真：010—87155801

http://www.c-textilep.com

中国纺织出版社天猫旗舰店

官方微博 http://weibo.com/2119887771

北京通天印刷有限责任公司印刷 各地新华书店经销

2023 年 8 月第 1 版 2025 年 1 月第 2 次印刷

开本：787×1092 1/16 印张：16

字数：356 千字 定价：49.80 元

《食品营养与卫生》课程是食品相关专业广泛开设的一门专业课，主要任务是指导人们科学地饮食，预防和控制微量营养素缺乏症和营养相关的慢性疾病，通过正确引导食物消费，优化膳食结构，全面改善居民的营养状况。并通过营养教育、科普、宣传和推广，全面提升居民健康水平，助力健康中国的早日实现。

本书具有如下几个突出的特点。

一、全面融入课程思政

本书以"思政"小课堂的形式，为每一个项目精心设置了一份课程思政内容，全书包含了"用党的二十大精神指引中国教育""培育食品专业人才的职业素养""培育食品专业人才的公益意识""珍爱生命、健康无价""食品与文化自信""家国情怀""工匠精神"等11份课程思政内容。

二、全面融入"双创"元素

本书以"双创"小课堂的方式，为每一个项目精心罗列了尽可能多的双创元素，全书合计79个创新创业元素，以期最大程度地为读者提供创意元素。

三、全面对标新技术、新工艺和新规范

本书以"三新"小课堂的方式，为每一个项目配备了一份与教材知识内容密切相关的，反映近几年新技术、新工艺和新规范的资料，以达到拓展读者视野，密切掌握相关技术和工艺最新现状和趋势的教学目标。

四、突出产教融合、校企合作

本书坚决贯彻产教融合，邀请到了知名企业多名技术人员实质参与了包括调研、咨询、结构设置、内容编写等在内的教材建设全过程。从行业、企业实际岗位需求出发设置教学内容和任务。

五、活页式教材

活页式教材能够更好地提升教学效果，有助于提高人才培养质量，本书在对教材内容充分研究的基础上，遵循活页式教材编写规律，较好地完成了本次活页式教材编写任务。

六、教材结构严谨、教学模式新颖

本书采用"项目–任务"模式编排教材结构和内容，每一个项目都按基础知识—复习巩固—实践实训—"思政"小课堂—"双创"小课堂—"三新"小课堂6个环节设置教材内容，教材结构严谨、教学模式新颖。

本书主要内容和分工如下：

项目一绪论由山东科技职业学院王祎男老师负责编写；项目二营养生理与能量和项目三营养素由吉林工程职业学院葛丽丽老师负责编写；项目四各类食物的营养由内蒙古商贸职业学院刘静老师负责编写；项目五不同人群的营养由呼和浩特职业学院王晓烨老师负责编写；项目六膳食、营养与慢性疾病和项目十食品污染及其预防由吉林省经济管理干部学院刘春娟老师负责编写；项目七营养强化食品由四川旅游学院袁灿老师负责编写；项目八保健食品和全书的"实践实训"内容由广东环境保护工程职业学院沈会平老师和张志平老师共同负责编写；项目九膳食结构与营养配餐由广东天壹检测技术有限公司熊笑军、广电计量检测集团股份有限公司曾军和惠州统实企业有限公司陈俊杰合作编写；项目十一食物中毒及其预防和全书的"思政"小课堂、"双创"小课堂和"三新"小课堂由广东环境保护工程职业学院贾洪信老师负责编写。

同时特别感谢农业农村部食物与营养发展研究所刘锐博士、广东环境保护工程职业学院刘瑛书记和东鹏特饮（集团）股份有限公司张金桃总监在本书编写过程中给予的专业建议和宝贵支持。

由于编者水平有限，书中难免有疏漏之处，恳请广大读者批评指正，不吝指教。

编者
2023 年 1 月

资源总码

项目一　绪论

项目一、二课件

> **教学目标：**
> 　　1. 掌握营养学的基本概念；
> 　　2. 熟悉膳食营养素参考摄入量及基本内容；
> 　　3. 了解食品营养与卫生学的基本内容。

　　世界卫生组织提出的健康概念：健康并非仅仅局限于不生病，还应包括心理健康、社会交往方面的健康，健康应讲究精神、躯体、社交等完整又健全的活动能力及适应能力。为了进一步完整、准确地理解健康的概念，世界卫生组织又规定了衡量一个人是否健康的十大标准，即精力充沛、积极乐观、善于休息、应变能力强、抗疾病能力强、体重适当、眼睛明亮、牙齿正常、头发有光泽、运动感到轻松等。

　　亚健康指人群中机体无明显疾病，却呈现活力降低，反应能力减退，适应力下降等生理状态。主要表现为疲劳、乏力、头晕、腰酸背痛、易感染疾病等。与健康人相比其工作、学习效率低，有的还食欲不振、睡眠不佳等。据世界卫生组织报道，人群中有 60% 以上处于这一状态，其中尤以中年人为甚。

　　民以食为天，食物是人类赖以生存和活动的物质保证。食物中蕴含着各种营养。营养是维持人体生命、保证人体身心健康的物质基础。中国古代就有"食药同源""药膳同功"之说，早在两千多年前《黄帝内经·素问》就有"五谷为养，五果为助，五畜为益，五菜为充"，符合现代营养平衡膳食的原则，又有"谷肉果菜，食养尽之，无使过之，伤其正也"，不仅说明平衡膳食的多样性，更强调食物要适量搭配，互相补益。

　　合理营养是人们的健康、智力和身体潜力得以充分发挥的先决条件。营养不足会导致许多营养缺乏病，如缺铁引起的缺铁性贫血、缺钙引起的佝偻病、缺维生素 C 引起的坏血病等；营养过剩导致的富贵病，如高血压病、糖尿病、超重和肥胖患病、血脂异常等。

一、营养学基本概念

（一）食品

　　《中华人民共和国食品安全法》明确规定了"食品"的含义：食品，指各种供人食用或者饮用的成品和原料以及按照传统既是食品又是中药材的物品，但是不包括以治疗为目的的物品。

（二）营养

　　营养从字义上讲，"营"的含义是"谋求"，"养"的含义是"养生"，"营养"就是

"谋求养生"。养生是中国传统医学中使用的术语，即指保养、调养、颐养生命。

用现代科学的语言具体地描述"营养"可以说，营养是指人体从外界摄取食物，经过消化、吸收、代谢和排泄，利用食物中的营养素满足机体生理需要的过程。

（三）营养素

营养素为维持机体繁殖、生长发育和生存等一切生命活动和过程，需要从外界环境中摄取的物质。营养素必须从食物中摄取，能够满足机体的最低需求，即生存。来自食物的营养素种类繁多，根据其化学性质和生理作用可将营养素分为五大类，即蛋白质、脂类、碳水化合物、矿物质和维生素。根据人体对各种营养素的需要量或体内含量多少，可将营养素分为宏量营养素和微量营养素。

人体对宏量营养素的需要量较大，包括碳水化合物、脂类和蛋白质，这三种营养素经体内氧化后均可以释放能量，故又称为产能营养素。相对宏量营养素而言，人体对微量营养素需要量较少，包括矿物质和维生素。根据在体内的含量不同，矿物质又可分为常量元素和微量元素。常量元素是指在体内的含量大于0.01%的矿物元素，微量元素则是指在体内含量小于0.01%的矿物元素。维生素则可根据溶解性分为脂溶性维生素和水溶性维生素。

（四）营养学

营养学是一门研究机体代谢与食物营养素之间的关系的一门学科。通过对营养学的历史、起源、发展、特征、层次等方面的描述，可以知道营养学的发展脉络。营养学对社会、家庭、行业、健康、政策具有深远影响。

营养规律既包括普通人群的营养规律，也包括特殊人群和特殊环境下的营养规律；改善措施则包括生物学的措施和社会性措施。

（五）食品卫生

食品卫生是指食品从生产、加工、贮藏、运输、销售、烹调直至最后食用的各个环节中均能保持良好、完整和安全状况。

食品卫生既是公共卫生的组成部分，也是食品科学的内容之一。如因食品的营养素不足或过量以及因消化吸收关系而引起人体的健康障碍等。

（六）食品安全

食品安全是指食品无毒、无害，符合应当有的营养要求，对人体健康不造成任何急性、亚急性或者慢性危害。

食品安全也是一门专门探讨在食品加工、存储、销售等过程中确保食品卫生及食用安全，降低疾病隐患，防范食物中毒的一个跨学科领域。

二、膳食营养素参考摄入量

营养素具有提供能量、促进生长与组织修复、调节生理功能的作用。不同的人群由于年龄、性别、生理状况、体力活动水平不同，对各种营养素的需要量各不相同。许多国家和地区的营养学工作者及营养机构，为了指导居民合理营养、平衡膳食，避免营养素过多或缺乏症状的出现，制订了膳食营养素参考摄入量（Dietary Reference Intakes，DRIs）。膳食营养素参考摄入量是一组每日平均膳食营养素摄取量的参考值，它是在推荐的营养素供给量（Recommended Dietary Allowance，RDAs）基础上发展起来的，包括以下四项内容。

（一）平均需用量（Estimated Average Requirement，EAR）

平均需用量是群体中各个体需要量的平均值，是根据个体需要量的研究资料计算得到的。EAR 可以满足某一特定性别、年龄及生理状况群体中半数个体的需要量的摄入水平，即这一摄入水平能够满足该群体中 50% 成员的需要，但不能满足另外 50% 的个体对该营养素的需要。

（二）推荐摄入量（Recommended Nutrient Intake，RNI）

推荐摄入量相当于传统使用的膳食营养素参考摄入量（RDA），是指可以满足某一特定性别、年龄及生理状况群体中绝大多数（97%～98%）个体需要的摄入水平。长期摄入 RNI 水平，可以保证组织中有适当的储备。RNI 是以 EAR 为基础制定的，如果已知 EAR 的标准差（SD），则 RNI＝EAR＋2SD，在需要量资料不够充分，不能确定 SD 时，设 EAR 变异系数为 10%，则 RNI＝1.2×EAR。

（三）适宜摄入量（Adequate Intake，AI）

当某种营养素的个体需要量的研究资料不足，没有办法计算 EAR 时，不能求 RNI，可以设定适宜摄入量来代替 RNI。AI 是通过观察或实验获得的健康人群某种营养素的摄入量。RNI 和 AI 都可以作为个体摄入量的目标，满足目标人群中几乎所有个体的需要，但是通常 AI 准确性不如 RNI，且常高于 RNI，因此应小心使用。

（四）可耐受最高摄入量（Upper Level of Intake，UL）

可耐受最高摄入量是平均每日摄入营养素的最高量，这一摄入水平对一般人群中的几乎所有个体都不至于损害健康，但并不表示这是有益的。当摄入量超过 UL 而进一步增加时，损害健康的危险性随之增大，UL 不是一个建议的摄入水平。可耐受是指在生物学上大体是可以耐受的。对大多数营养素来说，当前没有足够资料来制定其 UL，所以没有 UL 并不意味该营养素过多摄入没有潜在的危险。

三、食品营养及卫生学研究内容及任务

（一）食品营养与卫生学研究内容

食品营养与卫生学研究的主要内容包括食品营养与卫生学绪论；不同营养素的生理功能与能量；各类食物的营养；不同人群的营养；膳食营养与慢性疾病；营养强化食品与保健食品；膳食指南与营养配餐；食物污染及其预防；食物中毒及其预防；各类食物的卫生及其管理等。

（二）食品营养与卫生学的任务

食品营养与卫生学的主要任务是指导人们科学地饮食，通过保障食物供给，落实适宜的干预措施，减少饥饿和食物不足，降低能量-蛋白质营养不良的发生率，预防、控制和

消除微量营养素缺乏症，通过正确引导食物消费，优化膳食结构，促进健康的生活方式，全面改善居民的营养状况，预防与营养有关的慢性病。同时在全面理解食品能量和营养素的正常需要量，以及不同人群食品营养要求的基础上，掌握各类食物的营养价值，学会各种食物营养价值的综合评定方法，并将评定结果应用于食品生产、食品新资源的开发利用，使我国不断生产开发具有高营养价值的新型食品，并通过营养教育和宣传，调整我国膳食结构，改善居民营养状况和健康状况，加强食品安全卫生管理，建立健全食品安全质量保障体系，全面提高食品质量。

四、食品营养与卫生职业岗位及能力要求

相关岗位及能力要求见表1-1。

表1-1　食品营养与卫生职业岗位及能力要求

行业	职业岗位	能力要求
医疗卫生行业	临床营养师 保健医师 食品卫生监督管理 食品卫生检验 公共营养师	熟练应用营养学知识，对不同人群营养状况进行监控，能够开展营养咨询，对发现的营养问题提出建议，指导合理膳食平衡；熟练掌握食品安全卫生法规和政策，对食品质量和安全生产进行监督，具备熟练的食品卫生分析能力
食品行业	食品生产技术人员 食品营销人员 质检员 化验员	运用现代营养学知识，设计、开发新型食品，对新资源合理利用；及时发现食品生产中的卫生问题，并提出解决方法；具备开展社区营养教育和宣传，营养咨询和售后服务能力
饮食行业	营养配餐员 管理人员 食品仓储、运输员 食品加工人员	能够对食品进行合理搭配，科学配餐，指导人们合理摄入能量和营养素；保障食品生产、运输和贮藏的安全卫生；按照《中华人民共和国食品安全法》做好食品生产和卫生的监督管理工作
相关行业	保育员 营养教育工作者	掌握一定的保健、护理和营养学知识，具备进行营养宣传普及能力

"思政"小课堂

项目二　营养生理与能量

任务一　人体消化系统概况

消化系统的基本功能是食物的消化和吸收，提供机体所需的物质和能量。食物中的营养物质除了维生素、水和无机盐可以直接被机体吸收利用之外，蛋白质、脂肪、碳水化合物等物质均需要在消化道中分解成结构简单的小分子物质，才能被吸收利用。

一、人体消化系统的组成

消化系统由消化道和消化腺两部分组成。

消化道是一条起自口腔，延续到咽、食道、胃、小肠、大肠直至肛门的很长的肌性管道，其中经过的器官包括口腔、咽、食管、胃、小肠（十二指肠、空肠、回肠）及大肠（盲肠、结肠、直肠）等。

消化腺有小消化腺和大消化腺两种。小消化腺分散在消化管各部的管壁内；大消化腺包括唾液腺、肝脏和胰脏，它们均借助导管，将分泌物排入消化道内。

（一）口腔

位于消化道最前端，是食物进入消化道的门户。口腔内参与消化的器官有牙齿、舌、唾液腺。

1. 牙齿

牙齿是人体最坚硬的器官，牙齿的咀嚼能使食物从大块变成小块。

2. 舌

舌在进食的过程中可以使食物与唾液混合，并把食物向咽喉部推进，用于帮助食物吞咽。同时，舌上有味蕾，是产生味觉的主要器官。

3. 唾液腺

人的口腔内有三对大唾液腺，分别是腮腺、下颌下腺、舌下腺，还有许多小唾液腺，唾液是由这些唾液腺分泌的混合液。

唾液为无色、无味、接近中性的液体。其中水分约占99.5%，有机物主要为黏蛋白，还有唾液淀粉酶、溶菌酶等，无机物主要有钠、钾、钙、硫、氯等。

唾液的作用：

（1）湿润与溶解食物，引起味觉；

（2）清洁和保护口腔，有害物质进入口腔时，起冲洗、稀释及中和作用，溶菌酶可杀灭进入口腔内的微生物；

（3）可使食物细胞黏成团，便于吞咽；

（4）淀粉酶可对淀粉进行简单的分解，但作用很弱，且唾液淀粉酶仅在口腔中起作用，当进入胃与胃液混合后，pH下降，此酶迅速失活。

食物在口腔内主要进行的是机械性消化，伴随少量的化学性消化，且能反射性地引起胃、肠、胰、肝、胆囊等器官的活动，为以后的消化做准备。

（二）咽与食管

吞咽食物时，咽后壁前移，封闭气管开口，防止食物进入气管而发生呛咳。

食团进入食管后，在食团的机械刺激下，位于食团上端的平滑肌收缩，推动食团向下移动，而位于食团下方的平滑肌舒张，这一过程的往复，便于食团的通过。

（三）胃

位于左上腹，是消化道最膨大的部分，上端通过贲门与食管相连，下端通过幽门与十二指肠相连。胃的肌肉由纵状肌肉和环状肌肉组成，内衬黏膜层。肌肉的舒缩形成胃的运动，黏膜层分泌胃液。

1. 胃的运动

（1）胃的容受性舒张：胃在充盈状态下体积可增大到1000~1500mL。

（2）紧张性收缩：胃被充满后，开始较长时间的紧张性收缩。在消化过程中，紧张性收缩逐渐加强，使胃腔内有一定压力，这种压力有助于胃液渗入食物，并能协助推动食物向十二指肠移动。

（3）胃的蠕动：作用是使食物与胃液充分混合，以利胃液的消化作用，并把食物以最适合小肠消化和吸收的速度向小肠排放。

2. 胃液

透明、淡黄色的酸性液体，pH为0.9~1.5。主要由以下成分组成：

（1）胃酸：由盐酸构成，由胃黏膜的壁细胞分泌。

胃酸的主要功能：

①激活胃蛋白酶原，使之转变为有活性的胃蛋白酶；

②维持胃内的酸性环境，为胃内的消化酶提供最合适的pH，并使钙、铁等矿物质处

于游离状态，利于吸收；

③杀死随同食物进入胃内的细菌；

④造成蛋白质变性，使其更容易被消化酶所分解。

（2）胃蛋白酶：由胃黏膜的主细胞以不具活性的胃蛋白酶原的形式分泌，胃蛋白酶原在胃酸的作用下转变为具有活性的胃蛋白酶。胃蛋白酶可对食物中的蛋白质进行简单分解，当食糜被送入小肠后，随 pH 升高，此酶迅速失活。

（3）黏液：主要成分为糖蛋白。覆盖在胃细胞膜的表面，形成一个厚约 $500\mu m$ 的凝胶层，具有润滑作用，使食物易于通过；黏液还保护胃黏膜不受食物中粗糙成分的机械损伤；黏液为中性或偏碱性，可降低胃酸酸度，减弱胃蛋白酶活性，从而防止酸和胃蛋白酶对胃细胞膜的消化作用。

（4）内因子：由壁细胞分泌，可以和维生素 B_{12} 结合成复合体，有促进回肠上皮细胞吸收维生素 B_{12} 的作用。

（四）小肠

食物消化的主要器官。在小肠，食物受胰液、胆汁及小肠液的化学性消化。绝大部分营养成分也在小肠吸收，未被消化的食物残渣，由小肠进入大肠。

小肠位于胃的下端，长 5~7m，从上到下分为十二指肠、空肠和回肠。十二指肠长约 25cm，在中间偏下处的肠管稍粗，称为十二指肠壶腹，胰液及胆汁经此开口进入小肠，开口处有环状平滑肌环绕，起括约肌作用，防止肠内容物返流入胆管。

1. 小肠的运动

（1）紧张性收缩。

（2）节律性分节运动：向前推进作用小，其主要作用包括：

①使食糜与消化液充分混合，便于进行化学性消化；

②使食糜与肠壁紧密接触，为吸收创造条件；

③挤压肠壁，有助于血液和淋巴的回流。

（3）蠕动：作用是将食糜向远端推送一段，以便小肠开始新的分节运动。由于小肠的蠕动很弱，通常只进行一段短距离后即消失，所以食糜在小肠的推进速度很慢。

2. 进入小肠的消化液

（1）胰液：无色无臭的弱碱性液体，pH 值为 7.8~8.4，作用是中和进入十二指肠的胃酸，使肠细胞膜免受强酸的侵蚀，同时也提供了小肠内多种消化酶活动的最适 pH 值。

胰液中含有胰淀粉酶，使在口腔中未分解完全的淀粉彻底分解为葡萄糖。小肠是消化和分解脂肪的场所，主要由于胰液中胰脂肪酶的存在，帮助脂肪更好地分解成甘油和脂肪酸。胰液中还含有胰蛋白酶，胰腺细胞最初分泌的各种蛋白酶都是以无活性的酶原形式存在的，进入十二指肠后被肠致活酶所激活。除上述三类主要的酶外，胰液中还含有核糖核酸酶和脱氧核糖核酸酶等多种水解酶。

（2）胆汁：由肝细胞合成，储存于胆囊，经浓缩后由胆囊排出至十二指肠。胆汁是一种金黄色或橘棕色有苦味的浓稠液体，除含有水分和钠、钾、钙、碳酸氢盐等无机成分外，还含有胆盐、胆色素、脂肪酸、磷脂、胆固醇和细胞蛋白等有机成分。

胆盐是由肝脏利用胆固醇合成的胆汁酸与甘氨酸或牛磺酸结合形成的钠盐或钾盐，是胆汁参与消化与吸收的主要成分。一般认为胆汁中不含消化酶。

胆汁的作用：

①胆盐可激活胰脂肪酶，使后者催化脂肪分解的作用加速；

②胆汁中的胆盐、胆固醇和卵磷脂等都可作为乳化剂，使脂肪乳化呈细小的微粒，增加了胰脂肪酶的作用面积，使其对脂肪的分解作用大大加速；

③胆盐与脂肪的分解产物如游离脂肪酸、甘油一酯等结合成水溶性复合物，促进脂肪的吸收；

④通过促进脂肪的吸收，间接帮助了脂溶性维生素的吸收。

此外，胆汁还是体内胆固醇和胆色素代谢产物排出体外的主要途径。

（3）肠液：小肠液是由十二指肠腺细胞和肠腺细胞分泌的一种弱碱性液体，pH 约7.6。小肠液中还含有肠致活酶，可激活胰蛋白酶原。

（五）大肠

人类的大肠内没有重要的消化活动，大肠的主要功能是吸收水分，大肠还为消化后的食物残渣提供临时储存场所。一般大肠内不进行消化，大肠中物质的分解也多是细菌作用的结果，细菌可利用肠内较为简单的物质合成 B 族维生素和维生素 K，但更多的是细菌对食物残渣中未被消化的碳水化合物、蛋白质与脂肪的分解，所产生的代谢产物大多对人体有害。

1. 大肠的运动

少而慢，对刺激的反应也较迟缓，这些有利于对粪便的暂时储存。

（1）袋状往返运动：由环行肌不规则的自发收缩引起的，空腹时最常见。作用是使结肠袋中的内容物向两个相反的方向做短距离的往返移动，有利于研磨及混合肠内容物，使其与肠黏膜充分持久接触，促进水和电解质的吸收。

（2）分节或多袋推进运动：分节推进运动是指环行肌有规则的收缩，将一个结肠袋的内容物推移到邻近肠段，功能是结肠在挤捏和搓揉粪便的同时缓慢地把粪便推向远端。

如果在一段结肠同时发生多个结肠袋协同收缩，并使其内全部或一部分内容物向更远处推移，这种运动则称为多袋推进运动。

（3）蠕动：收缩波远端的平滑肌舒张，近段的平滑肌则保持收缩状态，从而使该肠段排空并闭合。快速、推进较远的蠕动，称为集团蠕动，也称集团运动。可将部分肠内容物快速推送到乙状结肠和直肠。

2. 大肠内的细菌活动

大肠中的细菌来自空气和食物，它们依靠食物残渣而生存，同时分解未被消化吸收的蛋白质、脂肪和碳水化合物。

蛋白质首先被分解为氨基酸，氨基酸或是再经脱羧产生胺类，或是再经脱氨基形成氨，这些可进一步分解产生苯酚、吲哚、甲基吲哚和硫化氢等，是粪便臭味的主要来源；

碳水化合物可被分解产生乳酸、醋酸等低级酸及二氧化碳、沼气等；脂肪被分解产生脂肪酸、甘油、醛、酮等，这些成分大部分对人体有害，有的可以引起人类结肠癌。

可溶性膳食纤维可加速这些有害物质的排泄，缩短它们与结肠的接触时间，有预防结肠癌的作用。

二、消化道的特点

消化道的运动主要靠肌肉层完成，除了咽、食管上端和肛门的肌肉是骨骼肌外，其余均由平滑肌组成。

消化道平滑肌的生理特性如下：

（1）兴奋性低、收缩较缓慢；

（2）伸展性也较其他肌肉强，最长时可为原来长度 2~3 倍；

（3）有一定紧张性，消化道胃肠各部位能保持一定形状和位置是紧张性作用的结果，肌肉各种收缩性均在紧张性基础上发生；

（4）进行节律性运动。

任务二　食物的消化和吸收

一、食物消化和吸收

人体摄入的食物被分解为小分子物质的过程称为消化。食物经过消化后，通过消化管黏膜上皮细胞进入血液循环的过程叫作"吸收"。消化和吸收是两个紧密相连的过程。

消化包括机械性消化和化学性消化。机械性消化是通过消化管壁肌肉的收缩活动，将食物磨碎，使食物与消化液充分混合，并使消化了的食物成分与消化管壁紧密接触而便于吸收，使不能消化的食物残渣由消化道末端排出体外。

化学性消化是通过消化腺分泌的消化液对食物进行化学分解，使之成为可被吸收的小分子物质的过程。在正常情况下，机械性消化和化学性消化是同时进行、互相配合的。

消化和吸收是两个相辅相成、紧密联系的过程。消化是吸收的重要前提，吸收是人体对营养素利用的重要保证。消化道不同部位的吸收能力和吸收速度均取决于消化道各部分的组织结构，以及食物在各部位被消化的程度和停留时间。

二、吸收部位和吸收形式

（一）吸收部位

在口腔和食道内，食物几乎不被吸收；胃内只吸收少量的水分和酒精；只有小肠是吸收的主要部位；三大营养物质的消化产物大部分在十二指肠和空肠被吸收，回肠能主动吸收胆盐和维生素 B_{12}。对于大部分营养成分，它们到达回肠时，通常已吸收完毕，因此小肠内容物进入大肠时，仅含有极少量的可以被吸收的物质。大肠主要吸收水分和盐类。

(二) 吸收形式

小肠细胞膜的吸收作用主要依靠被动转运与主动转运来完成。

1. 被动转运

主要包括被动扩散、易化扩散、滤过、渗透等作用。

（1）被动扩散：通常物质透过细胞膜，总是和它在细胞膜内外的浓度有关。不借助载体，不消耗能量，物质从浓度高的一侧向浓度低的一侧透过称被动扩散。由于细胞膜的基质是类脂双分子层，脂溶性物质更易进入细胞。物质进入细胞的速度决定于它在脂质中的溶解度和分子大小，溶解度越大，透过越快；如果在脂质中的溶解度相等，则较小的分子透过较快。

（2）易化扩散：指非脂溶性物质或亲水物质如钠、钾、葡萄糖和氨基酸等，不能透过细胞膜的双层脂类，需在细胞膜蛋白质的帮助下，由膜的高浓度一侧向低浓度一侧扩散或转运的过程。

（3）滤过：消化道上皮细胞可以看作是滤过器，如果胃肠腔内的压力超过毛细血管时，水分和其他物质就可以滤入血液。

（4）渗透：渗透可看作是特殊情况下的扩散。当膜两侧产生不相等的渗透压时，渗透压较高的一侧将从另一侧吸收一部分水过来，以求达到渗透压的平衡。

2. 主动转运

在很多情况下，某种营养成分必须要逆着浓度梯度（化学的或电荷的）的方向穿过细胞膜，这个过程称主动转运。

主动转运的特点：载体在转运营养物质时，需有酶的催化和能量提供，能量来自三磷酸腺苷的分解；这一转运系统可以饱和，且最大转运量可被抑制；载体系统有特异性，即细胞膜上存在着几种不同的载体系统，每一系统只运载某些特定的营养物质。

三、各种营养素的消化吸收

(一) 碳水化合物的消化吸收

糖类经过消化分解为单糖（主要是葡萄糖，还有果糖和半乳糖）以后，由小肠黏膜吸收入小肠绒毛内的毛细血管，再通过门静脉入肝，一部分合成肝糖元贮存起来，另一部分由肝静脉入体循环，供全身组织利用。

食物中的多糖和二糖在小肠内消化成为单糖（葡萄糖、果糖、半乳糖等）以后，才被吸收到体内。所有非葡萄糖的单糖吸收到血液后，也都要转变为葡萄糖。葡萄糖通过血液循环运输到人体的各个部分，向下述 3 个方面转变：

（1）一部分氧化分解，最后生成二氧化碳和水，并释放能量供生命活动的需要。

（2）一部分被各种组织合成为糖元，其中的肝脏和骨骼肌是合成糖元的主要器官。糖元在肝脏中是作为能量的暂时贮备，但在肌肉中则是供给肌肉活动的能量。

（3）还有一部分转变为脂肪和某些氨基酸的非氮部分。

（二）蛋白质的消化吸收

蛋白质主要以氨基酸的形式被小肠黏膜吸收，经过小肠绒毛内的毛细血管进入血液循环。有些未经消化的天然蛋白质或蛋白质分解的中间产物，也可以被小肠黏膜吸收，但吸收量极少。有些人对某种食物过敏，可能是由某种蛋白质被小肠直接吸收而引起的。

食物中的蛋白质被消化成各种氨基酸，吸收到体内以后，有以下四个方面的转变：

（1）直接被用来合成各种组织蛋白质，包括血浆蛋白和血红蛋白。有些组织蛋白质的合成进行得非常迅速。

（2）经脱氨基作用而分解为含氮部分（即氨基）和不含氮部分：氨基可以转变为尿素而排出体外；不含氮部分可以合成糖类、脂肪，也可以分解成二氧化碳和水。

（3）通过氨基转换作用，氨基可以转移给其他化合物以形成新的氨基酸。

（4）经过脱羧基作用，可以产生胺类，例如组氨酸脱去羧基（—COOH）后，可以生成组织胺或新的氨基酸。

（三）脂类的消化吸收

脂肪在胆盐、胰液和小肠液的作用下消化分解，形成甘油、游离脂肪酸和甘油一酯，以及少量的甘油二酯和未消化的甘油三酯。胆盐可以与脂肪的水解产物形成水溶性复合物。这些水溶性复合物聚合成脂肪微粒（主要成分为胆盐、甘油一酯和脂肪酸）。有人认为这种脂肪微粒能被小肠上皮细胞通过吞饮作用而直接吸收。但也有人认为这种脂肪微粒在被吸收时，各主要成分先分离再分别进入小肠上皮细胞。当上述物质（主要是甘油一酯和脂肪酸）进入小肠上皮细胞后，重新合成为中性脂肪，并在外面包上一层由卵磷脂和蛋白质形成的膜，而成为乳糜微粒。乳糜微粒和多数长链脂肪酸进入小肠绒毛内的毛细淋巴管（也称中央乳糜管），再经过淋巴循环间接进入血液。多数短、中链脂肪酸和甘油可以溶于水，被吸收入毛细血管，直接进入血液循环。由于食物中的动、植物油含长链脂肪酸较多，因此，脂肪的吸收以淋巴途径为主。

食物中的脂类经过消化，吸收到体内以后，可能发生以下 4 个方面的转变：

（1）在皮下、肠系膜等处贮存起来；

（2）再分解为甘油和脂肪酸等，然后直接氧化生成二氧化碳和水，或者转变为肝糖元等；

（3）参与构成人体的组织；

（4）被各种腺体利用来产生其特殊的分泌物，如外分泌腺所分泌的乳汁、皮脂，内分泌腺所分泌的各种类固醇激素（肾上腺分泌的肾上腺皮质激素，性腺分泌的性激素）等。

（四）维生素的消化吸收

维生素属于小分子物质，可以不经消化直接被机体吸收。水溶性维生素一般经简单扩散方式被吸收，水溶性维生素在体内均不能存贮，多余的即从尿排出，因此需经常从食物中摄取。脂溶性维生素溶于脂类，吸收方式和脂类相似。脂肪可促进脂溶性维生素吸收。

（五）矿物质的消化吸收

矿物质在食品中有离子态和结合态两种状态，人体肠道内没有能够将矿物质从有机成分中释放出来的酶，它们往往在食品有机成分的消化过程中被释放出来。矿物质可由单纯扩散被动吸收，也可通过特殊运转途径主动吸收。

（六）水的消化吸收

水的吸收主要发生于小肠部位，大肠每日仅吸收 300~400mL 的水分。一般吸收主要是依靠渗透压差进行的。当肠道内存在难于吸收的溶质时，可能会影响水的吸收速度。在氨基酸被吸收时，水也可以与它相结合的形式被吸收，但是，这时氨基酸的吸收是主动性的，水的吸收则完全是被动性的。

任务三　营养与能量平衡

一、能量的基本概念

（一）能量

能量，又称热量、热能等，它不是营养素，而是生命的能源。人的一生中都必须从食物中获取能量，用以维持正常体温和各种生理活动以及满足工作、学习、劳动、锻炼等其他一切活动的需要。能量是蛋白质、脂肪和碳水化合物在体内氧代谢过程中产生的。

食物能量的最终来源是太阳能，这是由于植物利用太阳能，通过光合作用，将 CO_2、H_2O 和其他无机物转变为有机物，将化学能直接或间接保存在 ATP 的高能磷酸键中。

产能的三大营养素为碳水化合物、蛋白质和脂肪，除此之外，酒中的乙醇也提供较高的能量。

（二）能量单位及能量系数

食物的能量可以用弹式热量来测定，指的是燃烧食物后产生的热量，单位是千卡（kcal）。把1L水加热，其温度从15℃上升到16℃所需要的能（热）量称为1kcal。因此，食物能量也称为热量，或卡路里。现在国际上用千焦（kJ）或兆焦（MJ）为单位表示。焦耳（简称焦，英文缩写为J）是国际单位的热量和做功的单位，1 焦耳能量相当于 1 牛顿力的作用点在力的方向上移动 1 米距离所作的功。焦耳是纪念物理学家詹姆斯·焦耳而命名的。千卡和千焦的换算关系为：

$$1kcal = 4.184kJ \qquad 1kJ = 0.239kcal$$

人体所需要的能量主要来自食物中的三大产能营养素：碳水化合物、蛋白质、脂肪。由弹式能量来测定，1g 碳水化合物在体外燃烧时平均产能 17.15kJ（4.1kcal）；1g 蛋白质平均产能 23.64kJ（5.65kcal）；1g 脂肪平均产能 39.54kJ（9.45kcal）。

值得注意的是，在体内氧化时，碳水化合物和脂肪与在体外燃烧时一致，最终产物均为 CO_2 和 H_2O，所产生的能量与热能与体外所测数值相同。但是蛋白质在体内氧化时的最终产物除了 CO_2 和 H_2O 外，还有尿素、肌酐及其他含氮有机物，而在体外燃烧的产物为 CO_2、H_2O、氨和氮等，体内氧化不如体外燃烧充分，因此在计算蛋白质产能时应将在体外燃烧的多余能量除去。若将 1g 蛋白质在体内氧化的最终产物收集起来,继续在体外燃烧,还可产能 5.44kJ(1.3kcal)。

由于食物在人体不能百分之百被消化吸收,所以食物的能量值还要按照消化率来进行校正。一般混合膳食中碳水化合物的消化率为 98%、蛋白质为 92%、脂肪为 95%。所以三种产能营养素的能量系数为:

1g 碳水化合物: 17.15kJ×98%=16.81kJ(4.0kcal)

1g 蛋白质: (23.64−5.44)kJ×92%=16.74kJ(4.0kcal)

1g 脂肪: 39.54kJ×95%=37.56kJ(9.0kcal)

二、人体的能量支出

人体能量的支出主要来自四个方面:基础代谢所消耗的能量、体力活动所消耗的能量、食物特殊动力作用消耗的能量、身体生长发育所需要的能量。其中体力活动所消耗的能量占比重最大。

(一)基础代谢

基础代谢率(BMR)是指一个人在静态的情况下,维持生命所需的最低热量所消耗的能量,主要用于呼吸、心跳、氧气运送、腺体分泌、肾脏过滤排泄作用、肌肉紧张度、细胞的功能等所需的能量。测定方法是在人体清醒而又极端安静的状态下,不受肌肉活动、环境温度、食物及精神紧张等影响时的能量代谢率。对未成年人来说,基础代谢中包括了生长发育所需要的能量。这部分能量消耗数量不以人的意志为转移。基础代谢率(BMR)则用基础代谢所需能量的单位时间或单位体表面积所消耗的能量来表示。表 2-1 为不同年龄人体基础代谢率。

表 2-1 人体基础代谢率

年龄/岁	男		女	
	kJ/(m²·h)	kcal/(m²·h)	kJ/(m²·h)	kcal/(m²·h)
1	221.8	53.0	221.8	53.0
3	214.6	51.3	214.2	51.2
5	206.3	49.3	202.5	48.4
7	197.9	47.3	190.0	45.4
9	189.2	45.2	179.1	42.8
11	179.9	43.0	167.4	40.0
15	174.5	41.8	158.6	37.9
20	161.5	38.6	147.7	35.3
25	156.9	37.5	147.3	35.2
30	154.0	36.8	146.9	35.1

续表

年龄/岁	男		女	
	kJ/ (m² · h)	kcal/ (m² · h)	kJ/ (m² · h)	kcal/ (m² · h)
40	151.9	36.3	146.0	34.9
50	149.8	35.8	141.8	33.9
60	146.0	34.9	136.8	32.7
70	141.4	33.8	132.6	31.7
80	137.9	33.0	129.2	30.9

（二）影响基础代谢率的因素

（1）体表面积与体型。基础代谢消耗的能量随体表面积增大而增加，瘦高体型的人比矮胖体型的人基础代谢高。基础代谢与体内去脂组织含量的多少也有关系，去脂组织含量高，基础代谢也高，因为去脂组织在代谢中的相对耗热量大于脂肪组织。

（2）年龄。处于生长发育期的婴幼儿基础代谢消耗的能量高，随着年龄的增长，基础代谢消耗的能量逐渐降低。

（3）性别。基础代谢消耗的能量女性比男性低 5%～10%，但女性在孕期基础代谢消耗的能量会明显增高。

（4）内分泌。许多腺体分泌的激素对细胞代谢起调节作用，如甲状腺、肾上腺、垂体等，当其分泌失调时会影响基础代谢消耗的能量。服用甲壳素可调节人体内分泌，能有效改善糖尿病，并能起到辅助治疗的作用。

（5）气温。人体在 20～30℃环境中能量代谢最为稳定。气温高于或低于这个范围，产热量均有所增加。环境温度过低可能引起不同程度的颤抖而导致代谢升高；当环境温度较高，因为散热而需要出汗，呼吸及心跳加快，因而导致代谢升高。

（三）体力活动

除了基础代谢外，体力活动是人体能量消耗的主要因素。通常情况下，占人体总能量消耗的 15%～30%。体力活动消耗能量的多少与肌肉量、体重、劳动强度、劳动时间、劳动姿势及熟练程度有关。人体能量需要量的不同主要是由于体力活动的差别。

中国根据体力活动强度不同，将体力活动分为五级：

（1）极轻体力活动：以坐为主的工作，如办公室、开会、读书、装配、修理钟表等；

（2）轻体力活动：以站立为主的工作，如商店售货员、实验室工作和教师讲课等；

（3）中体力活动：如重型机械操作、拖拉机驾驶、汽车驾驶和一般农用劳动等；

（4）重体力活动：如非机械化农业劳动、半机械化搬运工作、炼钢和体育活动等；

（5）极重体力活动：如手工伐木、采矿、装卸和开垦土地等。

专家建议将我国人民的活动强度定为三级，但不排除极少数例外。如表 2-2 所示为中国营养学会建议的中国成人活动水平分级（2000 年），能量每天供给量标准见表 2-3。

表2-2 中国营养学会建议的中国成人活动水平分级（2000年）

活动水平	工作内容举例	PAL系数①	
		男	女
轻	办公室工作、修理电器钟表、售货员、酒店服务员、讲课等	1.55	1.56
中	学生日常活动、驾驶员、电工安装、车床操作、金工切割等	1.78	1.64
重	非机械化农业劳动、炼钢、舞蹈、体育运动、装卸、采矿等	2.1	1.8

注：①PAL系数：体力活动水平系数。

表2-3 中国能量每天供给量标准

活动强度	能量供给量/kcal		能量供给量/MJ	
	男性	女性	男性	女性
轻体力活动	2400	2100	10.03	8.80
中体力活动	2700	2300	11.29	9.62
重体力活动	3200	2700	13.38	11.30
	孕妇+200			孕妇+0.84
	乳母+500			乳母+2.09

（四）食物的特殊动力作用（SDA）

食物特殊动力作用：即食物热力作用，是指人体的代谢因进食而稍有增加。

食物特殊动力作用与进食的总能量无关，而与食物的种类有关。进食糖与脂肪对代谢的影响较小，大约只是基础代谢的4%，持续时间也只有1h左右。但进食蛋白质对代谢的影响则较大，可达基础代谢的30%，持续时间也较长，有的可达10~12h。食物特殊动力作用，是食物在消化、吸收和代谢过程中的耗能现象。例如，某些酶的活力增加，代谢过程中某些物质在细胞与间质间的主动转移等，氨基酸的脱氨基作用的耗能现象更加明显。

三、人体能量需求量

能量不是营养素，但它是人类赖以生存和发展以及从事各种活动的基础。能量的摄入应与需要平衡。能量需要量是确定产能营养素需要量的前提。

（一）能量的供给

三大产能营养素中以碳水化合物为主要供能物质，其次是脂肪和蛋白质。中国营养学家建议：每人每日膳食总能摄入量碳水化合物占能量55%~65%，脂肪占20%~30%，蛋白质占10%~15%。

不同人群对能量的需要量和供给量各不相同。年龄越小，蛋白质及脂肪供能占的比例应相应增加。成人脂肪摄入量一般不宜超过总能量的 30%。

（二）能量过多的危害

如果人体能量摄取过多，通过能量的转化或转移特性，会导致脂肪层变厚，人体发胖，血脂增高，心脏负担变重，影响人体健康。

（三）能量不足的危害

当能量摄入不足时，体内贮存的脂肪和糖原将被动用，甚至体内的重要物质——蛋白质也被动用分担供能，使体重减轻，瘦体重也减轻，导致肌力减弱，工作效率下降。长期能量摄入不足，影响蛋白质的吸收利用，会加重体内蛋白质的缺乏，引起蛋白质-能量营养不良症。

（四）人体能量需求量的估算

要估算人体的能量需求，通常需要先计算出一个人的基础代谢率，然后按照他的体力活跃程度乘以一个系数，得到预计的综合能量消耗量。根据体力活动强度的能量消耗估算见表 2-4。

表 2-4　各种活动水平的能量消耗估计

运动强度	活动类别	综合能量消耗
休息	睡眠、卧床	BMR×1.0
极轻	坐、站立、绘画、开车、打字、缝纫、编织、烹饪、打牌等	BMR×1.5
轻	平地散步、修车、木工、售货、清扫、照顾孩子、打乒乓球	BMR×2.5
中等	快步走、锄地、挑担、骑车、滑雪、打网球、跳舞等	BMR×5.0
重	负重上坡、伐木、挖掘、爬山、打篮球、橄榄球、足球等	BMR×7.0

四、体重、体脂肪与健康

体重是反应和衡量一个人健康状况的重要标志之一。过胖和过瘦都不利于健康，也不会给人以健美感。不同体型的大量统计材料表明，反映正常体重较理想和简单的指标，可用身高体重的关系来表示。

（一）体质指数

身高体重指数这个概念，是由 19 世纪中期的比利时通才凯特勒最先提出的。它的定义如下：BMI 指数是用体重公斤数除以身高米数平方得出的数字，是目前国际上常用的衡量人体胖瘦程度以及是否健康的一个标准。主要用于统计用途，当我们需要比较及分析一个人的体重对于不同高度的人所带来的健康影响时，BMI 值是一个中立而可靠的指标。

$$体质指数（BMI）=体重（kg）÷[身高（m）]^2$$

例如：一名男性身高 1.75m，体重 65kg，则 BIM = 65÷1.75² = 21.22。

在我国，体质指数的正常范围为 18.5~24.0，低于 18.5 为偏瘦，高于 24.0 为超重，超过 28.0 为肥胖。按以上标准评价，该男士的体重在正常范围内。

体质指数不适用于 18 周岁以下的人群。由于每个人的体成分不同，骨骼大小不同、肌肉含量不同，不同人的最佳 BIM 也不同，应当根据个人情况进行调整，并参考体脂肪分布指标来判断是否需要控制体重。

（二）体脂肪的分布

人体脂肪的分布与现代慢性病息息相关。流行病学显示腰腹脂肪与内脏脂肪数量有高度相关性。一般说腰腹肥胖要比臀部肥胖的危害更大，腰腹肥胖称为"苹果型"肥胖，多见于男性，臀部肥胖称为"洋梨型"肥胖，多见于女性。

体脂肪的分布常用腰臀比来衡量，即腰围与臀围的比值。男性腰臀比超过 0.9，女性超过 0.8，即为中广型肥胖。我国营养学专业提示，如果男性腰围超过 90cm，女性腰围超过 80cm，就需要高度警惕慢性病的风险。

复习巩固

1. 进入小肠的消化液都有哪些？有什么作用？
2. 消化道的特点有哪些？
3. 三大产能营养素的能量系数是多少？
4. 体质指数的计算方法及标准。
5. 为什么说小肠是吸收营养的重要场所？
6. 人体日常体力活动如何分级？
7. 能量摄取不平衡对人体有什么危害？

实践实训

成人体格测量和体征判定

一、实训目的

1. 了解成人体格测量的指标参数。
2. 熟练掌握常用的测量器械。
3. 能够根据体格测量情况进行初步体征评价。
4. 对人体的营养状况作出评价。

二、实训要求

1. 能够掌握成人体格测量的指标、方法及正确使用测量器械。
2. 能够根据体格测量情况进行初步体征评价。

三、实训步骤

身高测量——>体重测量——>体格围度测量——>体征判别，顺序见表 2-5。

表2-5　成人体格测量和体征判别

序号	项目名称	操作要点
1	基本信息询问	询问被测者姓名、年龄等，并填写记录表。抓住重点，如最近饮食是否规律，食欲如何，经常摄取的食物种类和名称，有无患病等，以帮助判断
2	身高测量	从足底到颅顶的高度，尽量早上10:00测量；被测人员应脱掉鞋帽，解开头顶发辫、发结，取下头饰，上肢自然下垂，足跟并拢，足尖分开60°；"三点靠立柱，两点成一线"，以cm为单位，精确到小数点后1位
3	体重测量	被测者应排去大小便，脱去外衣、帽、鞋，只穿短裤、短衫，然后轻轻站立在秤盘中央；读取数据并记录，以kg为单位
4	体格围度测量	(1) 测定胸围 被测者处于平静状态，两手自然平放或下垂，两眼平视，取站立姿势。测量者分别立于被测者前面和背面，共同完成测量过程。测量者甲报数，读数至0.1cm，准确记录于记录表中。此时，测量者应确保软尺平整，且软尺各处均应与皮肤轻轻接触。 (2) 测定腰围 被测者站直，双手自然下垂，测量者在其肋下缘与髂前上嵴连线的中点做标记，站于其前或右侧，用软尺通过该中点测量腰围，要保证软尺处于水平位置，在呼气末测量，读取数据并记录，精确到0.1cm。取三次测量平均值。 (3) 测定臀围 被测者自然站立，臀部放松，平视前方。两名测量者配合，测量者将软尺置于臀部向后最突出部位，水平围绕臀一周测量。测量者乙协助，观察软尺围绕臀部的水平面是否与身体垂直，并记录读数，精确到0.1cm
5	体征判别	(1) 计算理想体重和肥胖度。 理想体重（kg）= 身高（cm）-105 肥胖度 =［（实测体重-理想体重）/理想体重］×100% (2) 计算体质指数BMI。 公式：BMI=体重（kg）/身高（m）的平方 (3) 计算腰臀比
6	根据体征特点给出营养学建议	结合所学知识，综合测量的人体体格数据，正确做出分析，进行初步的体征评价。并结合被测量者信息，给出营养学建议

四、实训结果记录（表2-6、表2-7）

表2-6　体格测量调查一览表

姓名	性别	年龄	身高/cm	体重/kg	胸围/cm	腰围/cm	臀围/cm	备注
测量者		记录者				日期		

表 2-7　体征判别结果表

项目	计算结果	体征判别	评判依据
标准体重/kg			体重超过理想体重 10% 为超重；超过 20% 即认为是肥胖；其中超过 20%～30% 为轻度肥胖；超过 30%～50% 为中度肥胖；超过 50% 以上为重度肥胖；超过 100% 为病态肥胖
肥胖度			
BMI			标准：18.5～24.9 为正常，25～29.9 为超重，大于 30 为肥胖；我国近年提出了适合中国居民的判断标准：正常 18.5～23.9；超重为 ≥24；肥胖为 ≥28
腰臀比			腰臀比：男性>1.0，女性>0.9 时为内脏型肥胖

营养学建议：

"思政"小课堂

"双创"小课堂

"三新"小课堂

项目三　营养素

项目三课件

　　营养素是指食物中可给人体提供能量、机体构成成分或组织修复以及生理调节功能的化学成分。现代医学研究表明,人体所需的营养素不下百种,其中一些可由自身合成、制造,但无法自身合成、制造必须由外界摄取的有 40 余种,传统营养学将营养素概括为五大类,分别为碳水化合物、蛋白质、脂类、维生素和矿物质。

任务一　碳水化合物

　　碳水化合物(carbohydrate)又称糖类,是由碳、氢、氧三种元素组成,由于它所含的氢氧的比例为 2∶1,和水一样,故称为碳水化合物。它是为人体提供能量的三种主要的营养素中最经济的营养素。

　　碳水化合物是一切生物体维持生命活动所需能量的主要来源。它不仅是营养物质,而且有些具有特殊的生理活性。

　　碳水化合物是自然界存在最多、具有广谱化学结构和生物功能的有机化合物。有单糖、寡糖、淀粉、半纤维素、纤维素、复合多糖,以及糖的衍生物,主要由绿色植物经光合作用而形成,是光合作用的初期产物。从化学结构特征来说,它是含有多羟基的醛类或酮类的化合物或经水解转化成为多羟基醛类或酮类的化合物。

一、碳水化合物的生理功能

(一) 提供能量,节约蛋白质

　　碳水化合物的主要功能是为机体提供生理活动及体力活动所需要的能量。是当今世界上绝大多数人群从膳食中获取的最经济、最主要的能量来源。碳水化合物在体内消化后主要以葡萄糖的形式被吸收,迅速氧化给机体提供能量,氧化的最终产物为二氧化碳和水,可以说是一种"清洁"能源。1g 碳水化合物在体内可产生约 16.7kJ (4kcal) 的能量。维持人体健康所需要的能量中，55%～65%由碳水化合物提供。

碳水化合物对蛋白质节约或保护的作用是指食物中糖类供给充足时，可免于过多蛋白质作为机体的能量来源而消耗，从而有利于蛋白质发挥其特殊的生理作用，如构成和修补组织、调节功能等。

（二）构成身体组织

碳水化合物是细胞的构成成分之一，每个细胞都有碳水化合物，其含量为2%～10%，主要以糖原、糖脂和糖蛋白形式存在。肝脏、肌肉中含有肝糖原和肌糖原，体黏液中含有糖蛋白质，脑神经中含有糖脂，细胞核中含有核糖，软骨、骨骼、角膜、玻璃体中均有糖蛋白参与构成。

（三）维持神经系统的功能

葡萄糖是维持大脑正常功能的必需成分。碳水化合物对神经系统的作用主要表现在它是神经系统唯一的能量来源。脑对低血糖反应十分敏感，轻者发生晕厥，重者发生低血糖性休克。当血糖浓度下降时，脑组织可因缺乏能量而发生功能性障碍，出现头晕、心悸、出冷汗、饥饿感、反应迟钝、注意力不集中等状况。若血糖继续下降，低于45mg/100mL时，可出现低血糖性休克。

（四）保护肝脏及解毒作用

肝脏为人体最大的代谢器官和解毒器官，进入机体的毒物主要通过肝脏代谢而降解失活。糖类的保护肝脏和解毒的作用表现为两个方面：一是当肝糖原贮备较为充足时，肝脏对某些化学毒物（如四氯化碳、酒精）有较强的解毒作用；二是丰富的肝糖原在一定程度上可保护肝脏免受有害因素（如化学毒物和肝炎病毒等）的损害，起到保护肝脏的作用。

（五）抗生酮作用

脂肪在体内的氧化主要靠葡萄糖来供能，即摄入适量的碳水化合物有助于体内脂肪的充分氧化。当碳水化合物摄入不足或身患疾病（如糖尿病）不能利用碳水化合物时，机体所需能量主要由脂肪供给，但由于供给脂肪氧化的能量不充分，因此脂肪在体内会氧化不完全，造成酮体大量生成。酮体是一类酸性物质的总称，包括乙酰乙酸、β-羟丁酸和丙酮，它们在机体内过多蓄积会造成酸中毒，导致一系列代谢功能紊乱。酮体酸中毒的症状包括恶心、呕吐、食欲减退、腹痛、疲乏、嗜睡及呼吸加快等，且呼出的气体有烂苹果味。

由于只有在一定量的碳水化合物存在时，脂肪氧化才能彻底，不产生过量的酮体，所以碳水化合物具有抗生酮作用。在正常情况下，适量碳水化合物的摄入有助于脂肪在体内的充分氧化，减少脂肪在体内的生成，有利于预防肥胖。

（六）增加饱腹感及改善胃肠道功能

摄入含有丰富碳水化合物的物质，容易增加胃的饱腹感，特别是吸收缓慢的碳水化合物，如纤维素、果胶等，使胃的充盈时间更长。同时具有刺激肠道蠕动，增加结肠内发酵的功能，发酵产生的短链脂肪酸和肠道有益菌群的增殖，能够促进消化功能和排便功能。

二、碳水化合物的营养价值及评价

（一）食物血糖升成指数（GI）

食物血糖生成指数（GI）被用来衡量食物中碳水化合物对血糖浓度的影响。高 GI 的食物，进入胃肠后消化快、吸收率高，葡萄糖释放快，葡萄糖进入血液后峰值高，也就是血糖升高的程度比较大；低 GI 食物，在胃肠中停留时间长，吸收率低，葡萄糖释放缓慢，葡萄糖进入血液后的峰值低、下降速度也慢，简单说就是血糖升高的程度比较低。因此，应用 GI 合理安排膳食，对于调节和控制人体血糖大有好处。一般来说只要将一半的食物从高 GI 替换成低 GI，就能获得显著改善血糖的效果。

当 GI 在 55 以下时，该食物为低 GI 食物；当 GI 在 55~70 时，该食物为中等 GI 食物；当 GI 在 70 以上时，该食物为高 GI 食物。常见食物血糖生成指数见表3-1。

表 3-1　常见食物血糖生成指数

食物名称	GI	食物名称	GI	食物名称	GI
葡萄糖	100	葡萄	43.0	白面包	87.9
蔗糖	65.0	葡萄干	64.0	馒头+芹菜炒鸡蛋	48.6
麦芽糖	105.0	猕猴桃	52.0	馒头+酱牛肉	49.4
果糖	23.0	香蕉	52.0	饺子（三鲜）	28.0
蜂蜜	73.0	西瓜	72.0	牛肉面	88.6
马铃薯	85.0	全脂牛乳	27.0	米饭+鱼	37.0
胡萝卜	71.0	脱脂牛乳	32.0	米饭+蒜苗+鸡蛋	68.0
苹果	36.0	乳酸（加糖）	48.0	猪肉炖粉条	16.7
梨	36.0	大米饭	83.2	番茄汤	38.0
花生	14.0	小米粥	60.5	黑五类粉	57.9

（二）食物血糖负荷（GL）

在学习了血糖生成指数的知识后，许多人会提出一个问题，是不是所有 GI 高的食物都不能吃呢？例如，西瓜的 GI 值为 72，属于高 GI 值一类，可众所周知西瓜是一种健康食品，并且有研究表明，适量的进食西瓜并不会引起血糖明显升高。这就说明了高 GI 值不一定会引起血糖升高，还要看食物的含糖量。因此，提出了食物血糖负荷（GL）的概念。GL 将碳水化合物的数量和质量结合起来，表示一定质量（重量）的食物对人体血糖影响程度的大小，其计算公式如下：摄入食品中的实际可利用碳水化合物的质量（重量）乘以食品的 GI 值，再除以 100。GL 可以对实际提供的食物或总体膳食模式的血糖效应进行定量测定，因此 GL 比 GI 更能全面评价食物引起血糖升高的能力。GL 与 GI 值结合使用，可反映特定食品的一般食用量中所含可利用碳水化合物的数量，因此更接近实际饮食情况。

当 GL 大于或等于 20 时为高 GL，提示食用的相应重量的食物对血糖的影响明显；当 GL 在 10~20 时为中 GL，提示食用的相应重量的食物对血糖的影响一般；当 GL 小于或等于 10 时为低 GL，提示食用的相应重量的食物对血糖的影响不大。

三、食品加工对碳水化合物营养价值的影响

碳水化合物在食品的加工过程中会产生一系列复杂的反应，对其营养价值也有一定的影响，主要有以下几个方面：

（一）淀粉水解

食品工业中常用大麦芽为酶原水解淀粉，得到糊精和麦芽糖的混合物，称为饴糖，进食饴糖后，饴糖在体内水解为葡萄糖后被吸收利用。淀粉在与无机酸共热或者有淀粉酶作用的情况下，可以彻底水解为葡萄糖，在工业上用来生产淀粉糖浆，如再用异构化酶将部分葡萄糖转化为果糖，则可生成高甜度的果葡糖浆。

（二）淀粉的糊化和老化

淀粉在常温下不溶于水，但当水温升至适宜温度时，淀粉的物理性能发生明显变化。淀粉在高温下溶胀、分裂形成均匀糊状溶液的特性，称为淀粉的糊化。由于淀粉种类不同，淀粉的糊化温度也有一定差异，一般在 60~80℃。

"老化"是"糊化"的逆过程，"老化"过程的实质是：在糊化过程中，已经溶解膨胀的淀粉分子重新排列组合，形成一种类似天然淀粉结构的物质。老化后的淀粉，不仅口感变差，消化吸收率也随之降低。如何来延缓淀粉的老化是焙烤行业一直在研究的问题。

（三）焦糖化作用

碳水化合物在没有氨基化合物存在下，加热到熔点以上（150~220℃）会变成黑褐色的色素物质，失去其营养价值，这种反应就是焦糖化作用。但是焦糖化作用在食品加工过程中如果控制得当，可使食品具有诱人的色泽和风味。

（四）美拉德反应

美拉德反应也称羰氨反应，是在食品中有氨基化合物存在时，还原糖与之发生的褐变反应。它的发生与酶无关，因此也称非酶褐变。生成的褐色聚合物在消化道中不能水解，且无营养价值，但如果控制得当，在食品加工中可使某些焙烤食品得到良好的色、香、味。

四、碳水化合物的摄入量和食物来源

（一）碳水化合物的摄入量

碳水化合物是供给人类能量的三大营养素之一，在合理的膳食分配中，碳水化合物在膳食总能量中所占比例为 50%~65%。

当我们每天摄入过多碳水化合物时，碳水化合物会在体内聚集，胰岛素会把多余的糖类转化为脂肪，脂肪在体内积累过多就形成肥胖。血中的葡萄糖简称为血糖，少部分血糖直接被组织细胞利用与氧气反应生成二氧化碳和水，放出能量供身体需要。大部分血糖则

存在人体细胞中，如果细胞中储存的葡萄糖已饱和，多余的葡萄糖就会以高能的脂肪形式储存起来，多吃碳水化合物发胖就是这个道理。而膳食中碳水化合物过少，会造成膳食蛋白质浪费，组织蛋白质和脂肪分解增强以及阳离子的丢失等。

（二）碳水化合物的食物来源

膳食中碳水化合物的主要来源是植物性食物，如谷类、薯类、根茎类蔬菜和豆类，另外是食用糖类。粮谷类一般含碳水化合物 60%~80%，薯类中含量为 15%~29%，豆类中为 40%~60%。常见食物中碳水化合物的含量见表 3-2。

表 3-2　常见食物中碳水化合物的含量　　　　　　　　　　单位：g/100g

食物名称	含量	食物名称	含量	食物名称	含量	食物名称	含量
大米	76	煮面条	26.3	茄子	3.6	苹果	12.3
标准面粉	74.6	鲜黄玉米	40.2	芹菜	3.3	桃	10.9
玉米	72.2	米饭	25.6	白菜	3.1	橙	10.5
小米	72.6	馒头	47.5	鸡蛋	1.5	葡萄	9.9
荞麦粉	72.8	黄豆	18.6	鸡肉	1.3	西瓜	7.9
藕粉	87.5	花生仁	5.5	猪肉	2.4	杏	7.8
鲜红薯	29.5	南瓜	4.5	带鱼	3.1	梨	7.3
鲜马铃薯	16.6	萝卜	4.0	鲫鱼	3.8	柿	17.1

五、膳食纤维

膳食纤维包括非淀粉类多糖和木质素。作为一个营养学概念，膳食纤维指一类抗消化的碳水化合物，食物中的膳食纤维主要包括纤维素、半纤维素、果胶、植物胶、木质素、角质等。其中木质素不是真正的碳水化合物，它们存在于植物的木质化和角质化部分，也能起到膳食纤维的作用。另一个膳食纤维的来源是抗性淀粉，也称抗消化淀粉。

可溶性的膳食纤维和抗性淀粉质地柔软，在大肠中部分或全部被发酵，可以帮助人体控制血糖和血胆固醇水平，从而有利于预防心脏病和糖尿病等慢性疾病。不溶性的膳食纤维质地较硬，不能形成胶冻，主要存在于粗粮和蔬菜当中。它们的主要作用是促进肠道蠕动和预防便秘。膳食纤维能量低而且有填充作用，可以延缓胃的排空速度，有控制食量和增加饱腹感的作用。

任务二　蛋白质

蛋白质（protein）是生命的物质基础，是构成细胞的有机大分子物质，是生命活动的主要承担者。没有蛋白质就没有生命。氨基酸是蛋白质的基本组成单位。它是与生命及与各种形式的生命活动紧密联系在一起的物质。机体中的每一个细胞和所有重要组成部分都有蛋白质参与。蛋白质占人体重量的 16%~20%，即一个 60kg 体重的成年人其体内约有蛋白质 9.6~12kg。人体内蛋白质的种类很多，性质、功能各异，但都是由 20 多种氨基酸（Amino acid）按不同比例组合而成的，并在体内不断进行代谢与更新。

一、蛋白质的生理功能

蛋白质在人体中的作用有很多，主要有以下几项：

（一）构成机体

蛋白质是一切生命的物质基础，是机体细胞的重要组成部分，是人体组织更新和修补的主要原料。人体的每个组织：毛发、皮肤、肌肉、骨骼、内脏、大脑、血液、神经、内分泌等都有蛋白质的存在。蛋白质对人体的生长发育非常重要。

（二）修补人体组织

人的身体由百兆亿个细胞组成，细胞可以说是生命的最小单位，它们处于永不停息的衰老、死亡、新生的新陈代谢过程中。例如年轻人的表皮 28 天更新一次，而胃黏膜两三天就要全部更新。所以一个人如果蛋白质的摄入、吸收、利用都很好，那么皮肤则表现为有光泽而又有弹性。

（三）维持肌体正常的新陈代谢和各类物质在体内的输送

载体蛋白对维持人体的正常生命活动是至关重要的，可以在体内运载各种物质。比如血红蛋白——输送氧（红血球更新速率 250 万个/s）、脂蛋白——输送脂肪、细胞膜上的受体还有转运蛋白等。

（四）维持机体内的渗透压的平衡及体液平衡

正常的人体血浆与组织液之间的水分不停地进行交换，且保持相对平衡状态，这主要依赖于血浆中电解质总量和胶体蛋白质的浓度。当组织液与血浆的电解质浓度相等时，两者间的水分分布就取决于血浆中的蛋白浓度。若膳食中长期缺乏蛋白质，血浆蛋白的含量便降低，血液中的水分便过多地渗入周围组织，造成营养不良性水肿。

（五）维持体液的酸碱平衡

正常人血液的 pH 值大约为 7.35~7.45，pH 值的任何变化将会导致机体出现酸碱平衡紊乱。血液酸碱平衡的维持靠血液中存在的无机和有机缓冲体系。无机缓冲体系主要为碳酸盐，而有机缓冲体系的主要组成成分则是蛋白质。因为蛋白质是两性物质，带有碱性的氨基（—NH_2）和酸性的羧基（—COOH），因而具有一定的酸碱缓冲作用，它与无机缓冲物质共同维持血液 pH 值的相对恒定。

（六）免疫作用

免疫作用是指机体对外界有害因素（主要为细菌和病毒）具有的抵抗力，它是由细胞免疫、体液免疫以及巨噬细胞的吞噬作用共同完成的。体液免疫就是借助于血液中一种被称为抗体的物质，抗体本身就是蛋白质，通过它与异物（主要为细菌和病毒）结合，阻止异物对机体的损害，从而保护机体免受细菌和病毒的侵害。近年来，在临床获得广泛应用的干扰素，实际上是一种糖和蛋白质的复合物。机体抵抗力的大小在很大程度上取决于体内抗体的多少。

（七）蛋白质是许多激素的主要原料

人体内很多激素属于多肽、蛋白质或氨基酸类物质，如生长激素、胰岛素、胰高血糖素、降钙素、催乳素、甲状腺素等。它们在人体中各自发挥重要作用。蛋白质在通过消化道后会被分解成氨基酸，失去生物活性，所以食物中的蛋白质类激素对人体难以发挥作用。

（八）提供能量

蛋白质除了具有生理功能外也是一种能源物质，每克蛋白质在体内完全氧化后可产生4kcal能量，但这只是蛋白质的次要作用。在这一点上，它与糖类和脂肪是不相同的。换句话说，蛋白质的供能作用可以由糖或脂肪代替，即当糖类或脂肪供给充足时，蛋白质就不作为能源物质，而是直接发挥其特殊的生理作用。

通常机体不直接利用蛋白质供能，而是利用体内衰老及破损组织细胞中的蛋白质、食物中一些不符合机体需要或摄入过多的蛋白质氧化分解所释放的能量，因为这种方式供能较为经济。

二、氨基酸

氨基酸是组成蛋白质的基本组成单位。组成蛋白质的氨基酸有20种，其中有8种氨基酸是人体不能自身合成或者合成速度无法满足身体需要，必须从食物中摄取的，这些氨基酸被称为必需氨基酸。对成人来讲必需氨基酸共有8种：赖氨酸、色氨酸、苯丙氨酸、蛋氨酸、苏氨酸、异亮氨酸、亮氨酸、缬氨酸。如果饮食中经常缺少上述氨基酸，可影响健康。氨基酸对婴儿的成长起着重要的作用。组氨酸为小儿生长发育期间的必需氨基酸，精氨酸、胱氨酸、酪氨酸、牛磺酸为早产儿所必需。

三、食物蛋白质的营养评价

对蛋白质营养价值的评价，应结合其在人体内消化、吸收和利用的情况进行。此外，在各种烹调方法中，采用长时间的煎、炸等，会破坏部分氨基酸，并影响消化吸收。

（一）食物中蛋白质的含量

食物蛋白质含量是评价蛋白质营养价值的一个重要方面。蛋白质的含量是蛋白质发挥其营养价值的物质基础，尽管食物蛋白质含量的多少不能决定一种食物蛋白质营养价值的高低，但是没有一定的数量，再好的蛋白质其营养价值也有限。

食物蛋白质含量的测定通常先用微量凯氏定氮法测定其含氮量，然后换算成蛋白质含量。食物蛋白质的含氮量取决于其氨基酸的组成以及非蛋白含氮物质的多少。食物蛋白质平均含氮量为16%，故常以含氮量乘以系数6.25测得其粗蛋白含量。

（二）蛋白质的质量

食物中蛋白质质量的高低是影响食物蛋白质营养价值的主要因素，它是人体利用蛋白质效率的指标，高质量的蛋白质所含必需氨基酸与人体的需要是相当的。动物性食物蛋白质营养价值一般高于植物性食物蛋白质。

（三）蛋白质的消化率

蛋白质的消化率（digestibility）是指食物蛋白质被消化酶分解、吸收的程度。消化率越高，被机体利用的可能性就越大。蛋白质的消化率受人体和食物等多种因素的影响，前者如全身状态、消化功能、精神情绪、饮食习惯和对该食物感官状态是否适应等；后者如蛋白质在食物中存在形式、结构、食物纤维素含量、烹调加工方式、共同进食的其他食物的影响等。

通常，动物性蛋白质的消化率比植物性的高。如鸡蛋和牛奶蛋白质的消化率分别为97%和95%，而玉米和大米蛋白质的消化率分别为85%和88%。这是因为植物蛋白质被纤维素包围不易被消化酶作用。经过加工烹调后，包裹植物蛋白质的纤维素可被去除、破坏或软化，可以提高其蛋白质的消化率。例如食用整粒大豆时，其蛋白质消化率仅约60%，若将其加工成豆腐，则可提高到90%。

（四）蛋白质的互补作用

不同食物蛋白质中氨基酸的含量和比例关系不同，其营养价值不一，若将两种或两种以上的食物适当混合食用，使它们之间相对不足的氨基酸互相补偿，从而接近人体所需的氨基酸模式，提高蛋白质的营养价值，称为蛋白质的互补作用。

为充分发挥蛋白质的互补作用，在调配膳食时，应注意遵循以下3条互补原则：

（1）食物的生物学种属越远越好，如动物性和植物性食物之间的混合比单纯植物性食物之间的混合要好；

（2）搭配种类越多越好；

（3）食用时间越近越好，同时食用最好。因为单个氨基酸在血液中的停留时间约4h，然后到达组织器官，再合成组织器官的蛋白质，而合成组织器官蛋白质的氨基酸必须同时到达才能发挥互补作用。

（五）蛋白质的生物价

生物价是评价食物中蛋白质营养价值较常用的方法。它表示食物中的蛋白质成分在人体内真正被利用的程度。常见食物中蛋白质生物价如表3-3所示。

表3-3 常见食物中蛋白质生物价

蛋白质	生物价	蛋白质	生物价	蛋白质	生物价	蛋白质	生物价
鸡蛋黄	96	牛肉	76	小米	57	花生	59
全鸡蛋	94	猪肉	74	玉米	60	绿豆	58
鸡蛋白	83	大米	77	熟黄豆	64	生黄豆	57
牛奶	90	红薯	72	脱脂牛奶	85	高粱	56
鱼	83	小麦	67	马铃薯	67	白菜	76

（六）蛋白质净利用率（NPU）

蛋白质净利用率是机体的氮储留量与氮摄入量之比，表示蛋白质实际被利用的程度。因为考虑了蛋白质在消化、利用两个方面的因素，因此更为全面。NPU＝氮储留量/氮摄入量＝生物价×消化率。

（七）氨基酸评分（AAS）及蛋白质消化率修正的氨基酸评分（PDCAAS）

氨基酸评分（AAS）又叫蛋白质化学评分，是目前广为应用的一种食物蛋白质营养价值评价方法，食物蛋白质氨基酸模式与人体蛋白质构成模式越接近，其营养价值就越高。它不仅适用于单一食物蛋白质的评价，还可用于混合食物蛋白质的评价。该法的基本步骤是将被测食物蛋白质的必需氨基酸组成与推荐的理想蛋白质或参考蛋白质氨基酸模式进行比较。计算公式为：

$$AAS＝被测食物蛋白质每克氮或蛋白质氨基酸含量（mg）/$$
$$参考蛋白质的每克氮或蛋白质氨基酸含量（mg）×100$$

氨基酸评分的方法比较简单，但对食物蛋白质的消化率没有考虑。因此，1990年FAO/WHO蛋白质评价联合专家委员会提出了一种新的方法——蛋白质消化率修正的氨基酸评分（PDCAAS）。此方法被认为是更简单、科学、合理的常规评价食物蛋白质质量的方法。其计算公式为：

$$PDCAAS＝AAS×消化率$$

四、蛋白质在食品加工过程中营养价值的变化

（一）在加热条件下的变化

1. 有利的方面

（1）蛋白质变性，肽链松散，提高了消化率和氨基酸的生物有效性；
（2）钝化蛋白酶、酯酶、多酚氧化酶等，防止食品在保藏期间发生色泽和风味变化；
（3）抑制外源凝集素和消除蛋白酶抑制剂的影响。

2. 不利的方面

通过发生分解、氨基酸氧化、氨基酸键之间的交换、氨基酸新键的形成等，引起氨基酸脱硫、脱酰氨和异构化，有时伴随有毒化合物的产生。

（二）碱处理条件下的变化

蛋白质的浓缩、分离、起泡和乳化，或者使溶液中的蛋白质连成纤维状，经常要经过碱处理。蛋白质经过碱处理后发生缩合反应，通过分子之间或者分子内的共价交联生成各种新的氨基酸；同时也会发生氨基酸异构化反应，影响蛋白质的功能性质。

五、蛋白质参考摄入量及食物来源

（一）蛋白质的参考摄入量

蛋白质是生命活动的物质基础，具有多种生理功能，蛋白质摄入过多或过少均不利于

健康。因此为了保证身体健康，蛋白质应有适宜的摄入量，保证机体蛋白质"够用而不过多"。按能量计算，蛋白质摄入占膳食总能量的 10%～15%。不同年龄、不同性别的人群膳食蛋白质的摄入量，如表 3-4 所示。

表 3-4　各类人群推荐的蛋白质摄入量（RNIs）

年龄	蛋白质摄入量（RNIs）/（g/d）		年龄	蛋白质摄入量（RNIs）/（g/d）	
	男	女		男	女
0 岁~	9（AI）	9（AI）	10 岁~	50	50
0.5 岁~	20	20	11 岁~	60	55
1 岁~	25	25	14 岁~	75	60
2 岁~	25	25	18 岁~	65	60
3 岁~	30	30	50 岁~	65	55
4 岁~	30	30	65 岁~	65	55
5 岁~	30	30	80 岁~	65	55
6 岁~	35	35	孕妇（早）	—	+0
7 岁~	40	40	孕妇（中）	—	+15
8 岁~	40	40	孕妇（晚）	—	+30
9 岁~	45	45	乳母	—	+25

注：未指定参考值者用"—"表示；"+"表示在同龄人群参考值基础上额外增加量。

（二）蛋白质缺乏和过剩对健康的影响

1. 蛋白质摄入不足对健康的影响

蛋白质长期摄入不足，首先出现负氮平衡，导致组织蛋白损伤、破坏。

常见的临床表现为疲倦、体重减轻、贫血、免疫和应激能力下降、血浆蛋白质含量下降，尤其是白蛋白降低，并出现营养性水肿；也表现为酶活性下降、伤口愈合不良、生殖功能障碍等。妇女可出现月经障碍、乳汁分泌减少。婴幼儿、青少年对蛋白质不足的反应更敏感，表现为生长发育迟缓、消瘦、体重过轻甚至智力发育障碍，此病主要发生于儿童，尤其是在发展中国家的儿童。

2. 动物性蛋白质摄入过多对健康的影响

摄入少量的动物蛋白是安全的，动物源性蛋白吃得太多会带来许多健康问题。

长期从膳食中摄入过多动物性蛋白质对人体健康的危害包括：

（1）加重肾脏负担；

（2）易导致碱中毒；

（3）心血管疾病危险性增高；

（4）加快骨质疏松；

（5）增加肠道癌症危险。

（三）蛋白质的食物来源

蛋白质广泛存在于动植物性食物中。动物性食物中肉类、鱼类、蛋类、乳类是膳食中最好的蛋白质来源，其蛋白质含量一般为10%～20%。动物性蛋白质量多，易消化吸收、质量好，属于优质蛋白质，缺点是脂肪含量高（尤其是饱和脂肪酸含量）。因此选食动物性食品应有限度。植物性食物如谷类、豆类、蔬菜类、菌藻类、坚果类的蛋白质也是我们膳食中蛋白质的主要来源。大豆是最佳也是最经济的蛋白质来源，其中黄豆蛋白质含量达30%左右，其他干豆类蛋白质含量在20%左右。干豆类食品赖氨酸含量较多，与粮谷等主食搭配食用，可达到较好的互补作用。坚果类如花生、核桃、莲子也含有15%～30%的蛋白质。粮食一般只含蛋白质6%～10%，而且质量较差，但因是主食，摄入量较大，仍是食物蛋白质的主要来源。在膳食搭配时，注意蛋白质互补，适当进行搭配是非常重要的。常见的食物蛋白质含量见表3-5。

表3-5　常见食物蛋白质含量

食物名称	蛋白质含量/（g/100g）	食物名称	蛋白质含量/（g/100g）
小麦粉（面粉）	11.2	香大米	12.7
水面筋	23.5	薏米	12.8
油面筋	26.9	黄豆（大豆）	35.0
烤麸	20.4	腐竹	44.6
绿豆	21.6	豆腐干	16.2
红豆	20.2	素鸡	16.5
蚕豆	21.6	素火鸡	17.2
豆角（豇豆）	19.3	金针菜	19.4
杏仁	22.5	花生仁	24.8

任务三　脂类

脂类是人体需要的重要营养素之一，供给机体所需的能量，提供机体所需的必需脂肪酸，是人体细胞组织的组成成分。人体每天需摄取一定量脂类物质，但摄入过多可导致高脂血症、动脉粥样硬化等疾病的发生和发展。脂类包括油脂（甘油三酯）和类脂（磷脂、固醇类）。食物中的油脂主要是油和脂肪，一般把常温下是液体的称作油，而把常温下是固体的称作脂肪。

一、脂类的生理功能

（一）供给能量与保护机体

脂肪是一种高能量营养素，每克脂肪在体内氧化可产生 9kcal 能量，比糖类和蛋白质的发热量高得多。这是由于脂肪分子中碳、氢元素的比例较高而氧元素的比例较低，而体内能量的释放几乎全是通过碳、氢元素的氧化来实现的。同时，脂肪又是极好的能量储备形式。食物中糖类、脂肪、蛋白质产生的全部过剩能量，都以甘油三酯的形式储藏在体内的脂肪细胞中，1g 脂肪储存的能量是 1g 碳水化合物储存能量的 6 倍，并且碳水化合物对能量的储存是有限的，但脂肪的储存几乎是无限的。

研究证明：人在空腹时有 50% 的能量来自储存脂肪的氧化，绝食 1~3 天，有 85% 的能量来自脂肪。由于体脂的变动较大，故有可变脂之称。

脂肪因它的导热性能差，存在于人体的皮下脂肪层，可以防止体内热量的过分外散，具有保持体温的作用。人体的皮下脂肪组织广泛存在于皮下、内脏和关节周围，起着保护层的作用，并可固定脏器，对机械性撞击也能起到一定的缓冲作用；关节腔内还有滑液，具有一定的润滑作用。

（二）构成组织细胞

脂肪是构成人体细胞的重要成分，体内所有细胞的界面膜及细胞微器官膜，即生物膜的构成都有脂类，特别是磷脂及胆固醇。膜上许多酶蛋白均与脂类相结合并借此发挥生理功能。

磷脂和胆固醇是人体细胞中的组成成分，磷脂几乎占人脑干重的 40%。胆固醇是机体合成胆汁酸和类固醇激素的重要物质。

（三）促进脂溶性维生素的消化吸收与供给必需脂肪酸

脂肪是脂溶性维生素 A、D、E、K 和胡萝卜素的溶剂。它们只有溶于脂肪，随着脂肪的吸收才能被机体吸收利用。因此在制作含胡萝卜素较多的蔬菜时，应适量加些油脂。另外，油脂中也常含有脂溶性维生素。

脂肪为机体提供生长发育所需的必需脂肪酸，提高免疫功能，也是合成前列腺素不可缺少的前质。自然界约有 40 种不同的脂肪酸，它们是脂类的关键成分，从营养角度分为非必需脂肪酸和必需脂肪酸。非必需脂肪酸是机体可以自行合成，不必依靠食物供应的脂肪酸，它包括饱和脂肪酸和一些单不饱和脂肪酸。而必需脂肪酸为人体健康和生命所必需，但机体自己不能合成，必须依赖食物供应，它们都是不饱和脂肪酸，均属于 $\omega-3$ 族和 $\omega-6$ 族多不饱和脂肪酸。过去认为亚油酸、亚麻酸和花生四烯酸都是必需脂肪酸，近年来认为花生四烯酸不属于必需脂肪酸，花生四烯酸可在体内由亚油酸合成及转化而得到，因此亚油酸是最重要的必需脂肪酸。必需脂肪酸最好的食物来源是植物油类，动物脂肪中含量不多。

（四）改善膳食的感官性状，产生饱腹感

脂肪作为重要的烹调原料，可以改善食物的色、香、味、形及口感，增进食欲。由于

脂肪在胃中停留时间较长，因此摄入高脂肪的食物可以延缓胃排空时间，使人产生饱腹感。但如果摄入过多脂肪，会使消化减慢，从而影响食欲，引起消化不良。

二、脂类营养价值的评价

食物脂肪的营养价值与许多因素有关，主要有脂肪的消化率、脂肪酸组成及含量、脂溶性维生素以及油脂稳定性等方面。通常食物脂肪的营养价值评价可从以下4方面进行。

（一）食物脂肪的消化率

食物脂肪的消化率与其熔点有密切关系，一般认为熔点50℃以上者，消化率较低，一般在80%~90%，而熔点接近或低于人的体温的消化率则高，可达97%~98%。熔点又与食物脂肪中所含不饱和脂肪酸的种类和含量有关。含不饱和脂肪酸和短碳链脂肪酸越多，其熔点越低，越容易消化。熔点低，消化率高，且吸收速度快的油脂，机体对它们的利用率也较高。一般说来，植物油脂熔点较低，易消化。而动物油脂则相反，通常消化率较低。

（二）必需脂肪酸的含量

必需脂肪酸的含量与组成是衡量食物油脂营养价值的重要方面。植物油中含有较多的必需脂肪酸，是人体必需脂肪酸（亚油酸）的主要来源，故其营养价值比动物油脂高。但椰子油例外，其亚油酸含量很低，且不饱和脂肪酸含量也低。动物的心、肝、肾及血中含有较多的亚油酸和花生四烯酸。

（三）脂溶性维生素含量

植物油脂中含有丰富的维生素E，特别以谷类种子的胚油含量突出。动物贮存脂肪中几乎不含维生素，一般器官脂肪中含量也不多，而肝脏中的脂肪含维生素A、维生素D丰富，特别是一些海产鱼类肝脏脂肪中含量很高。奶和蛋的脂肪中也含有较多的维生素A、维生素D。

（四）油脂的稳定性

耐贮藏、稳定性高的油脂不易发生酸败，也是评价脂肪优劣的条件之一，但影响油脂稳定性的因素很多，主要与油脂本身所含的脂肪酸、天然抗氧化剂以及油脂的贮存条件和加工方法等有关。植物油脂中含有丰富的维生素E，它是天然抗氧化剂，使油脂不易氧化变质，有助于提高植物油脂的稳定性。

三、脂类在食品加工过程中营养价值的变化

（一）脂肪在油脂精炼过程中的变化

油脂精炼指的是从动、植物原料抽提出粗脂肪的过程。精炼的目的是去除使脂肪呈现明显的颜色或气味的低浓度物质。在精炼过程中维生素E和β-胡萝卜素有部分损失。

（二）油脂的酸败

油脂在加工和储存过程中，易发生酸败，使油脂具有不正常的涩苦和异臭味。油脂氧化酸败会使油脂的营养价值降低并且产生一些小分子物质，在体内对人体产生不良影响，

如产生自由基，因此食用酸败的油脂会对人体健康产生危害。

（三）油脂在高温、油炸时的氧化作用

油脂在食品加工中往往用来煎炸食物。在加工过程中，油脂与空气、食物、水中的氧气接触，再加上高温，促使油脂中的不饱和脂肪酸发生氧化，产生过氧化物，过氧化物进一步分解会产生小分子物质，这些小分子物质聚合在一起，会使油脂黏度增加，颜色变深，严重影响了油脂的质量，并且影响身体健康。因此要控制油脂的温度，一般不要超过150℃为宜。油脂不要反复加热，当温度达到160~180℃时，油脂会产生各种聚合物，一些聚合物具有毒性。

四、脂类的参考摄入量及食物来源

（一）脂类的参考摄入量

脂肪的供给量容易受人们的饮食习惯、生活条件、气候、季节的影响，因此世界各国对脂类的摄入量并没有一个统一的标准。中国营养学会建议每日膳食中由油脂供给的能量占总能量的比例，儿童和少年为25%~30%，成年20%~25%为宜，一般不超过30%。

每天所摄入的脂类中，应有一定比例的不饱和脂肪酸，一般认为必需脂肪酸的摄入量应不少于总能量的3%。

理想的脂肪酸构成量为饱和脂肪酸：单不饱和脂肪酸：多不饱和脂肪酸＝1：1：1，而多不饱和脂肪酸（ω-6）：（ω-3）＝（4~6）：1为佳。

中国居民膳食脂肪参考摄入量见表3-6。

表3-6 中国居民膳食脂肪参考摄入量

人群	亚油酸/ E% AI	α-亚麻酸/ E% AI	EPA+DHA/ （g/d）AI	人群	亚油酸/ E% AI	α-亚麻酸/ E% AI	EPA+DHA/ （g/d）AI
0岁~	7.3（150mg[①]）	0.87	0.1[②]	50岁~	4.0	0.60	—
0.5岁~	6.0	0.66	0.1[②]	65岁~	4.0	0.60	—
1岁~	4.0	0.60	0.1[②]	80岁~	4.0	0.60	—
4岁~	4.0	0.60		孕妇（早）	4.0	0.60	0.25（0.2[②]）
7岁~	4.0	0.60		孕妇（中）	4.0	0.60	0.25（0.2[②]）
11岁~	4.0	0.60		孕妇（晚）	4.0	0.60	0.25（0.2[②]）
14岁~	4.0	0.60		乳母	4.0	0.60	0.25（0.2[②]）
18岁~	4.0	0.60					

注：①为花生四烯酸；②为DHA；未指定参考值者用"—"表示；E%为占能量的百分百。

（二）脂肪摄入过多或缺乏对人体的危害

1. 脂肪摄入过多

过度摄入脂肪的结果首先就是体重增加。皮下脂肪堆积的主要部位有臀部、臂部、大

腿、腹部等。其中腹部脂肪过多容易诱发很多代谢性疾病，如冠心病、糖尿病、高尿酸血症等。如果脂肪堆积在肝脏则容易形成脂肪肝；堆积在心脏则容易引起高脂血症。高脂血症如果长期得不到控制，最容易引发三类疾病：一是心脏疾病，包括心脏动脉硬化、冠心病、心绞痛或者心肌梗死；二是脑血管疾病，主要是脑血管硬化导致脑血栓、脑出血；三是肾脏疾病，肾动脉硬化很容易引发尿毒症。此外，脂肪酸中的反式脂肪酸对心血管疾病、糖尿病及儿童生长发育有着很大的影响，过多摄入脂肪还会抑制免疫系统发挥作用。

2. 脂肪摄入过少

脂肪摄入过少，可能会造成骨质疏松。由于体内缺乏脂肪，雌激素水平不足，影响钙与骨结合，无法维持正常的骨密度。因此，容易出现骨质疏松，发生骨折。

脂肪摄入过少，可能会引起记忆衰退。脂肪能刺激大脑，加速大脑处理信息的能力，增强短期与长期记忆。反之，如果人体内脂肪摄入量和存储量不足，机体营养缺乏，会使脑细胞受损严重，将直接影响记忆力，会变得越来越健忘。

脂肪摄入过少，可能会引起脱发。如果体内脂肪和蛋白质均供应不足，头发就会频繁脱落、断发，发色变得枯黄，失去光泽，不易梳理。

（三）脂类的食物来源

脂类的来源有动物性和植物性两种。

食用植物油含有约100%的油脂，主要为不饱和脂肪酸，而单不饱和脂肪酸在茶油、橄榄油和红花油中含量较高。动物性食物以猪、牛、羊等畜肉类含脂肪最丰富，且多为饱和脂肪酸。禽类和鱼类的脂肪含量较少，多数在10%以下，且其脂肪含不饱和脂肪酸多，因此建议老年人多吃鱼。蛋类的蛋黄含脂肪最为丰富，约为30%，但全蛋只有10%。此外花生、芝麻等坚果类含油脂量也较高，可达50%以上，其油脂组成多以亚油酸为主，是不饱和脂肪酸的重要来源。植物油的熔点低，消化率高，不饱和脂肪酸含量多，胆固醇少，富含维生素E，因此植物油脂比动物油脂营养价值高。常见食物的脂肪含量见表3-7。

表3-7　常见食物的脂肪含量　　　　　　　　　　单位：g/100g

食物名称	含量	食物名称	含量	食物名称	含量
植物油	100.0	猪尾	77.1	全脂奶粉	30.6
猪油	99.0	鸡肉	2.5	脱脂奶粉	1.0
猪肉（肥肉）	59.8	兔肉	0.4	牛乳	4.0
羊肉（肥肉）	28.8	蛋黄	30.0	巧克力	27.0~39.0
牛肉（肥肉）	10.2	鸡蛋	11.6	粮食类	0.1~5.0
猪蹄	26.3	鱼类	0.1~9.0	油饼	10.4
猪皮	22.7	奶油	20.0	大豆	12.0~20.0
猪肝（肾、心）	4.0~6.3	黄油	82.5	花生	48.0
猪头	41.3	蔬菜、水果	0.0~1.0	瓜子	55.0

任务四　维生素

维生素又名维他命，是维持人体生命活动所必需的一类有机物质，也是保持人体健康的重要活性物质。维生素在体内的含量很少，但不可或缺。各种维生素的化学结构以及性质虽然不同，但它们却有着以下共同点：

（1）维生素不是构成机体组织和细胞的组成成分，它也不会产生能量，它的作用主要是参与机体代谢的调节；

（2）大多数的维生素，机体不能合成或合成量不足，不能满足机体的需要，必须经常通过食物中获得；

（3）人体对维生素的需要量很小，日需要量常以毫克或微克计算，但一旦缺乏就会引发相应的维生素缺乏症，对人体健康造成损害。

现阶段发现的维生素有几十种，如维生素 A、维生素 B、维生素 C 等。按溶解性分为脂溶性和水溶性两种。脂溶性维生素有维生素 A、D、E、K 四种，水溶性维生素有 B 族维生素和维生素 C。

一、脂溶性维生素

（一）维生素 A（视黄醇）

维生素 A 化学名为视黄醇，是最早被发现的维生素。维生素 A 有两种。一种是维生素 A 醇，是最初的维生素 A 形态，只存在于动物性食物中；另一种是胡萝卜素，在体内转变为维生素 A 的前体物质，可从植物性及动物性食物中摄取。

1. 生理功能

（1）维持正常视觉功能。维生素 A 在体内参与视网膜内视紫红质的生成，可以调节眼睛适应外界光线强弱的能力。预防夜盲症的发生，防止视力减退，维持正常的视觉反应，有助于治疗各种眼疾。

（2）维护上皮组织细胞的健康和促进免疫球蛋白的合成。维生素 A 可参与糖蛋白的合成，这对于上皮组织细胞的正常形成与发育十分重要。免疫球蛋白是一种糖蛋白，所以维生素 A 能促进该蛋白的合成，对于机体免疫功能有重要影响。

（3）维持骨骼正常生长发育。维生素 A 促进蛋白质的生物合成和骨细胞的分化，能够使骨骼维持正常生长发育。

（4）抑制肿瘤生长。维生素 A 酸（视黄酸）类物质有延缓或阻止癌前病变，抑制化学致癌剂的作用，特别是对于上皮组织肿瘤，临床上作为辅助治疗剂已取得较好效果。β-胡萝卜素具有抗氧化作用，近年来有大量报道，是机体一种有效的捕获活性氧的抗氧化剂，对于防止脂质过氧化，预防心血管疾病、肿瘤，以及延缓衰老均有重要意义。

（5）营养补充剂。在化妆品中用作营养成分添加剂，能防止皮肤粗糙，促进正常生长发育，可用于膏霜乳液中。

2. 缺乏症

（1）眼部症状。眼部症状是维生素 A 缺乏症的早期表现。维生素 A 不足，视紫红质再生缓慢而不完全，故暗适应恢复时间延长，严重时可产生夜盲症。维生素 A 缺乏还会造成结膜干燥、眼部发炎等其他眼部疾病。

（2）皮肤症状。缺乏维生素 A 皮肤容易干燥，角化增生、脱屑，还有指甲多纹，失去光泽，易折裂，毛发干脆易脱落等症状。

（3）机体抵抗力下降。当机体缺乏维生素 A 时，机体免疫力下降，容易发生感染性疾病，如呼吸道继发性感染等，且病程长，迁延不愈。

（4）生长发育障碍。当维生素 A 缺乏时，成骨细胞与破骨细胞间平衡被破坏，或由于成骨活动增强而使骨质过度增殖，或使已形成的骨质不吸收。维生素 A 缺乏表现为儿童身高落后，易患龋齿，孕妇则会直接影响胎儿发育，甚至发生死亡。

3. 推荐摄入量及食物来源

（1）推荐摄入量（表 3-8）。视黄醇当量（RE）：膳食或食物中全部具有视黄醇活性的物质总量，用 μg 表示。

换算关系：

1IU 维生素 A＝0.3μgRE

1μg β-胡萝卜素＝0.167μgRE

1μg 其他维生素 A 原＝0.084μgRE

食物 RE＝维生素 A（μg）+0.167×β-胡萝卜素（μg）+0.084×其他维生素 A 原（μg）

表 3-8　中国居民膳食维生素 A 参考摄入量　　　　单位：μgRE/d

人群	维生素 A					人群	维生素 A				
	EAR		RNI		UL		EAR		RNI		UL
	男	女	男	女			男	女	男	女	
0 岁~	—		300（AI）	300（AI）	600	50 岁~	560	480	800	700	3000
0.5 岁~	—		350（AI）	350（AI）	600	65 岁~	560	480	800	700	3000
1 岁~	220		310	310	700	80 岁~	560	480	800	700	3000
4 岁~	260		360	310	900	孕妇（早）	—	+0	—	+0	3000
7 岁~	360		500	500	1500	孕妇（中）	—	+50	—	+70	3000
11 岁~	480	450	670	630	2100	孕妇（晚）	—	+50	—	+70	3000
14 岁~	590	450	820	630	2700	乳母	—	+400	—	+600	3000
18 岁~	560	480	800	700	3000						

（2）食物来源。天然维生素 A 只存在于动物性食品中，如动物肝脏、蛋类、奶油和鱼肝油中；植物所含的胡萝卜素进入人体，可在肝中转变为维生素 A（1mg 胡萝卜素＝

0.167mg 维生素 A）。见表 3-9，富含维生素 A 的食物主要有动物的肝脏、鱼类、海产品、奶油和鸡蛋等动物性食物。富含胡萝卜素的食物主要是橙黄色和绿色蔬菜。菠菜、胡萝卜、韭菜、油菜、荠菜、马兰头等每 500g 可含胡萝卜素 14mg 以上，每天只要吃 120～150g 就能满足儿童维生素 A 的需要。

只要注意选择食物，不偏食，满足一天的维生素 A 的需要并不难，但对于乳母、婴儿等一些特殊人群，完全依靠食物满足需要则比较困难，可以用添加鱼肝油的办法，但要注意用量不宜过多。为了预防北方季节性的缺乏，最好在有绿叶菜的季节，多吃一些富含胡萝卜素的蔬菜，使体内有一定的贮存。

表 3-9　富含维生素 A 的食物（视黄醇当量 100g）　　　单位：mg/100g

食物名称	含量	食物名称	含量	食物名称	含量
鸡肝	15270	河蟹	1788	青菜	3.20
猪肝	2610	黄鳝	900	太古菜	2.63
人奶	75	甜薯（红心）	5.11	空心菜	2.14
牛奶	42	胡萝卜（黄）	4.05	苋菜	1.92
鸡蛋	432	胡萝卜（红）	2.11	辣椒	1.56
鸭蛋	414	菠菜	3.87	芒果	3.81
松花蛋	282	韭菜	3.49	杏	1.79

（二）维生素 D（抗佝偻病维生素）

维生素 D 为固醇类衍生物，具抗佝偻病作用，又称抗佝偻病维生素。目前认为维生素 D 也是一种类固醇激素，维生素 D 家族成员中最重要的成员是维生素 D_2（麦角钙化醇）和维生素 D_3（胆钙化醇）。维生素 D 均为不同的维生素 D 原经紫外照射后的衍生物。植物不含维生素 D，但维生素 D 原在动、植物体内都存在。维生素 D 是一种脂溶性维生素，有五种化合物，对健康关系较密切的是维生素 D_2 和维生素 D_3。人体皮下储存有从胆固醇生成的 7-脱氢胆固醇，受紫外线的照射后，可转变为维生素 D_3。适当的日光浴足以满足人体对维生素 D 的需要。

1. 生理功能

维生素 D 能提高肌体对钙、磷的吸收，使血浆钙和血浆磷的水平达到饱和程度；促进生长和骨骼钙化，促进牙齿健全；通过肠壁增加磷的吸收，并通过肾小管增加磷的再吸收；维持血液中柠檬酸盐的正常水平；防止氨基酸通过肾脏损失。

2. 缺乏症

维生素 D 缺乏会导致少儿佝偻病和成年人的软骨病。佝偻病多发于婴幼儿，主要表现为神经精神症状和骨骼的变化。神经精神症状上表现为多汗、夜惊、易激惹。骨骼的变化与年龄、生长速率及维生素 D 缺乏的程度等因素有关。骨软化症多发生于成人，多见于妊娠期的妇女及体弱多病的老人。最常见的症状是骨痛、肌无力和骨压痛。

3. 推荐摄入量和食物来源

（1）推荐摄入量。中国营养学会建议维生素 D 的 RNI 定为：婴儿~12 个月 10μg/d（AI），1~64 岁 10μg/d，65 岁以上 15μg/d。详见表 3-10。维生素 D 有潜在的毒性，长期过量摄入维生素 D 可导致中毒，表现为高血钙症、高尿钙症、厌食、恶心、呕吐、口渴、多尿、皮肤瘙痒、肌肉乏力、关节疼痛等。

表 3-10　中国居民膳食维生素 D 参考摄入量　　　　单位：μg/d

人群	维生素 D			人群	维生素 D		
	EAR	RNI	UL		EAR	RNI	UL
0 岁~	—	10（AI）	20	50 岁~	8	10	50
0.5 岁~	—	10（AI）	20	65 岁~	8	15	50
1 岁~	8	10	20	80 岁~	8	15	50
4 岁~	8	10	30	孕妇（早）	+0	+0	50
7 岁~	8	10	45	孕妇（中）	+0	+0	50
11 岁~	8	10	50	孕妇（晚）	+0	+0	50
14 岁~	8	10	50	乳母	+0	+0	50
18 岁~	8	10	50				

（2）食物来源。维生素 D 的主要食物来源：海鱼、动物肝脏及蛋黄、奶油、干酪、鱼肝油等。瘦肉及奶中含量较少，因此许多国家在鲜奶和婴儿配方奶粉中强化维生素 D。

（三）维生素 E（生育酚）

维生素 E 是一种脂溶性维生素，其水解产物为生育酚，是最主要的抗氧化剂之一。

1. 生理功能

（1）抗氧化。维生素 E 是机体中重要的抗氧化剂，对线粒体、内胞浆、网状组织或浆膜的磷脂有着特殊的亲和性，在这些膜的特定部位能预防或阻止诱发的脂质过氧化，使作为老化因子的过氧化脂质无法生成。

（2）降低血脂。维生素 E 能改善脂质代谢，降低血中的胆固醇、甘油三酯和磷脂，并可增加动脉管壁的弹性。因而可抑制动脉硬化与冠心病的发生和发展。

（3）对胚胎发育和生殖的作用。维生素 E 与动物的生殖功能和精子生成有关。临床上常用维生素 E 来治疗先兆性流产和习惯性流产。

（4）提高运动能力、抗衰老。微生物 E 能保护血管、改善血流状况、增强精神活力、提高运动能力；维生素 E 可延长红细胞的寿命，有抑制分解代谢酶的作用；维生素 E 可减少褐脂质的形成，并保护 T 淋巴细胞，从而保护人体免疫功能。

（5）促进骨骼的生长发育。

2. 缺乏症

维生素 E 广泛存在于食物中，因而很少发生因维生素 E 摄入不足而发生的维生素 E 缺乏症。但如果因为身体出现脂肪吸收障碍或饮食中某些因素造成的维生素 E 不足，则会出现维生素 E 缺乏症。缺乏症主要表现为溶血性贫血，也会引起生殖障碍和胚胎发育缺陷等。

3. 推荐摄入量及食物来源

（1）推荐摄入量。中国居民膳食维生素 E 参考摄入量如表 3-11 所示。

表 3-11　中国居民膳食维生素 E 参考摄入量　　　　单位：mg α-TE/d

人群	维生素 E		人群	维生素 E	
	AI	UL		AI	UL
0 岁~	3	—	50 岁~	14	700
0.5 岁~	4	—	65 岁~	14	700
1 岁~	6	150	80 岁~	14	700
4 岁~	7	200	孕妇（早）	+0	700
7 岁~	9	350	孕妇（中）	+0	700
11 岁~	13	500	孕妇（晚）	+0	700
14 岁~	14	600	乳母	+3	700
18 岁~	14	700			

（2）食物来源。维生素 E 广泛分布于动植物组织中，其中以植物种子含量最高，如麦胚油、葵花籽油、棉籽油等，其他坚果类、豆类和谷类含量也很丰富；肉类、鱼类、乳类等动物性食物及水果蔬菜类也含有维生素 E，但含量较少。

（四）维生素 K（凝血维生素）

1. 生理功能

（1）参与凝血作用。维生素 K 主要作用为催化肝脏中凝血酶原以及凝血活素的合成。通过凝血活素的作用，使凝血酶原变为凝血酶，以维持正常的凝血时间，能预防机体内出血的现象。

（2）促进骨质矿化及增进钙贮留，减少尿钙分泌量。

2. 缺乏症

维生素 K 缺乏症是由于维生素 K 缺乏引起的凝血障碍性疾病。一般发生于出生 1 周内的新生儿，称为新生儿出血症，临床主要表现为皮肤出血、呕血、便血等。本病可以预防，一旦发现及时治疗，预后良好。

3. 推荐摄入量及食物来源

（1）推荐摄入量。中国居民膳食维生素 K 参考摄入量如表 3-12 所示。

表 3-12　中国居民膳食维生素 K 参考摄入量　　　　单位：μg/d

人群	维生素 K	人群	维生素 K
	AI		AI
0 岁~	2	50 岁~	80
0.5 岁~	10	65 岁~	80
1 岁~	30	80 岁~	80
4 岁~	40	孕妇（早）	+0
7 岁~	50	孕妇（中）	+0
11 岁~	70	孕妇（晚）	+0
14 岁~	75	乳母	+0
18 岁~	80		

（2）食物来源。维生素 K 主要存在于绿叶蔬菜、动物肝脏和发酵食品中，如酸奶酪、紫花苜蓿、蛋黄、红花油、大豆油、鱼肝油、海藻类。

二、水溶性维生素

（一）维生素 C

维生素 C 又叫 L-抗坏血酸，是一种水溶性维生素。坏血病，是几百年前人类就知道的疾病，但是由于以前人类对它发生的原因不了解，当时被称作不治之症，且死亡率很高。一直到 1911 年，人类才确定它是因为缺乏维生素 C 而产生的。

1. 生理功能

（1）增强人体免疫功能。维生素 C 可促进人体内抗体的形成，提高白细胞的吞噬能力，提高人体对疾病的抵抗力和对寒冷的耐受力，从而增强人体的免疫功能。

（2）预防和治疗缺铁性贫血。维生素 C 具有较强的还原性，可将食物中的 Fe^{3+} 还原成 Fe^{2+}，促进食物铁在肠道内的吸收，有利于预防和治疗缺铁性贫血。

（3）预防和治疗恶性贫血。人体缺乏叶酸时可患恶性贫血（巨幼红细胞性贫血）。叶酸对氧较为敏感，而维生素 C 具有较强的还原性（抗氧化性），一方面，维生素 C 的存在对叶酸具有保护功效，可以减少叶酸在烹调加工过程中的损失，提高膳食中叶酸的有效供应量；另一方面，维生素 C 可将叶酸还原成具有生物活性的四氢叶酸，促进叶酸的活化。维生素 C 对叶酸可发挥保护及活化等双重作用，从而有利于预防和治疗恶性贫血（巨幼红细胞性贫血）。

（4）预防和治疗坏血病。人体轻度缺乏维生素 C 时，早期症状表现为感觉疲劳、牙龈出血等，严重缺乏维生素 C 时，则可导致坏血病。保证膳食中维生素 C 的足量供应，有利于预防和治疗坏血病。

（5）促进胶原的形成和类固醇的代谢。一方面，胶原是含有大量羟脯氨酸和羟赖氨酸的纤维状蛋白质，它们分别是由脯氨酸和赖氨酸羟基化所形成的。维生素 C 的作用在于活化脯氨酸羟化酶和赖氨酸羟化酶，促进脯氨酸和赖氨酸向羟脯氨酸和羟赖氨酸的转化，进而促进组织细胞间质中胶原的形成。另一方面，维生素 C 可参与类固醇的羟基化反应，如促进胆固醇转化为胆汁酸、皮质激素及性激素等。

（6）有利于维持骨骼和牙齿的正常功能。维生素 C 是一种酸性化合物，可在消化道中形成酸性介质，能防止不溶性钙络合物的生成，促进膳食钙的吸收；维生素 C 还可进一步促进钙在骨骼和牙齿中的沉积，有利于维持骨骼和牙齿的正常功能。

（7）对某些有毒物质具有解毒作用。铅化物、砷化物、苯、细菌毒素等是日常膳食中常见的有毒有害物质，对人体健康存在潜在危害。当致毒剂量的铅化物、砷化物、苯以及细菌毒素等进入人体内时，充足的维生素 C 有利于缓解其毒性，从而降低这些有害物质对人体健康的危害程度。

（8）具有抗衰老作用。科学实验证明，自由基和过氧化脂质是人体衰老的重要诱因。充足的维生素 C 可抑制体内自由基、过氧化脂质等有害物质的形成，从而延缓人体的衰老。

（9）具有防癌抗癌作用。亚硝基化合物是食物中存在的一类重要的致癌物质，其中尤以亚硝胺的致癌性最为突出。维生素 C 具有较强的还原性，可阻断亚硝基化进程，抑制亚硝胺的形成，有利于预防胃癌、肠癌等消化道癌症。维生素 C 还可促进胶原蛋白抗体的形成，胶原蛋白可包围癌细胞，从而表现出抗癌作用。

2. 缺乏症

维生素 C 的轻度缺乏症在日常生活中十分常见，初期多有体重减轻、四肢无力、衰弱、肌肉及关节等疼痛症状。成人患者除上述症状外，早期即有齿龈松肿，间或有感染发炎。婴儿则有不安、四肢动痛、肋软骨接头处扩大、四肢长骨端肿胀以及有出血倾向等。此外，出血，尤其皮肤大片出血，成人较婴儿多见。严重缺乏维生素 C 可引起坏血病，临床表现为出血和骨骼病变等。

3. 推荐摄入量及食物来源

（1）推荐摄入量。中国居民膳食维生素 C 参考摄入量如表 3-13 所示。

表 3-13　中国居民膳食维生素 C 参考摄入量　　　　　单位：mg/d

人群	维生素 C			人群	维生素 C		
	EAR	RNI	UL		EAR	RNI	UL
0 岁~	—	40（AI）	—	50 岁~	85	100	2000
0.5 岁~	—	40（AI）	—	65 岁~	85	150	2000
1 岁~	35	40	400	80 岁~	85	150	2000
4 岁~	40	50	600	孕妇（早）	+0	+0	2000
7 岁~	55	65	1000	孕妇（中）	+10	+15	2000
11 岁~	75	90	1400	孕妇（晚）	+10	+15	2000
14 岁~	85	100	1800	乳母	+40	+50	2000
18 岁~	85	100	2000				

维生素 C 为水溶性维生素，这意味着身体能将多余部分通过尿液排泄掉，因此达到中毒水平是很困难的。但摄入太多维生素 C 仍然有可能带来不良后果，其中一个副作用是增加草酸盐的分泌量，敏感的人很容易因此而得肾结石。

（2）食物来源。一般情况下蔬菜水果中的维生素 C 是比较多的，尤其是橙子、苹果、香蕉、猕猴桃、葡萄、西红柿、胡萝卜、西兰花等。

（二）B 族维生素

1. 维生素 B_1（硫胺素）

维生素 B_1 又称硫胺素或抗神经炎维生素。它以辅酶的形式参与糖类的代谢，在糖类的氧化供能过程中发挥着重要的作用。

（1）生理功能。

①构成辅酶，维持体内正常代谢。维生素 B_1 在体内以焦磷酸硫胺素（TPP）辅酶形式参与体内三大营养素的代谢。

②维持神经、肌肉特别是心肌的正常功能，有效预防和治疗脚气病。

③维持正常食欲、胃肠蠕动和消化液分泌。

（2）缺乏症。维生素 B_1 在机体代谢中起重要作用，是多种酶的辅酶，维生素 B_1 缺乏时可影响糖代谢、脂肪代谢及水盐代谢。成人维生素 B_1 缺乏症的主要临床表现特征是多发性神经炎、肌肉萎缩及水肿。首先出现体弱、疲倦，继之头痛、失眠、食欲不佳和心动过速等，总称为"脚气病"。

（3）推荐摄入量及食物来源。中国居民膳食维生素 B_1 参考摄入量如表 3-14 所示。

表 3-14　中国居民膳食维生素 B_1 参考摄入量　　　　单位：mg/d

人群	维生素 B_1				人群	维生素 B_1			
	EAR		RNI			EAR		RNI	
	男	女	男	女		男	女	男	女
0 岁~	—	—	0.1	—	50 岁~	1.2	1.0	1.4	1.2
0.5 岁~	—	—	0.3	—	65 岁~	1.2	1.0	1.4	1.2
1 岁~	0.5	—	0.6	—	80 岁~	1.2	1.0	1.4	1.2
4 岁~	0.6	—	0.8	—	孕妇（早）	—	+0	—	+0
7 岁~	0.8	—	1.0	—	孕妇（中）	—	+0.1	—	+0.2
11 岁~	1.1	1.0	1.3	1.1	孕妇（晚）	—	+0.3	—	+0.3
14 岁~	1.3	1.1	1.6	1.3	乳母	—	+0.3	—	+0.3
18 岁~	1.2	1.0	1.4	1.2					

含有丰富维生素 B_1 的食品有小麦胚芽、猪腿肉、大豆、花生、里脊肉、火腿、黑米、鸡肝、胚芽米等。

含维生素 B_1 较多的水果有橘子、香蕉、葡萄、梨、核桃、栗子、弥猴桃等。

维生素 B_1 是水溶性维生素，和所有 B 族维生素一样，多余的维生素 B_1 不会贮藏于体内，而会完全排出体外。所以，必须每天从膳食中补充。

2. 维生素 B_2（核黄素）

（1）生理功能。

①维生素 B_2 参与体内生物氧化与能量代谢，与碳水化合物、蛋白质、核酸和脂肪的代谢有关，可提高机体对蛋白质的利用率，促进生长发育，维护皮肤和细胞膜的完整性。维生素 B_2 具有保护皮肤毛囊黏膜及皮脂腺的功能；

②维生素 B_2 参与细胞的生长代谢，是机体组织代谢和修复的必需营养素，如强化肝功能、调节肾上腺素的分泌；

③维生素 B_2 参与维生素 B_6 和烟酸的代谢，是 B 族维生素协调作用的一个典范。FAD 和 FMN 作为辅基参与色氨酸转化为尼克酸、维生素 B_6 转化为磷酸吡哆醛的过程；

④维生素 B_2 与机体铁的吸收、储存和动员有关；

⑤维生素 B_2 还具有抗氧化活性，可能与黄素酶——谷胱甘肽还原酶有关。

（2）缺乏症。维生素 B_2 缺乏症也称为核黄素缺乏症，会使机体出现口腔、唇、皮肤、生殖器的炎症和机能障碍。长期缺乏维生素 B_2 会导致儿童生长迟缓，轻中度缺铁性贫血。严重缺乏时常伴有其他 B 族维生素缺乏症状。

（3）推荐摄入量及食物来源。中国居民膳食维生素 B_2 参考摄入量如表 3-15 所示。

表 3-15　中国居民膳食维生素 B_2 参考摄入量　　　　单位：mg/d

人群	维生素 B_1				人群	维生素 B_1			
	EAR		RNI			EAR		RNI	
	男	女	男	女		男	女	男	女
0 岁~	—	—	0.4	—	50 岁~	1.2	1.0	1.4	1.2
0.5 岁~	—	—	0.5	—	65 岁~	1.2	1.0	1.4	1.2
1 岁~	0.5		0.6		80 岁~	1.2	1.0	1.4	1.2
4 岁~	0.6		0.8		孕妇（早）	—	+0	—	+0
7 岁~	0.8		1.0		孕妇（中）	—	+0.1	—	+0.2
11 岁~	1.1	0.9	1.3	1.1	孕妇（晚）	—	+0.3	—	+0.3
14 岁~	1.3	1.0	1.5	1.2	乳母	—	+0.3	—	+0.3
18 岁~	1.2	1.0	1.4	1.2					

一般食物中维生素 B_2 的含量都不算高，但动物内脏含维生素 B_2 很丰富，尤其是肝脏含量最高。其他动物性食物如猪肉、鸡蛋，水产品中的鳝鱼、河蟹等也都含有较多的维生素 B_2。植物性食物中的菌藻类食物如蘑菇、海带、紫菜中含维生素 B_2 较多。

3. 维生素B₃（尼克酸、烟酸）

烟酸也称作尼克酸、维生素B₃，或维生素PP，它是人体必需的13种维生素之一，是一种水溶性维生素，属于B族维生素。烟酸在人体内转化为烟酰胺，烟酰胺是辅酶Ⅰ和辅酶Ⅱ的组成部分，参与体内脂质代谢，组织呼吸的氧化过程和糖类无氧分解的过程。

（1）生理功能。
①参与碳水化合物的代谢；
②参与脂肪的代谢，降低血脂；
③能降低胆固醇；
④参与蛋白质的代谢；
⑤维护神经系统、皮肤和消化系统的正常功能，扩张末梢血管。

（2）缺乏症。烟酸缺乏可引起癞皮病。前驱症状如体重减轻、疲劳乏力、记忆力差、失眠等。如不及时治疗，则可出现皮炎，在两手、两颊、左右额及其他裸露部位出现对称性皮炎。

（3）食物来源。烟酸广泛存在于食物中，以动物肝脏与肾脏、瘦畜肉、鱼及坚果类含量最丰富。乳、蛋中虽然含量不高，但色氨酸较多，色氨酸可以转化为烟酸。其他食物来源主要有全麦制品、麦芽、卵、炒花生、白色的家禽肉、鳄梨、枣椰、无花果、干果、糙米、绿豆、芝麻、香菇、紫菜、无花果、乳品、蛋等。

4. 维生素B₅（泛酸）

泛酸也称作维生素B₅、遍多酸，无臭，味微苦，因其性质偏酸性并广泛存于多种食物中，故而得名。

泛酸具有制造抗体的功能，在维护头发、皮肤及血液健康方面有重要作用。泛酸缺乏会引起心跳过速、倦怠、恶心、对称性皮肤炎、失眠等病症。

泛酸几乎在所有食物中都有存在。鱼肉类都是泛酸的良好来源，全谷类、薯类和一切蔬菜也是重要的食物来源。目前还没有发现泛酸摄入量过多引起的不良反应，也没有上限数量。

5. 维生素B₆（吡哆醇、吡哆醛、吡哆胺）

（1）生理功能。
①参与蛋白质合成与分解代谢，参与氨基酸代谢，与色氨酸合成烟酸有关；
②参与糖原与脂肪酸代谢；
③参与某些神经介质（5-羟色胺、牛磺酸、多巴胺、去甲肾上腺素和γ-氨基丁酸）的合成；
④维生素B₆与一碳单位、维生素B₁₂和叶酸盐的代谢，如果它们代谢障碍可造成巨幼红细胞贫血。

（2）缺乏症。缺乏维生素B₆易患脂溢性皮炎，还伴有虚弱、失眠、周围神经性皮炎、唇干裂、口炎等症状。儿童缺乏时可出现烦躁、肌肉抽搐和惊厥、呕吐、腹痛以及体质下降等症状。

经食物摄入大量维生素B₆没有副作用，但通过补充大量维生素B₆制剂会引起严重副作用，通常表现为感觉神经疾患。

（3）推荐摄入量及食物来源。中国居民膳食维生素 B_6 参考摄入量如表 3-16 所示。

表 3-16　中国居民膳食维生素 B_6 参考摄入量　　　单位：mg/d

人群	维生素 B_6			人群	维生素 B_6		
	EAR	RNI	UL		EAR	RNI	UL
0 岁~	—	0.2（AI）	—	50 岁~	1.3	1.6	60
0.5 岁~	—	0.4（AI）	—	65 岁~	1.3	1.6	60
1 岁~	0.5	0.6	20	80 岁~	1.3	1.6	60
4 岁~	0.6	0.7	25	孕妇（早）	+0.7	+0.8	60
7 岁~	0.8	1.0	35	孕妇（中）	+0.7	+0.8	60
11 岁~	1.1	1.3	45	孕妇（晚）	+0.7	+0.8	60
14 岁~	1.2	1.4	55	乳母	+0.2	+0.3	60
18 岁~	1.2	1.4	60				

维生素 B_6 的食物来源很广泛，在动物性、植物性食物中均含有。通常肉类、全谷类产品（特别是小麦）、蔬菜和坚果类中含量较高。动物性来源的食物中维生素 B_6 的生物利用率优于植物性来源的食物。

6. 维生素 B_7（生物素）

生物素又称维生素 H、辅酶 R，是水溶性维生素。生物素是合成维生素 C 的必要物质，是脂肪和蛋白质正常代谢不可或缺的物质，是一种维持人体自然生长、发育和人体机能健康的必要营养素。

（1）生理功能。

①帮助脂肪、肝糖和氨基酸在人体内进行正常的合成与代谢；

②促进汗腺、神经组织、骨髓、男性性腺、皮肤及毛发的正常生长，减轻湿疹、皮炎症状；

③预防白发及脱发，有助于治疗秃顶；

④缓和肌肉疼痛；

⑤促进尿素合成与排泄、嘌呤合成和油酸的生物合成；

⑥用于治疗动脉硬化、中风、脂类代谢失常、高血压、冠心病和血液循环障碍性的疾病。

（2）缺乏症。生物素缺乏症主要表现多数以皮肤症状为主，可见毛发变细、失去光泽、皮肤干燥、鳞片状皮炎、红色皮疹，严重者的皮疹可延续到眼睛、鼻子和嘴周围。此外，伴有食欲减退、恶心、呕吐、舌乳头萎缩、黏膜变灰、麻木、精神沮丧、疲乏、肌痛、高胆固醇血症及脑电图异常等。这些症状多发生在生物素缺乏 10 周后。

（3）推荐摄入量及食物来源。中国营养学会建议生物素成人的 AI 为 30μg/d。生物素广泛分布于各种动植物中，含量较多的为动物内脏、蛋、豆类、谷类等。

7. 叶酸

1941 年，因为从菠菜中发现了这种生物因子，所以被命名为叶酸。叶酸富含于新鲜的水果、蔬菜、肉类食品中。食物中的叶酸若经长时间烹煮，可损失 50%～90%。叶酸主要在十二指肠及近端空肠部位吸收。人体内叶酸储存量为 5～20mg。叶酸主要经尿和粪便排出体外，每日排出量为 2～5μg。

（1）生理功能。

①为机体细胞生长和繁殖所必需的物质；

②帮助蛋白质的代谢；

③与维生素 B_{12} 共同促进红细胞的生成和成熟，是制造红血球不可缺少的物质；

④在体内叶酸以四氢叶酸的形式起作用，在制造核酸上扮演重要的角色；

⑤是人体在利用糖分和氨基酸时的必要物质；

⑥在脂代谢过程也有一定作用。

（2）缺乏症。缺乏叶酸可引起血红蛋白合成减少，形成巨幼红细胞性贫血。缺乏的表现为头晕、乏力、精神萎靡、面色苍白，并可出现舌炎、食欲下降以及腹泻等消化系统症状。

孕早期叶酸缺乏可引起胎儿神经管畸形，主要包括脊柱裂和无脑儿等中枢神经系统发育异常。

（3）推荐摄入量及食物来源。中国居民膳食维生素叶酸参考摄入量如表 3-17 所示。

表 3-17　中国居民膳食维生素叶酸参考摄入量　　　　单位：μgDFE/d

人群	叶酸			人群	叶酸		
	EAR	RNI	UL		EAR	RNI	UL
0 岁～	—	65（AI）	—	50 岁～	320	400	1000
0.5 岁～	—	100（AI）	—	65 岁～	320	400	1000
1 岁～	130	160	300	80 岁～	320	400	1000
4 岁～	150	190	400	孕妇（早）	+200	+200	1000
7 岁～	210	250	600	孕妇（中）	+200	+200	1000
11 岁～	290	350	800	孕妇（晚）	+200	+200	1000
14 岁～	320	400	900	乳母	+130	+150	1000
18 岁～	320	400	1000				

叶酸是水溶性维生素，一般超出成人最低需要量 20 倍也不会引起中毒。凡超出血清与组织中和多肽结合的量均从尿中排出。

绿叶蔬菜是叶酸很好的食物来源，动物肝脏以及一些水果中也含有丰富的叶酸。富含叶酸的食物有肝、豆类、深绿色叶菜、胡萝卜、南瓜、土豆、香蕉、辣椒、坚果、全麦、蛋黄、鱼肝油等。由于叶酸是水溶性维生素，对光、热均不稳定，在加工过程中叶酸会损失 50%~90%，在食品储藏时可以适当添加抗坏血酸来保护叶酸。

8. 维生素 B$_{12}$（钴胺素）

维生素 B$_{12}$ 是 B 族维生素中迄今为止发现最晚的一种，1947 年美国女科学家肖波在牛肝浸液中发现。

维生素 B$_{12}$ 是唯一含有金属的维生素，它因含有钴而呈红色，又称为红色维生素。

（1）生理功能。

①促进红细胞的发育和成熟，使肌体造血机能处于正常状态，预防恶性贫血，维护神经系统健康；

②以辅酶的形式存在，可以增加叶酸的利用率，促进碳水化合物、脂肪和蛋白质的代谢；

③具有活化氨基酸和促进核酸生物合成的作用，可促进蛋白质的合成，它对婴幼儿的生长发育有重要作用；

④代谢脂肪酸，使脂肪、碳水化合物、蛋白质被身体适当运用；

⑤消除烦躁不安，集中注意力，增强记忆及平衡感；

⑥是神经系统功能健全不可缺少的维生素，参与神经组织中脂蛋白的形成。

（2）缺乏症。维生素 B$_{12}$ 缺乏症是由于维生素 B$_{12}$ 摄入不足或者吸收不良，导致的贫血、神经系统和皮肤黏膜受损的营养缺乏型疾病。临床上主要是以红细胞性贫血、神经障碍、舌炎和皮肤广泛的对称性为特征。补充维生素 B$_{12}$ 的同时，要注意补充钾，防止低钾血症的发生。

（3）推荐摄入量及食物来源。中国居民膳食维生素 B$_{12}$ 参考摄入量如表 3-18 所示。

表 3-18　中国居民膳食维生素 B$_{12}$ 参考摄入量　　　　单位：mg/d

人群	维生素 B$_{12}$		人群	维生素 B$_{12}$	
	EAR	RNI		EAR	RNI
0 岁~	—	0.3（AI）	50 岁~	2.0	2.4
0.5 岁~	—	0.6（AI）	65 岁~	2.0	2.4
1 岁~	0.8	1.0	80 岁~	2.0	2.4
4 岁~	1.0	1.2	孕妇（早）	+0.4	+0.5
7 岁~	1.3	1.6	孕妇（中）	+0.4	+0.5
11 岁~	1.8	2.1	孕妇（晚）	+0.4	+0.5
14 岁~	2.0	2.4	乳母	+0.6	+0.8
18 岁~	2.0	2.4			

膳食中的维生素 B$_{12}$ 主要存在于动物性食物中，主要食物来源为肉类和肉制品、动物肝脏、鱼、禽、贝壳类以及蛋类，乳及乳制品中也含有少量维生素 B$_{12}$，植物性食物中基本不含。

三、维生素在食品加工过程中营养价值的变化

（一）食品加工的前处理

食品加工必须进行清理、修整和漂洗处理。如谷类经碾磨去除壳，可改善食品的感官性质，便于食用和易于消化，但一部分无机盐和维生素受到损失。碾磨去除越精，营养损失越大。淘米时会造成水溶性维生素的流失。

在蔬菜和水果的前处理中，营养素大量流失，特别是水溶性的维生素，损失取决于浸泡的时间和水温。蔬菜切碎后，维生素的损失巨大，黄瓜切片放置 1h，维生素 C 损失 33%～35%。

（二）热处理的影响

加热对维生素的破坏最为显著，粮食中维生素 B_1 在烹调中的损失严重。

在蔬菜水果罐头热处理时，维生素 C 损失 13%～16%，维生素 B_1 损失 2%～30%，维生素 B_2 损失 5%～40%。短时高温的损失比长时低温要少一些，热处理后迅速冷却可减少损失，牛奶在加热时损失最严重的是维生素 B_1 和维生素 C。

（三）碱处理的影响

食用碱可破坏维生素 C 和 B 族维生素。与碱处理相反，在烹调中有时加入醋等调料，除了能促进吸收以外，还能使维生素 B_1、维生素 B_2 及维生素 C 的稳定性免遭破坏，使骨中无机盐溶出，提高了食品的营养价值。

（四）脱水处理

脱水加工时食品维生素的损失和加热灭菌的损失相同，维生素 B_1 的损失最大。胡萝卜在冷冻干燥时脂溶性维生素损失小于 10%，而在空气中干燥时胡萝卜素损失可达 26%。牛乳喷雾干燥制成奶粉时，维生素 A 和 B_1 的损失在 10%，如用传统的滚筒干燥法，损失可达 15%。

（五）储存

新鲜的蔬果在长期储存的过程中维生素会有一定的损失，谷物在储存时，温度越高，本身含水量越大，维生素的损失越严重。

（六）冷冻贮藏

大多数食品在冷冻状况下贮藏可以减少营养素的损失，但冷藏的温度对维生素 C 的影响很大。

（七）碾磨

谷物的维生素大部分都存在于谷胚芽和糊粉层中，加工精度越高，维生素的损失越大。

任务五　矿物质

钾就是人体必需的矿物质元素之一。什么是人体所需的矿物质？

矿物质（又称无机盐），是人体内无机物的总称，是地壳中自然存在的化合物或天然元素。矿物质和维生素一样，是人体必需的元素，也是人体必需的七大营养素之一。矿物质是无法自身产生、合成的，每天矿物质的摄取量也是基本确定的，但随年龄、性别、身体状况、环境、工作状况等因素有所不同。

矿物质在体内不能合成，必须从食物和饮用水中摄取；矿物质在体内组织器官中的分布不均匀；矿物质元素相互之间存在协同或拮抗效应；部分矿物质需要量很少，生理需要量与中毒剂量的范围较窄，过量摄入易引起中毒。根据矿物质元素在动物体内的含量多少，可将其分为常量元素和微量元素。

一、矿物质的种类及生理功能

（一）矿物质的定义及种类

人体中含有的各种元素，除了碳、氧、氢、氮等主要以有机物的形式存在以外，其余的60多种元素统称为矿物质（也叫无机盐）。其中25种为人体营养所必需。钙、镁、钾、钠、磷、硫、氯7种元素含量较多，约占矿物质总量的60%~80%，称为常量元素。其他元素如铁、铜、碘、锌、锰、钼、钴、铬、锡、钒、硅、镍、氟、硒共计14种，存在数量极少，在机体内含量少于0.005%，被称为微量元素。

（二）矿物质的生理功能

（1）构成机体组织的重要成分：钙、磷、镁是骨骼、牙齿的主要成分，缺乏钙、镁、磷、锰、铜，可能引起骨骼或牙齿不坚固；

（2）为多种酶的活化剂、辅因子或组成成分：钙可作为凝血酶的活化剂，锌是多种酶的组成成分；

（3）某些具有特殊生理功能物质的组成部分：如甲状腺素中含有碘，铁离子可携带血红蛋白等；

（4）维持机体的酸碱平衡及组织细胞渗透压；

（5）维持神经肌肉兴奋性和细胞膜的通透性：钾、钠、钙、镁是维持神经肌肉兴奋性和细胞膜通透性的必要条件。

（三）酸性食品和碱性食品

所谓酸性食物或碱性食物，并不是指味道酸或咸的食物，而是指食物经过消化吸收和代谢后产生的阳离子或阴离子占优势的食物。也就是说，某种食物如经代谢后产生的钾、钠、钙、镁等阳离子占优势的则属碱性食物；而代谢后产生磷、氯、硫等阴离子占优势的食物属酸性食物。柠檬、柑橘、杨桃等味道虽酸，但它经代谢后，有机酸变成了水和二氧化碳，后者经肺呼出体外，剩下的阳离子占优势，仍属碱性食物；同理，肉、鱼、蛋类和米面虽无酸味，但代谢后产生的阴离子较多，仍属于酸性食物。因此，不能从食物的味道来区分酸性或碱性食物。

二、常量元素

（一）钾（K）

1. 生理功能

（1）钾可以调节细胞内适宜的渗透压和体液的酸碱平衡；

（2）有助于维持心跳规律正常，可以预防中风；

（3）协助肌肉正常收缩；

（4）在摄入高钠而导致高血压时，钾具有降血压作用。

2. 缺乏症

缺钾时会造成全身无力、疲乏、心跳减弱、头昏眼花，严重缺钾还会导致呼吸肌麻痹死亡；当人体钾摄取不足时会导致水肿。另外，临床医学资料还证明，中暑者均有血钾降低现象。

钾过量时会出现高钾血症，指血 K^+ 浓度高于 5.5mmol/L，除因细胞内外转移而致外，高钾血症常反映总体 K^+ 过多。人体摄入过多含钾食物一般并不会导致高 K^+，对于身体健康的人，会自动将多余的钾排出体外。但伴有肾功能不全者则可能发生高钾血症，会出现肌肉无力，甚至瘫痪，心律紊乱等症状。

3. 摄入量及食物来源

（1）摄入量。中国成人膳食钾的适宜摄入量（AI）为 2000mg/d，孕妇和乳母为 2500mg/d。

（2）食物来源。含钾丰富的水果有香蕉、草莓、柑橘、葡萄、柚子、西瓜等；菠菜、山药、毛豆、苋菜、大葱等也比较丰富；据测定茶叶含有 1.1%~2.3% 的钾，所以茶水是夏季最好的消暑饮品。

（二）钙（Ca）

钙是构成人体的重要组分，正常人体内含有 1000~1200g 的钙。其中 99.3% 集中于骨骼、牙齿组织，只有 0.1% 的钙存在于细胞外液，全身软组织含钙量总共占 0.6%~0.9%（大部分被隔绝在细胞内的钙储存小囊内）。在骨骼和牙齿中的钙，为矿物质形式。而在软组织和体液中的钙则以游离或结合形式存在，这部分钙统称为混溶钙池。机体内的钙，一方面先构成骨骼和牙齿，另一方面则参与各种生理功能和代谢过程。

1. 生理功能

（1）构成骨骼和牙齿；

（2）维持所有细胞的正常生理状态，如心脏的正常搏动；

（3）控制神经感应性及肌肉收缩，如减轻腿抽筋，帮助肌肉放松；

（4）帮助血液凝固；

（5）减轻经前症状；

（6）减少疲劳，加速精力恢复；

（7）增强人体抵抗力。

2. 缺乏症

缺钙导致的症状非常多，而且不同的人群缺钙会引起不同的症状：儿童、青少年表现为长不高、发育迟、牙齿不齐、佝偻病、"O"形或"X"形腿；妇女表现为抽筋、腰酸背痛、骨关节痛、浮肿、牙齿松动；中老年人表现为骨质疏松、易骨折、驼背、掉牙脱发、腰酸背痛。

缺钙虽然可引起很多症状但是过量补钙也会对身体带来危害。高钙摄入能影响铁、锌、镁、磷的生物利用率，钙和其他矿物质还有相互干扰作用，严重者还会引起肾结石。

3. 摄入量及食物来源

（1）摄入量。中国制定钙的每日推荐摄入量，少年及青年摄入量为 1000mg/d，25~45 岁的摄入钙量应为 800mg/d，65 岁以上的老人摄入量以 1000mg/d 为最佳，孕妇 800~1200mg/d，哺乳期妇女的摄入量为 1200mg/d。

（2）食物来源。钙含量丰富的来源有牛奶、酸奶、奶酪、虾皮、海产品、芝麻、芝麻酱、大豆、豆制品。此外鸡蛋、绿叶蔬菜、硬果、食用菌藻类、鱼粉、鱼松等也是钙良好来源。奶中钙含量丰富且吸收率高，因此被称为钙的良好来源。

（三）钠（Na）

钠是一种可溶性的元素，在胃肠道被吸收，进入血液后循环至全身各处。钠离子的量由肾脏进行精确控制，多余的钠与水分经由肾脏被一起排出体外，因此钠摄入过量时会增加肾脏的负担。此外血液中钠的含量升高会使渗透压升高，人会感到口渴，就会摄入大量的水分，多余的水分和钠必须通过肾脏来排出体外，这也增加了肾脏的负担。

1. 生理功能

（1）钠是细胞外液中带正电的主要离子，参与水的代谢，保证体内水的平衡。

（2）维持体内酸和碱的平衡。

（3）是胰汁、胆汁、汗和泪水的组成成分。

（4）参与心肌肉和神经功的调节。

2. 缺乏症

在日常的饮食中一般不会发生钠缺乏，钠缺乏时可造成生长缓慢、食欲减退、由于失水体重减轻、哺乳期的母亲奶水减少、肌肉痉挛、恶心、腹泻和头痛。此外，过多出汗和盐量不足可同时使能量耗尽，在这种情况下，应服用盐片和补充大量水分。

如果膳食中钠过多，钾过少，钠钾比值偏高，血压就会升高。体内水量的恒定主要靠钠的调节，钠多则水量增加，钠少则水量减少，所以摄入过多的食盐，易发生水肿。

3. 摄入量及食物来源

（1）摄入量。根据《中国居民膳食营养素参考摄入量》，18 岁以上成人每天钠的适宜摄入量为 2200mg（约为 6g 食盐）。

（2）食物来源。除了食盐和其他有咸味的调味品外，钠含量丰富的食物为一些动物食品，如肉类和鱼类，还有虾、贝等水产品，以及奶类。植物性食品含钠较少，但是藻类含有较多的钠。

（四）镁（Mg）

镁是维持人体生命活动的必需元素，具有调节神经和肌肉活动、增强耐久力的功能。此外，镁也是高血压、高胆固醇、高血糖的"克星"，它还有助于防治中风、冠心病和糖尿病。

1. 生理功能

（1）激活多种酶的活性：镁作为多种酶的激活剂，参与 300 余种酶促反应；

（2）维护胃肠道和激素的功能；

（3）维护骨骼生长和神经肌肉的兴奋性。

2. 缺乏症

明显的镁缺乏症很少能看到，只有在各种原因引起的吸收不良、酒精中毒性营养不良、儿童时期的蛋白质能量营养不良等时出现镁的严重缺乏。常见的表现有肌肉震颤、手足抽搐、反射亢进、共济失调以及麻痹。有时听觉过敏、幻觉，严重时出现精神错乱、定向力失常，甚至惊厥、昏迷等。低镁血症患者可有房、室早搏等心律失常，房颤以及室速与室颤，半数有血压升高，在手足抽搐发作时更为明显，四肢厥冷而呈青紫色，自觉麻木。心电图呈现心速及室早搏较为多见。也有镁缺乏导致胰岛素敏感性降低、骨质疏松症等。

过量镁摄入，常伴有恶心、胃肠痉挛等胃肠道反应；严重者则出现嗜睡、肌无力、膝腱反射弱、肌麻痹甚至发生心脏完全传导阻滞或心搏停止。

3. 摄入量及食物来源

（1）摄入量。一般认为，成人每日适宜的镁供给量为 200～300mg。美国的食品和营养委员会对镁的推荐量为 1 岁以内婴儿每日为 50～70mg，1～3 岁为 150mg，4～6 岁为 200mg，7～10 岁为 250mg；男性 11～14 岁为 350mg，15～18 岁为 400mg，18 岁以上的则均为 350mg；女性 11 岁以上至成年 300mg，妊娠和哺乳期增加 150mg。中国营养学会的"安全和适宜的摄入量"指南，与美国的推荐量相似。

（2）食物来源。镁的丰富来源有海参、榛子、西瓜子、鲍鱼、燕麦片、小茴香、小米、苋菜、葵花籽、虾皮、砖茶、绿茶、花茶、海蜇皮、黄豆、木耳、海米、咖啡、可可粉、棉籽粉、花生粉、黑芝麻、大豆粉。

（五）磷（P）

磷存在于人体所有细胞中，是维持骨骼和牙齿的必要物质，几乎参与所有生理上的化学反应。磷还是使心脏有规律地跳动、维持肾脏正常机能和传达神经刺激的重要物质。

1. 生理功能

（1）磷和钙都是骨骼牙齿的重要构成材料，是促成骨骼和牙齿的钙化不可缺少的营养素。有些婴儿因为缺少钙和磷，常发生软骨病或佝偻病。骨骼和牙齿的主要成分叫作磷灰石，它就是由磷和钙组成的。人到成年时，虽然骨骼已经停止生长，但其中的钙与磷仍在不断更新，每年约更新 20%。也就是说，每隔 5 年就更新一遍。可是牙齿一旦长出后，便会失去自行修复的能力。如果儿童长牙时缺钙，牙齿就容易损坏；

（2）保持体内 ATP 代谢的平衡；

（3）磷是组成遗传物质核酸的基本成分之一，而核苷酸是生命中传递信息和调控细胞代谢的重要物质——核糖核酸（RNA）和脱氧核糖核酸（DNA）的基本组成单位；

（4）参与体内的酸碱平衡的调节，参与体内能量的代谢。人体中许多酶也都含有磷。碳水化合物、脂肪、蛋白质这 3 种含能量的营养素在氧化时会放出能量，但这种能量并不是一次性放出来的，这其中磷在贮存与转移能量的过程中扮演着重要角色。

2. 缺乏症

食物中有很丰富的磷，故磷缺乏是少见的，磷摄入或吸收的不足可以出现低磷血症，引起红细胞、白细胞、血小板的异常，软骨病；因疾病或过多的摄入磷，将导致高磷血症，使血液中血钙降低导致骨质疏松。

3. 摄入量及食物来源

（1）摄入量。中国营养学会推荐磷的适宜摄入量为 11～17 岁 1000mg/d，18 岁及以上成人、妊娠期和哺乳期的妇女均为 700mg/d。

（2）食物来源。磷在食物中分布很广，无论动物性食物或植物性食物，在其细胞中都含有丰富的磷，动物的乳汁中也含有磷，所以磷是与蛋白质并存的，瘦肉、蛋、奶、动物的肝、肾含量都很高，海带、紫菜、芝麻酱、花生、干豆类、坚果粗粮含磷也较丰富。但粮谷中的磷为植酸磷，不经过加工处理，吸收利用率低。

三、微量元素

（一）铁（Fe）

铁是人体的一种必需微元素，在人体内的分布非常广，几乎所有组织都包含铁，以肝、脾含量为最高，肺内也含铁。铁是血红蛋白的重要组成部分，是血液里输送氧和交换氧的重要元素，铁同时又是很多酶的组成成分与氧化还原反应酶的活化剂。

1. 生理功能

（1）铁参与血红蛋白和肌红蛋白的组成，在氧和二氧化碳的运输和利用中起重要作用。缺铁严重时，可造成血红蛋白合成下降，出现缺铁或营养性贫血。

（2）铁是部分酶的构成成分，如 NADH 脱氢酶和琥珀酸脱氢酶等中含有铁，在氧化还原反应中发挥作用。

（3）铁与机体的免疫功能有关。缺铁使体液免疫和细胞免疫功能都受到不同程度的损失，使机体容易发生感染。

（4）铁是一些参与能量代谢和体温调节的辅助因子，缺铁将引起这些酶的生理作用发生改变。

2. 缺乏症

铁是人体造血的重要元素之一，缺铁会导致缺铁性贫血，是世界上最常见的营养缺乏症之一，表现为乏力、易倦、头晕、儿童生长发育迟缓、智力低下、易感染等症状。

铁摄入过多时，身体会减少吸收率，因此通过食物摄入的铁并无中毒的风险。

但过量补充铁剂，使进入体内的铁量增加，可使铁在人体内贮存过多，因而可引起铁在体内潜在的有害作用，体内铁的贮存过多与多种疾病如心脏和肝脏疾病、糖尿病、某些肿瘤有关。肝脏是铁储存的主要部位，铁过量也常累及肝脏，成为铁过多诱导的损伤的主要靶器官。肝铁过载会导致肝纤维化甚至肝硬化和肝细胞瘤。

3. 摄入量及食物来源

（1）摄入量。婴幼儿由于生长较快，需要量相对较高，需从食物中获得铁的比例大于成人；妇女月经期铁损失较多，孕期铁需要量增加，为此摄入量应适当增加。中国营养学会推荐铁的 AI 值成年男子 15mg/d，成年女子 20mg/d，孕妇、乳母 25mg/d。

（2）食物来源。食物中含铁丰富的有动物肝脏、肾脏；其次是瘦肉、蛋黄、鸡、鱼、虾和豆类；绿叶蔬菜中含铁较多的有苜蓿、菠菜、芹菜、油菜、苋菜、荠菜、黄花菜、番茄等；水果中以杏、桃、李、葡萄干、红枣、樱桃等含铁较多；干果有核桃，其他如海带、红糖、芝麻酱也含有铁。食物中铁的吸收率在 1%~22%，动物性食物中的铁较植物性食物易于吸收和利用。动物血中铁的吸收率最高，在 10%~76%；肝脏、瘦肉中铁的吸收率为 7%；由于蛋黄中存在磷蛋白和卵黄高磷蛋白，与铁结合生成可溶性差的物质，所以蛋黄铁的吸收率还不足 3%；菠菜和扁豆虽富含铁质，但是由于它们含有植酸（小麦粉和麦麸中也有），会阻碍铁的吸收，铁的吸收率很低。

（二）锌（Zn）

锌作为人体的必需元素之一，是一种微量元素，不能在体内合成，只能通过食物来获取。

1. 生理功能

（1）生理调节作用。锌是很多酶的组成成分，也是某些酶的激活剂。例如，锌参与糖代谢，每一个胰岛素分子内含有两个锌原子，锌与胰岛素的产生、分泌、贮存以及胰岛素的活性有密切的关系；参与红细胞运送氧气和二氧化碳有关的酶中也有锌；

（2）促进生长作用。锌与核酸及蛋白质的合成及对细胞的生长有密切的关系。含锌酶参与骨骼生长与营养物质代谢；锌还是维持皮肤正常生长所必需的元素；

（3）促进性功能发育作用；

（4）促进伤口愈合作用。锌可以维持上皮黏膜组织的正常黏合，加快伤口愈合；

（5）维持正常的暗视能力作用。锌有助于维生素 A 的合成和代谢，所以可以提高暗光视觉，改善夜间视力；

（6）保持正常味觉和食欲作用；

（7）提高免疫能力作用。

2. 缺乏症

缺锌是引发各国重视的营养缺乏问题之一。缺锌会影响儿童生长发育，导致生长迟缓，身材矮小，影响男性性功能的发育；缺锌会使食欲下降，出现厌食甚至异食癖；缺锌还会造成机体的免疫功能低下。

3. 摄入量及食物来源

（1）美国科学研究委员会推荐半岁以内婴儿每人每天需锌 3mg，1 岁以内 5mg，1～10 岁儿童（儿童食品）每天 10mg。11 岁以后至成年均需 15mg。妇女妊娠期每天增加 5mg，哺乳期增加 10mg。中国营养学会推荐的每日膳食中锌的供给量与美国相似，但儿童从 10 岁起便每日增加 15mg，而孕妇（孕妇食品）和乳母均每天只增加 5mg。

（2）食物来源。膳食中锌主要来自一些蛋白质丰富的食物，如肉类、鱼类、贝类、虾蟹和动物内脏。甲壳类动物如牡蛎、田螺、蛤蜊等也富含锌。种子当中也含有锌，如芝麻、松子、葵花籽等。植物中的谷胚、坚果和粗粮也是锌的来源，但是吸收率低。

（三）碘（I）

碘是人体的必需微量元素之一，健康成人体内的碘的总量为 30mg（20～50mg），其中 70%～80% 存在于甲状腺。

1. 生理功能

碘在体内是合成甲状腺素的原料，甲状腺素有调节蛋白质的合成分解、促进糖和脂肪的代谢、调节机体水盐的代谢、促进维生素的吸收和利用、增强酶活力及促进生长发育的作用。

2. 缺乏症

碘是一种需要量极少的矿物质，但也是世界上缺乏人群最多的一种营养素。

碘缺乏对不同生命阶段的影响：孕妇缺碘会导致流产、胎儿畸形、新生儿死亡率上升，出现呆小症、智力低下等；儿童及青少年缺碘会导致甲状腺肿及发育迟缓；成人缺碘会导致甲状腺肿及并发症，精神功能受损。碘缺乏病是一种地方性疾病，发病人群往往集中在一个地区，主要与当地的地质、水质和饮食有关。

需要注意的是碘摄入过多也有危害，同样会造成甲状腺肿。

3. 摄入量及食物来源

（1）摄入量。中国营养学会推荐 6 个月以内婴儿每天需碘 40mg，6 个月～1 岁 50mg，7 岁以前 70mg，以后 120mg，13 岁以后至成年（包括老年）均为 150mg，但孕妇增至 175mg，乳母增至 200mg。

（2）食物来源。碘的丰富来源有大型海藻、海产品和生长在富含碘的土壤中的蔬菜（蔬菜食品）。一般及微量来源有许多谷类（谷类食品）、豆类、根茎类和果实类食品。

（四）氟（F）

1. 生理功能

氟是人类所需要的一种矿物质元素，是牙齿和骨骼不可缺少的矿物质，少量的氟有助于骨骼和牙齿的正常发育，可以促进牙齿珐琅质对细菌酸性腐蚀的抵抗力，有明显的预防龋齿的作用；同时，氟对骨骼的健康，尤其是预防骨质疏松症颇有帮助。据有关部门的统计，氟摄取较高的地区，老年人罹患骨质疏松症的比率也会降低。

2. 缺乏症

身体中缺少氟会产生龋齿，使牙齿出现龋洞，还会造成骨质疏松，但氟长期过量时会产生危害，主要有氟斑牙、氟骨症。

（五）硒（Se）

1. 生理功能

硒是一种强抗氧化剂，和维生素 E 一起作用，两者相辅相成，可起到抗衰老、增强免疫力和预防癌症等功效；硒参与构成很多酶类，特别是谷胱甘肽过氧化酶，可以保护细胞和组织，维持其正常功能；硒还有解毒功效，因为硒和金属有很好的亲和性；硒对甲状腺激素具有调节作用；硒还可以维持正常生育功能。

2. 缺乏症

体内缺硒会导致体内自由基过多，引起衰老，抵抗力低下，易患感冒，严重缺硒会引发心肌病及心肌衰竭，还可引起克山病、大骨节病。

硒过量有一定的毒性，使指甲变厚、毛发脱落，肢端麻木，偏瘫。

3. 摄入量及食物来源

（1）摄入量。中国营养学会制定硒的每日供应量 1 岁以内为 15μg，1~3 岁为 20μg，4~6 岁为 40μg，6 岁至成年人为 50μg。

（2）食物来源。硒的丰富来源有芝麻、动物内脏、大蒜（大蒜食品）、蘑菇、海米、鲜贝、淡菜、金针菇、海参、鱿鱼、苋菜、鱼粉、黄油（油食品）、啤酒酵母、小麦胚和龙虾。良好来源有海蟹、干贝、带鱼、松花鱼、黄鱼、龙虾、羊油、豆油、猪肾脏、全小麦粒（粉）、螃蟹、猪肉和羊肉。一般来源有小茴香、冬菇、桃酥、红萝卜、全燕麦粉、啤酒、大米、橘汁和全脂牛奶。微量来源有玉米、小米、核桃、奶油蛋糕、油饼、水果（水果食品）和糖。

四、矿物质在食品加工过程中的营养价值变化

食品加工过程中，矿物质的损失和其他营养素不同，往往不是因为某些化学反应引起的，而是通过矿物质的流失和与其他物质形成不被人体所吸收的结合体而损失的。食品加工过程中清洗、整理、烫漂、蒸煮等手段都是矿物质损失的主要途径。在加工过程中也有矿物质增加的情况，一般是由于加工用水、食品添加剂的加入而引起的，或者是通过食品包装和加工容器接触造成的。

任务六　水

一、水的概述

水是人类赖以生存的重要营养素，它是生物体内各种组成成分中含量最大的一种。年龄越小，体内的水分就越多，婴儿体内含水量为 75%，成人体内含水为 50%~70%。水是机体中各个细胞的组成成分，各个组织器官中的含水量是不同的。如肌肉、肝、肾、脑中含水约 70%~80%，皮肤含水约 60%~70%，骨骼含水约为 12%~15%，血液含水约为 80%。

(一) 水的生理功能

(1) 水是构成机体细胞不可缺少的成分。

(2) 水具有溶解作用，作为溶剂可溶解多种物质，促进多种营养素的消化、分解和代谢。

(3) 水具有维持体温和润滑器官间的作用。水具有调节体温的作用，当天气炎热时，身体产能增高，可以通过汗液来散发体内的热量；当天气寒冷时，水储备大量能量，使身体不会因为外界的寒冷而使体温大范围变化。水的黏度小，可作为润滑剂，减轻体内关节、韧带、肌肉、膜等处的摩擦。同时，水还具滋润肌肤、维持腺体器官正常分泌等功能。

(4) 水有促进体内废物排出的作用。

(二) 水缺乏与水中毒

1. 水缺乏

当人体水分丢失量达到体重 2% 时会感到口渴，此时人们才开始补充水分，可是这个时候再补充水分已经晚了，身体已经有了缺水的状态，渴了才喝水会造成大多数人饮水不足。

身体缺水的早期症状表现为口干、口渴，皮肤弹性差，干燥、暗淡、无光泽，尿颜色变深，当身体缺水严重时会导致便秘，易导致毒素无法通过尿液排出体外，因此缺水的时候会增加肝脏的负担，容易导致肝脏疲劳运作、肝火旺盛。当身体缺水超过体重的 20% 时就会危及生命。

2. 水中毒

水中毒是指细胞外液低渗，水分过多，超过机体特别是肾脏代偿的能力，导致细胞内水过多（细胞内水肿），并产生一系列症状者。健康的人水喝多了一般不会引起水中毒，水中毒多见于低渗性水肿的患者，因为其细胞外液过多而且低渗，因此形成低渗性水肿的原因也即是水中毒的病因。水中毒表现为视力模糊、疲乏、淡漠，对周围环境无兴趣，头痛、恶心、呕吐、嗜睡、抽搐和昏迷，此外还有呼吸、心跳减慢，乃至惊厥、脑疝。初期尿量增多，随后尿少甚至尿闭。

二、水的需要量及来源

（一）水的需要量

水的需要量与人的体重、能量消耗成正比，每千克体重大约需要 30~40mL 的水分，如体重 60kg 的人需要 1800~2400mL 的水。正常情况下，人体内水分要保持"水平衡"，即摄入量与排出量基本相当。

（二）水的来源

人体获取水分的来源有三个方面：饮水、食物中所含水分、体内代谢产生的水分。由于每种食品中都含有水分，在正常的饮食条件下，人从食物中获取的水分有 700~1200mL，体内代谢产生的水分约 200~300mL，再加上每日的饮水 1200mL，总量为 2100~2500mL。

三、饮水的选择

（一）日常饮用水种类

1. 我国居民日常饮用水的种类

（1）天然水：指的是未受污染的河水、湖水、井水、泉水净化处理成瓶装水或桶装水。自来水厂生产的自来水一般也属于天然水类别。

（2）纯净水：纯净水多数采用自来水作为原水，采用 RO 反渗透膜技术法或蒸馏的方式经过深度净化处理后，出水水质为纯净水，基本过滤掉原水中的杂质和有害物质的同时也过滤掉了水中对人体有益的矿物质等微量元素。纯净水一般包括蒸馏水、去离子水、太空水、磁化水、直饮水、净化水等。由于纯净水内不含任何矿物质，长期饮用会造成骨质疏松，因此不建议长期饮用纯净水。

（3）矿泉水：矿泉水指水中含有锂、锶、锌、硒、溴化物、碘化物、偏硅酸、游离二氧化碳和溶解性总固体一项或一项以上达到界限指标的水。矿泉水一般包括矿泉水、矿物质水和矿化水，其中矿物质水和矿化水一般是后加工而成的。

2. 按水中含有矿物质的多少可分为软水和硬水

（1）软水：是指不含或含较少可溶性钙、镁化合物的水。自然水中，雨水和雪水属软水。

（2）硬水：是指含有较多可溶性钙、镁化合物的水。地下水、自来水都属于硬水。

（二）饮水的注意事项

1. 主动饮水

每天要少量多次饮水，不要等到口渴再喝水。每次饮水在 300~500mL，小口饮用，不要一次性大量饮水，避免造成体液浓度的突然变化。每天清晨空腹喝一杯温开水，约 300mL，可以有效帮助人体快速补充体液平衡，恢复活力。

58

2. 注意饮水温度

水温尽量不要与体温相差太大，由于在夏季，天气炎热，人们往往会饮用冰镇饮料或饮用水，图一时的痛快，可能会给肠胃带来很大的刺激而引起腹痛、消化不良甚至腹泻。这也是为什么到了夏天胃肠道疾病增多的原因。

3. 注意饮水卫生

为了提高生活质量可以选用瓶装矿泉水或使用净水器。一般家庭饮用的自来水要烧开之后再饮用，白开水是最好的饮用水。但要注意在空气中暴露 4h 以上的白开水，很容易受到细菌和杂质的污染，水的生物活性可丧失 70% 以上。在室温下存放 3 天的水，每升水可产生 0.914mg 亚硝酸盐。因此，最好不喝隔夜的白开水。

复习巩固

1. 蛋白质的生理功能有哪些？

2. 膳食纤维的生理功能有哪些？

3. 影响铁吸收的因素有哪些？

4. 促进钙吸收的因素有哪些？

5. 结合畜类肉和鱼肉的营养特点，谈谈你对"多吃鱼肉、少吃畜肉"这个观点的看法。

6. 为什么提倡吃全谷类食物，长期吃精米精面的人容易缺乏哪种维生素？

7. 论述蛋白质的互补作用及原则。

8. 脂肪摄入过多或过少对身体健康的危害有哪些？

实践实训

常见水果蔬菜中维生素 C 含量的测定试验

一、实训目的

1. 学生通过训练，了解蒸、煮、炸、炖等常见加工烹饪方式对食物中维生素 C 含量的影响。

2. 掌握食品检验分析技术在营养学中的应用。

二、实训要求

1. 实验全过程由学生自主设计实施完成，掌握评估食物的加工烹调方式对食物营养素的破坏和损失情况的方法。

2. 每组学生自行选择一种加工烹饪方式对样品进行处理，验证不同的烹调方法对食物营养素的影响。

3. 实验中需根据方案合理配制试剂，遵守实验室的规章制度。

三、实训步骤

根据 GB 5009.86—2016 食品中抗坏血酸的测定　第三法 2,6-二氯靛酚滴定法　设计合理的实验方案，在实训正式开展前需教师对实验方案进行指导，待修改完善后再开展实验（表3-19）。

表3-19 实训任务开展过程

序号	实训任务	任务实施
1	实验方案	参考GB 5009.86—2016，学生选取一种加工烹调方式进行营养素损耗对比，设计实验方案，老师确认后实施
2	采购样品	根据实验方案，学生去农贸市场或超市采购水果或蔬菜
3	配制试剂	根据实验方案，进行试剂配制
4	开展实验	根据实验方案，将果蔬样品分成2份，其中一份需经过加工烹调，然后将两份样品，分别按照方案开展测定实验。所有样品均需平行测定3份。
5	结果处理	样品中L（+）-抗坏血酸含量结果计算： $$X = \frac{(V-V_0) \times T \times A}{m} \times 100$$ 式中：X——试样中L（+）-抗坏血酸含量，单位为毫克每百克（mg/100g）； V——滴定试样所消耗2,6-二氯靛酚溶液的体积，单位为毫升（mL）； V_0——滴定空白所消耗2,6-二氯靛酚溶液的体积，单位为毫升（mL）； T——2,6-二氯靛酚溶液的滴定度（mg/mL）； A——稀释倍数； m——试样质量，单位为克（g）

四、测定结果记录和处理

针对加工烹调方式对维生素C含量的破坏和损失情况进行评估（表3-20）。

表3-20 维生素C破坏和损失评估表

	原果蔬样品			经加工处理后的果蔬样品		
T						
V						
V_0						
A						
L（+）-抗坏血酸含量/（mg/100g）						
L（+）-抗坏血酸含量/平均值（mg/100g）						
L（+）-抗坏血酸的损耗率						

注：L（+）-抗坏血酸的损耗率计算公式：
L（+）-抗坏血酸的损耗率 = $(X_1-X_2)/X_1 \times 100\%$

式中：X_1——原果蔬样品中 L（+）-抗坏血酸含量，单位为毫克每百克（mg/100g）；

X_2——经加工后的果蔬中 L（+）-抗坏血酸含量，单位为毫克每百克（mg/100g）。

"思政"小课堂　　　　"双创"小课堂　　　　"三新"小课堂

项目四　各类食物的营养

项目四课件

教学目标：

1. 掌握各类主要食物的营养特点；具有通过查阅食物成分表，初步评定食物的营养价值的能力；

2. 熟练运用营养学的基本理论知识分析食品的营养价值；

3. 了解各类食物的营养特点。

食物种类繁多，在营养学上根据其来源，可分为植物性食物和动物性食物两大类。植物性食物有谷类、豆类、水果、蔬菜等；动物性食物包括畜禽类、乳类、蛋类等。

食物的营养价值是指食物所含的能量与营养素满足人体需要的程度。营养素来自食物，但是没有一种天然食物含有人体需要的全部营养素。由于各类食物所含的营养素和能量满足人体需要的程度不同，其营养价值有高低之分。营养价值高的食物含有人体必需的能量和营养素，各种营养素的种类、数量、比例都满足人体的需要，并且易被消化、吸收。

任务一　植物性食物的营养价值

植物性食物主要包括谷类、豆类、蔬菜、水果和菌藻类等。植物性食物是人类获取营养素的主要来源。因品种、生长地区、环境与条件等不同，每类食物的营养素含量和质量特点各不相同，了解它们各自的营养价值，就可从中合理选择、合理利用，达到膳食的平衡。

一、谷类

谷类包括稻米、小麦、玉米、小米、高粱、莜麦、荞麦等。我国居民膳食中把谷类作为主食，是人体能量的主要来源。膳食中约 66% 的能量、58% 的蛋白质来自谷类。此外，谷类食物还可提供 B 族维生素和矿物质。

（一）谷粒的结构和营养素分布

谷类虽然有多种，但其结构基本相似。谷粒的外壳是谷壳，起保护谷粒的作用，一般在加工时被去除。谷粒去壳后其结构由糠、糊粉层、胚乳、谷胚四个部分组成（图 4-1）。

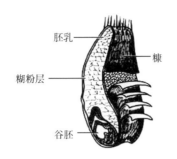

图 4-1　谷粒的结构

谷皮为谷粒的最外层，占谷粒质量的 13%～15%，主要由纤维素、半纤维素等组成，含有一定量的蛋白质、脂肪、维生素以及较多的矿物质，但不含淀粉。在碾米、磨粉时成为糠麸。

糊粉层在谷皮与胚乳之间，占谷粒质量的 6%～7%，含有较多的磷、丰富的 B 族维生素及矿物质，可随加工流失到糠麸中。

胚乳是谷粒的主要部分，占谷粒质量的 80%～90%，含淀粉（约 74%）、蛋白质（10%）及很少量的脂肪、矿物质、维生素和纤维素等。

胚芽在谷粒的一端，占谷粒质量的 2%～3%，富含脂肪、蛋白质、矿物质、B 族维生素和维生素 E。其质地较软而有韧性，不易粉碎，但加工时易与胚乳分离而损失。由于胚芽中酶的活性强，而且脂肪易变质，加工时谷粒留胚芽多则易变质。

（二）主要营养成分及组成特点

1. 蛋白质

谷类蛋白质含量一般为 7%～12%。其中稻谷中的蛋白质含量低于小麦粉。谷类蛋白质氨基酸组成中赖氨酸含量相对较低，为谷类蛋白质的第一限制性氨基酸。谷类蛋白质生物价较低，大米为 77、小麦 67、大麦 64、玉米 60。谷类蛋白质的营养价值不及动物性蛋白质。

2. 脂类

谷类脂肪含量多数在 0.4%～7.2%。谷类脂肪不饱和脂肪酸含量高，主要为油酸、亚油酸、棕榈酸，含少量磷脂，质量较好。从玉米和小麦胚芽中提取的胚芽油，80% 为不饱和脂肪酸，其中亚油酸为 60%，具有降低血清胆固醇，防止动脉粥样硬化的作用。

3. 碳水化合物

谷类碳水化合物含量在 70% 以上，主要为淀粉，集中在胚乳中。此外还含有糊精、戊聚糖及少量可溶性糖（葡萄糖和果糖）等。淀粉是人体最理想、最经济的能量来源。

4. 矿物质

谷类含矿物质 1.5%～3%，包括钙、磷、钾、钠、镁及一些微量元素。谷类矿物质主要分布在谷皮和糊粉层中，多以植酸盐形式存在，不易为人体消化吸收。

5. 维生素

谷类中的维生素主要以 B 族维生素为主，其中维生素 B_1 和烟酸含量较多，维生素 B_2 含量普遍较低，在黄色玉米和小米中还含有较多的胡萝卜素，在小麦胚粉中含有丰富的维生素 E。

谷类维生素主要分布在糊粉层和胚芽中，因此，谷类加工越精细，维生素损失就越多。玉米含烟酸较多，但主要为结合型，不易被人体吸收利用，所以以玉米为主食的地区居民容易发生烟酸缺乏病（癞皮病）。

二、豆类及其制品

豆类可分为大豆类和其他豆类。大豆类按种皮的颜色可分为黄、青、黑、褐和双色大豆五种。大豆蛋白质含量较高，脂肪含量中等，碳水化合物含量相对较低。其他豆类包括蚕豆、豌豆、绿豆、小豆等，蛋白质含量中等，碳水化合物含量中等，脂肪含量较低。豆制品是由大豆（或绿豆）等原料制作的半成品食物，包括豆浆、豆腐、豆腐干等。

（一）大豆

1. 主要营养成分及组成特点

（1）蛋白质。大豆蛋白质含量在 30% 以上。蛋白质中含有人体需要的全部氨基酸，属完全蛋白，赖氨酸含量较多，但蛋氨酸含量较少，因此蛋白质的利用率相对较低。是谷类蛋白质的互补食品。

（2）脂类。大豆脂肪含量在 15% 以上。脂肪组成以不饱和脂肪酸居多。此外还有 1.64% 左右的磷脂。由于大豆富含不饱和脂肪酸，所以是高血压、动脉粥样硬化等疾病患者的理想食物。

（3）碳水化合物。大豆几乎不含淀粉或含量极微，含有纤维素、半纤维素、蔗糖、棉籽糖、水苏糖等。其中棉籽糖、水苏糖在大肠内经厌氧菌发酵产气，故被称为胀气因子。

（4）矿物质。大豆中矿物质的含量约 4%，包括钾、钠、钙、镁、铁、锌、硒等。大豆是一类高钾、高镁、低钠食品。大豆中含铁量虽高，但吸收率较低。

（5）维生素。大豆中 B 族维生素含量较高，以维生素 B_1 最多。而谷类胡萝卜素含量和维生素 E 较高，但维生素 B_1 的含量较低，烟酸含量差别不大。干豆类几乎不含维生素 C，但经发芽做成豆芽后，其含量明显提高。

2. 大豆中的抗营养因素

大豆中含有一些抗营养因素，会影响人体对某些营养素的消化吸收。

（1）蛋白酶抑制剂。抑制蛋白酶，妨碍蛋白质的消化吸收，使蛋白质的生物利用率降低。采用常压蒸汽加热 15~20min，或将大豆在水中浸泡使之含水量达 60% 后再用水蒸气蒸 5min，即可钝化生大豆中的抗胰蛋白酶因子。

（2）豆腥味。主要是由于大豆中的脂肪氧化酶分解脂肪而产生的异味。采用 95℃ 以上温度加热 10~15min，再经乙醇处理即可使大豆中的脂肪氧化酶钝化而脱去豆腥味。

（3）胀气因子。棉籽糖和水苏糖可引起胀气。利用大豆加工制成豆制品（如豆腐、腐乳等）时将之除去，在豆芽中胀气因子的量也会减少很多。

（4）植酸。大豆中的植酸是很强的金属螯合剂，可与锌、钙、镁、铁等螯合而影响其吸收利用。在 pH 4.5~5.5 条件下，可溶解 35%~75% 的植酸，且对蛋白质影响不大。

（5）植物红细胞凝集素。是一种能凝集人和动物红细胞的糖蛋白，影响动物的生长，可加热把它破坏。

大豆中的皂苷类物质，曾经被认为对人体有毒害作用，但目前的研究发现皂苷类物质对降血脂和血胆固醇有协助作用。

（二）其他豆类营养成分及组成特点

其他豆类的蛋白质含量为 20%~25%。含有全部必需氨基酸，其中含赖氨酸较多，但含蛋氨酸较少；脂肪含量较低，1% 左右；碳水化合物含量较高，在 55% 以上；碳水化合物主要以淀粉形式存在。维生素和矿物质的含量也很丰富。

（三）大豆制品的营养价值

大豆制品主要是以大豆为原料加工制成的各类副食品，有非发酵豆制品和发酵豆制品。各种豆制品因加工方法的差异和含水量的高低不同，营养价值有很大差别。

非发酵豆制品包括豆浆、豆腐、豆腐干、内酯豆腐等。一般经过浸泡、细磨、加热等处理，破坏抗胰蛋白酶因子，除去大部分纤维素，明显提高了蛋白质的消化吸收率，但部分可溶性物质因溶于水而损失。

发酵豆制品有豆腐乳、豆豉、豆瓣酱等，其蛋白质被部分分解为肽和氨基酸，易被消化吸收，并使氨基酸游离，味道鲜美。豆类发酵也提高了维生素 B_{12} 的含量。

三、蔬菜类

蔬菜按其结构及可食部分不同，可分为叶菜类、根茎类、瓜茄类、鲜豆类和菌藻类，所含的营养成分因其种类不同，差异较大。

（一）叶菜类主要营养成分及组成特点

叶菜类食物主要包括白菜、菠菜、油菜、韭菜、苋菜等。蛋白质含量较低，一般为 1%~2%，脂肪含量低于 1%，碳水化合物含量为 2%~4%，膳食纤维含量约为 1.5%。叶菜类是类胡萝卜素、维生素 B_2、维生素 C、矿物质及膳食纤维的良好来源。

（二）根茎类主要营养成分及组成特点

根茎类食物主要包括萝卜、胡萝卜、藕、山药、芋头、马铃薯、甘薯、葱、蒜、竹笋等。根茎类蛋白质含量为 1%~2%，脂肪含量不足 0.5%，碳水化合物含量相差较大，为 3%~20%。膳食纤维的含量较叶菜类低，约为 1%。大蒜、芋头、洋葱、马铃薯等含硒量高。胡萝卜中含胡萝卜素最高。

（三）瓜茄类主要营养成分及组成特点

瓜茄类食物包括冬瓜、南瓜、丝瓜、黄瓜、茄子、番茄、辣椒等。瓜茄类因水分含量高，营养素含量相对较低。南瓜、番茄和辣椒中的胡萝卜素含量高。辣椒、苦瓜的维生素

C 含量较高。番茄中的维生素 C 含量虽然不是很高，但由于受到有机酸保护，损失少，且摄入量较多，是人体维生素 C 的良好来源。辣椒中还含有丰富的硒、铁和锌，营养价值较高。

（四）鲜豆类主要营养成分及组成特点

鲜类食物包括毛豆、豇豆、四季豆、扁豆、豌豆等。与其他蔬菜相比，营养素含量相对较高。蛋白质含量为 2%~14%。脂肪含量不高，一般在 0.5% 以下。碳水化合物的含量为 4% 左右，膳食纤维的含量为 1%~3%。有丰富的钾、钙、铁、锌、硒等。胡萝卜素含量普遍较高。鲜豆类食物中维生素 B_2 含量与绿叶蔬菜相似。

（五）菌藻类主要营养成分及组成特点

菌藻类食物包括食用菌和藻类食物。

1. 菌类

食用菌是指供人类食用的真菌，有 500 多个品种，常见的有蘑菇、香菇、银耳、黑木耳、竹荪、金针菇、平菇、猴头菇、牛肝菌等品种。

食用菌味道鲜美，营养丰富。新鲜蘑菇中含蛋白质 3%~4%，干菇类达 40% 以上，大大超过鱼、肉、蛋中的蛋白质含量，而且组成蛋白质的氨基酸比较均衡，必需氨基酸含量占蛋白质总量的 60% 以上。食用菌的脂肪含量很低，为 1% 左右，是理想的高蛋白低脂肪食品。食用菌还含有丰富的维生素 C 和 B 族维生素，尤其是维生素 B_1、维生素 B_2，以及丰富的钙、镁、铜、铁、锌、硒等多种矿物元素。

大多数食用菌有降血脂的作用，如木耳含有卵磷脂、脑磷脂和鞘磷脂等，对心血管和神经系统有益。食用菌的碳水化合物以多糖为主，如香菇多糖、银耳多糖等，能够提高机体的免疫能力，抑制肿瘤的生长，加强机体对肿瘤细胞的排斥作用，对人体健康有重要意义。因此，食用菌被誉为世界现代保健食品之一。

2. 藻类

藻类是无胚、自养、以孢子进行繁殖的低等植物。如海带、紫菜、裙带菜、发菜等可供食用。海藻含有蛋白质、碳水化合物、褐藻酸、甘露醇、胆碱、纤维素和钙、磷、钾、钠、镁、碘、锰、锌、钴、硒、铜、硅等矿物质以及多种维生素。在海产植物中，如海带、紫菜等含丰富的碘。海藻食物货源充足，不受季节影响，价格也很便宜，加之食法多样，深受人们欢迎。

四、水果类

新鲜水果的水分含量较高，营养素含量相对较低。蛋白质、脂肪含量相对较低，一般均不超过 1%。碳水化合物含量差异较大，为 5%~30%。水果中的碳水化合物主要以双糖或单糖形式存在。除个别水果外，矿物质含量相差不大。枣中含铁丰富，白果中含硒量较高。维生素 B_1 和维生素 B_2 含量不高，类胡萝卜素和维生素 C 含量因品种不同而异。

水果含芳香物质（醇、酯、醛、酮等）和有机酸比蔬菜多，并富含各种色素物质，故水果不仅有特殊的芳香味和鲜艳的色彩，还有利于消化。此外，野果是我国居民水果的一个丰富资源，营养价值不低于普通水果。其营养特点是富含维生素 C、胡萝卜素、有机酸和植物化学物质。

新鲜水果经过加工干制成干果，如葡萄干、杏干、蜜枣和柿饼等。由于加工的影响，维生素损失较多，尤其是维生素 C。但干果便于储运，且别具风味，有一定的食用价值。

五、坚果

坚果以种仁为食用部分，因外覆木质或革质硬壳，故称坚果。按照脂肪含量的不同，坚果可以分为油脂类坚果和淀粉类坚果，前者富含油脂，包括核桃、榛子、杏仁、松子、腰果、花生、葵花籽、西瓜子、南瓜子等；后者淀粉含量高而脂肪很少，包括栗子、银杏、莲子等。

（一）油脂类坚果

油脂类坚果含有丰富的脂肪和蛋白质，蛋白质含量为 13%～35%，但其营养价值仅逊于大豆；脂肪含量在 40%～70%，其中绝大部分是不饱和脂肪酸，如油酸、亚油酸、亚麻酸和单不饱和脂肪酸，并富含卵磷脂，具有很高的营养价值。铁的含量以黑芝麻为最高，硒的含量以腰果为最高，榛子中含有丰富的锰。

（二）淀粉类坚果

淀粉类坚果主要提供碳水化合物，含量均达 40%以上，蛋白质不多，脂肪含量也仅在 2%以下。坚果类所含的矿物质和维生素与一般干豆类相近。

任务二　动物性食物的营养价值

动物性食物包括畜禽肉、蛋类及其制品、水产类和乳类及其制品。动物性食物是人体优质蛋白、脂类、脂溶性维生素、B 族维生素和矿物质的主要来源。

一、畜禽肉的营养成分及组成特点

畜禽肉包括畜肉和禽肉。畜肉指猪、牛、羊等的肌肉、内脏及其制品；禽肉包括鸡、鸭、鹅等的肌肉及其制品，主要提供优质蛋白、脂肪、矿物质和维生素。其营养成分的分布与动物的种类、品种、年龄、性别、部位、肥瘦程度及饲养情况等有很大关系。畜禽肉的营养价值较高，饱腹作用强，可加工烹制成各种美味佳肴。

（一）蛋白质

畜禽肉中的蛋白质含量一般为 10%～20%，主要存在于动物的肌肉组织和结缔组织中。畜禽肉蛋白质含有人体所需各种必需氨基酸，氨基酸模式与人体比较接近，其中苯丙氨酸、蛋氨酸较人体需要量低，易消化吸收，营养价值较高，属于完全蛋白质。存在于结缔组织的间质蛋白主要为胶原蛋白和弹性蛋白，含色氨酸、酪氨酸、蛋氨酸少，营养价值低且不易消化。

在畜肉中，猪肉的蛋白质含量平均为 13.2%，牛肉、羊肉、兔肉、马肉、鹿肉和骆驼肉可达 20% 左右。在禽肉中，鸡肉、鹌鹑肉的蛋白质含量较高，约为 20%，鸭肉约为 16%，鹅肉约为 18%。一般来说，心、肝、肾等内脏器官的蛋白质含量较高。

畜禽肉中含有可溶于水的含氮浸出物，包括肌凝蛋白原、肌肽、肌酸、肌苷、嘌呤、尿素和氨基酸等非蛋白含氮浸出物，经烹调后，一些浸出物溶出，使肉汤具有鲜味。成年动物中的含氮浸出物要比幼年动物高，禽肉的质地较畜肉细嫩且含氮浸出物多，所以禽肉炖汤的味道要比畜肉的鲜美。

（二）脂类

畜禽肉的脂肪大多蓄积于皮下、肠系膜、心、肾周围以及肌肉间。其含量因动物的品种、年龄、肥瘦程度、部位等不同有较大差异，平均为 10%~30%，肥肉等高者可达 80% 以上。畜肉中脂肪含量较多，以饱和脂肪酸为主，熔点高，不易被机体消化吸收。禽肉中的脂肪所含必需脂肪酸的量高于畜肉，含有 20% 的亚油酸等不饱和脂肪酸，熔点低，易于消化吸收。因此，禽肉脂肪的营养价值高于畜肉。

动物的脑、内脏和脂肪中含有较多的胆固醇，应注意避免过多摄入而影响健康。

（三）碳水化合物

畜禽肉中的碳水化合物主要以糖原的形式存在于肌肉和肝脏中，含量很少，约占动物体重的 5%。动物在宰前过度疲劳，糖原含量下降，宰后放置时间过长也可因酶的作用，使糖原酵解为乳酸，pH 值下降。

（四）矿物质

畜禽肉矿物质的含量一般为 0.8%~1.2%，内脏中的含量高于瘦肉，瘦肉高于肥肉。铁的含量以猪肝和鸭肝最丰富。肉类中的铁主要以血红素形式存在，消化吸收率高。在内脏中还含有丰富的锌和硒，牛肾和猪肾的硒含量是其他一般食品的数十倍。此外，畜禽肉还含有较多的磷、硫、钾、钠、铜等。

（五）维生素

畜禽肉可提供多种维生素，主要以 B 族维生素和维生素 A 为主。内脏含量比肌肉中多，其中肝脏富含维生素 A 和维生素 B_2。维生素 A 的含量以牛肝和羊肝为最高，维生素 B_2 含量则以猪肝中最丰富。在禽肉中还含有较多的维生素 E。

二、水产类

水产类和肉类食物含有大量的优质蛋白，丰富的脂肪、矿物质和维生素，具有很高的营养价值，易于消化吸收，能量较高，味道鲜美，在人们的膳食结构中占有重要的地位。

（一）鱼类营养成分及组成特点

1. 蛋白质

鱼类蛋白质含量为 15%~22%。鱼类蛋白质的氨基酸组成较平衡，与人体需要接近，利用率较高，生物价可达 83。其中多数鱼类缬氨酸含量偏低。

除了蛋白质外，鱼还含有较多的其他含氮化合物，主要有游离氨基酸、肽、胺类、胍、嘌呤类和脲等。

2. 脂类

鱼类脂肪含量为 1% ~ 10%，分布不均匀，主要存在于皮下和脏器周围，肌肉组织中含量甚少。鱼类脂肪多由不饱和脂肪酸组成，一般 60% 以上，熔点较低，通常呈液态，消化率为 95% 左右。但鱼类脂肪易氧化酸败，不易保存。

3. 碳水化合物

鱼类碳水化合物的含量较低，约为 1.5%。有些鱼不含碳水化合物，如鲳鱼、鲢鱼、银鱼等。碳水化合物的主要存在形式为糖原。挣扎疲劳后死去的鱼类，体内糖原消耗严重，含量降低。除了糖原之外，鱼体内还含有黏多糖类。这些黏多糖有硫酸软骨素、硫酸乙酰肝素、硫酸角质素、透明质酸、软骨素等。

4. 矿物质

鱼类矿物质含量为 1% ~ 2%，其中硒和锌的含量丰富，此外，钙、钠、氯、钾、镁等含量也较多。海产鱼类富含碘；海水鱼含钙量比浅水鱼高。

5. 维生素

鱼肉含有一定数量的维生素 A、维生素 D，维生素 B_2、烟酸等的含量也较高，而维生素 C 含量很低。鱼油和鱼肝油是维生素 A 和维生素 D 的重要来源，也是维生素 E 的来源。

(二) 甲壳类和软体动物类营养成分及组成特点

甲壳类和软体动物类主要包括虾、蟹、扇贝、章鱼、乌贼、牡蛎等。

1. 蛋白质

甲壳类和软体动物蛋白质含量多数在 15% 左右。蛋白质中含有全部必需氨基酸，其中酪氨酸和色氨酸的含量比牛肉和鱼肉高，为优质蛋白。在贝类肉质中还含有丰富的牛磺酸，其含量普遍高于鱼类，尤以海螺、毛蚶和杂色蛤为最高。

2. 脂肪和碳水化合物

脂肪和碳水化合物含量较低。

3. 矿物质

含量多在 1.0% ~ 1.5%，其中钙、钾、钠、铁、锌、硒、铜等含量丰富。虾皮中钙可达 991mg/100g。牡蛎中含有丰富的锌、铜。海蟹、虾皮、虾米含硒也较多。

4. 维生素

含量与鱼类相似，有些含有较多的维生素 A、烟酸和维生素 E。

三、乳类及其制品

乳类是指哺乳动物产犊（羔）后由乳腺分泌出的一种具有胶体特性、均匀的生物学胶体。经常食用的是牛乳和羊乳。乳类经浓缩、发酵等工艺可制成奶制品，如奶粉、酸奶、炼乳等。

乳及乳制品被誉为"最接近于完善的食品"，具有极高的营养价值。乳类及其制品几乎含有人体需要的所有营养素，除维生素 C 含量较低外，其他营养素含量都比较丰富。某些乳制品加工时除去了大量水分，故其营养素含量比鲜乳要高，但某些营养素受加工的影响，相对含量有所下降。

（一）乳类营养成分及组成特点

正常牛乳各种成分的含量大致是稳定的。但受乳牛的品种、个体、泌乳期、饲料、季节、气温、挤奶情况及健康状况等因素的影响而有差异。其中变化最大的是脂肪，其次是蛋白质，乳糖及矿物质的含量比较稳定。

1. 蛋白质

牛乳中的蛋白质含量比较稳定，在 3.5% 左右。人乳中蛋白质含量为 1.3%，低于牛乳。牛乳中酪蛋白约占 80%，乳清蛋白约占 20%。乳类蛋白质为优质蛋白质，生物价为 85，容易被人体消化吸收。牛乳中赖氨酸含量高，是谷类良好的蛋白质互补食物。

2. 脂类

牛乳含脂肪 2.8%~4.0%，与人乳大致相同。脂肪以细微的脂肪球状态分散于牛乳中，熔点低于体温，易消化吸收。牛乳脂肪的脂肪酸的种类比其他动植物的脂肪酸多，一些短链脂肪酸含量较高，具有良好的风味和消化性。此外，牛乳中还含有少量的卵磷脂、脑磷脂和胆固醇等。随饲料的不同、季节的变化，乳中脂类成分略有变化。

3. 碳水化合物

牛乳中碳水化合物主要为乳糖，还有少量的葡萄糖、果糖和半乳糖。乳糖是乳中所特有的糖类，含量约为 4.6%，含量比人乳低。乳糖有助于肠道蠕动，利于钙以及其他矿物质的吸收，对婴儿的智力发育十分重要，能促进人体肠道内某些乳酸菌的生成，抑制腐败菌的生长。

一些人由于缺乏乳糖酶，不能或只能少量地分解吸收乳糖，大量乳糖因未被吸收进入大肠，在肠道微生物作用下产酸、产气，引起腹胀、腹痛、肠鸣等急性腹泻的非感染性临床症状，被称为乳糖不耐症。对于乳糖不耐症的人来说，可通过饮用发酵乳制品、在乳及乳制品中直接添加乳糖酶及口服乳糖酶片剂等方法解决乳糖不耐症的问题。

4. 矿物质

牛乳中的矿物质平均含量为 0.7%~0.8%，高于人乳，主要包括钠、钾、钙、镁、氯、磷、硫、铜、铁等。其中成碱性元素略多，因而牛乳为弱碱性食品。乳中的矿物质含量因品种、饲料、泌乳期等因素而有所差异，初乳中含量最高，常乳中含量略有下降。乳中的钙含量丰富，吸收利用率也高，是人体钙的良好来源。乳中的铁含量很低，是贫铁食物。

5. 维生素

牛乳中含有人体所必需的各种维生素，种类比较齐全。但含量差异较大。乳中维生素的含量受多种因素影响，包括营养、遗传、哺乳阶段、季节等，其中营养因素是最主要的，即维生素主要从乳牛的饲料中转移而来。同时，乳中维生素也受乳牛的饲养管理、杀菌以及其他加工处理的影响。

（二）乳制品营养成分及组成特点

乳制品主要包括炼乳、奶粉、酸奶、干酪等。因加工工艺不同，乳制品营养成分有很大差异。

1. 炼乳

炼乳是一种浓缩乳，分为淡炼乳和甜炼乳。新鲜奶经低温真空条件下浓缩，除去约2/3的水分，再经灭菌而成，称为淡炼乳。按适当的比例冲调后，营养价值基本与鲜奶相同。甜炼乳是在鲜奶中加约16%的蔗糖并浓缩制成。其中糖含量为45%左右，利用其渗透压的作用抑制微生物的生长。因糖分过高，需经大量水冲淡，营养成分相对下降，不宜供婴儿食用。因受加工的影响，炼乳中维生素受到一定的破坏，因此常用维生素加以强化。

2. 奶粉

奶粉是鲜奶经杀菌、浓缩、喷雾干燥而制成的粉末状乳制品，可分为全脂奶粉、脱脂奶粉、配方乳粉等。

全脂奶粉与脱脂奶粉的区别在于脂肪的含量。脱脂乳粉需将乳经离心分离除去部分或全部脂肪。脱脂过程使脂溶性维生素损失较多，其他营养成分变化不大。脱脂奶粉一般供腹泻婴儿及需要低脂膳食的患者食用。

配方乳粉又称调制乳粉，是指针对不同人的营养需要，在鲜乳或乳粉中添加各种营养素并经加工干燥而成的乳制品。配方乳粉的种类包括婴儿乳粉、中老年乳粉及其他特殊人群需要的乳粉。婴儿配方乳粉是模拟人乳的营养组成，通过添加或提取牛乳中的某些成分，使其组成在数量上和质量上都接近人乳，制成特殊调制乳粉。其更适合婴儿的生理特点和需要。减少了牛乳中的酪蛋白、钙、磷和钠的含量，添加了乳清蛋白、亚油酸和乳糖，并强化了维生素 A、维生素 D、维生素 B_1、维生素 B_2、维生素 C、叶酸和微量元素铁、铜、锌、锰等。

3. 酸奶

酸奶是在经消毒的乳中接种乳酸菌并使其在控制条件下生长繁殖而制成的。牛奶经乳酸菌发酵后，游离的氨基酸和肽增加，因此更易消化吸收。乳糖减少，利于减缓乳糖不耐现象。酸奶中钙含量高并具有较高的生物利用率，为膳食中最好的天然钙来源。维生素 A、维生素 B_1、维生素 B_2 等的含量与鲜奶含量相似，但叶酸含量却增加了 1 倍左右，胆碱也明显增加。此外，酸奶的酸度增加，有利于维生素的保护。乳酸菌进入肠道可抑制些腐败菌的生长，调整肠道菌群平衡，防止腐败胺类对人体的不良作用。

4. 干酪

干酪也称奶酪，为一种营养价值很高的发酵乳制品，是在原料乳中加入适量的乳酸菌发酵剂或凝乳酶，使蛋白质发生凝固，并加盐、压榨排除乳清之后的产品。

牛乳中的酪蛋白，经凝乳酶或酸作用而形成凝块。也有一部分白蛋白和球蛋白被机械地包含于凝块之中。经过发酵作用，奶酪中还含有肽类、氨基酸和非蛋白氮成分。脂肪在发酵中的分解产物使干酪具有特殊的风味。奶酪制作过程中大部分乳糖随乳清流失，少量在发酵中起到促进乳酸发酵的作用，利于抑制杂菌。牛乳中的脂溶性维生素大多保留在蛋白质凝块中，而水溶性的维生素部分损失，但含量仍不低于原料乳。

四、蛋类及蛋制品

蛋类包括鸡蛋、鸭蛋、鹅蛋、鹌鹑蛋等。蛋类可加工制成咸蛋、松花蛋等蛋制品。蛋类的营养素含量不仅丰富，而且质量也很好，是一类营养价值较高的食品。

（一）蛋类的营养成分及组成特点

蛋类中宏量营养素含量总体上基本稳定，各种蛋的营养成分有共同之处。蛋的微量营养成分受到禽的品种、饲料、季节等多方面因素的影响。

1. 蛋白质

全鸡蛋蛋白质的含量为12%左右，蛋清中略低，蛋黄中较高。蛋白质氨基酸组成与人体需要量模式最接近，是完全蛋白质，生物价高达94，在评价蛋白质营养价值时被作为参考蛋白。蛋白质中赖氨酸和蛋氨酸含量较高，与谷类和豆类食物混合食用，可达到蛋白质互补的作用。

2. 脂类

蛋类脂肪的98%存在于蛋黄中，蛋清中含脂肪极少。蛋黄中的脂肪多为不饱和脂肪酸，颗粒小呈乳融状，易于消化吸收。蛋类含有丰富的磷脂，具有很强的乳化特性。蛋中胆固醇含量极高，主要集中在蛋黄。

3. 碳水化合物

碳水化合物含量较低，为1%~3%。蛋黄略高于蛋清。

4. 矿物质

蛋类中的矿物质种类很多，其中钙、磷、铁、锌、硒等含量丰富，主要存在于蛋黄部分，蛋清部分含量较低。蛋中铁含量较高，但由于卵黄高磷蛋白的存在，对铁的吸收具有干扰作用，故而蛋黄中铁的生物利用率较低，仅为3%左右。蛋类中钙的含量为55~60mg/100g，比牛奶低。

5. 维生素

蛋中维生素品种较为完全，但含量极少。绝大部分集中在蛋黄内，以维生素A、维生素D和维生素B_2较多，易吸收。蛋类不含维生素C。鸭蛋和鹅蛋的维生素含量总体高于鸡蛋。此外，蛋中的维生素含量受到禽的品种、季节和饲料中含量的影响。

（二）蛋制品的营养成分及组成特点

1. 松花蛋

松花蛋又称皮蛋，是鸭蛋或鸡蛋用混合的烧碱、泥土和糠壳敷在蛋壳表面经过一定时间而制成。制作中加碱可使蛋白凝固，使蛋清呈暗褐色的透明体，蛋黄呈褐绿色，但也使蛋中的 B 族维生素受到破坏，松花蛋的其他营养成分与鲜蛋接近。

2. 咸蛋

咸蛋是将蛋浸泡在饱和盐水中或用混合食盐黏土裹在蛋壳表面，腌制 1 个月左右而制成。其营养成分与鲜蛋相似，水分含量下降，钠含量上升。它易于消化吸收，味道鲜美，具有独特风味。食盐的腌制使蛋黄中蛋白质发生变性，失去乳化能力，蛋黄中的脂肪分离出来，使咸鸭蛋"出油"。咸鸭蛋中含盐量很高，通常在 5% 以上。盐可以起到保藏作用，抑制微生物的繁殖，但过多食用盐分对身体不利。因此不应经常、大量地食用咸蛋。

3. 冰蛋和蛋粉

鲜蛋经搅打均匀后在低温下冻结即成冰蛋。若将均匀的蛋液经真空喷雾急速脱水干燥后即为蛋粉。冰蛋和蛋粉能保持蛋中的绝大部分营养成分。蛋粉中的维生素 A 会略有破坏。冰蛋和蛋粉只宜在食品工业生产中使用（如生产含蛋食品以及糕点、面包、冰棒、冰糕等），不适于直接食用。

任务三　其他食物的营养价值

一、食用油脂

食用油脂是纯能量食物，主要成分是脂肪，是由甘油和不同脂肪酸组成的酯。根据来源可分为植物油和动物油。

常见的植物油包括豆油、花生油、菜籽油、芝麻油、玉米油等。植物油脂肪含量通常在 99% 以上，含不饱和脂肪酸多，熔点低，常温下呈液态，消化吸收率高。此外含有丰富的维生素 E，少量的钾、钠、钙和微量元素。

常见的动物油包括猪油、牛油、羊油、鱼油等。动物油的脂肪含量在未提炼前一般为90% 左右，提炼后可达 99% 以上。动物油以饱和脂肪酸为主，熔点较高，常温下一般呈固态，消化吸收率不如植物油高。动物油所含的维生素 E 不如植物油高，但含有少量维生素 A，其他营养成分与植物油相似。

二、调味品

调味品是指以粮食、蔬菜等为原料，经发酵、腌渍、水解、混合等工艺制成的各种用于烹调调味和食品加工的添加剂。调味品除具有调味价值之外，大多也具有一定的营养和保健价值。

（一）酱油和酱类调味品

酱油和酱是以小麦、大豆及其制品为主要原料，接种曲霉菌种，经发酵酿制而成。它以咸为主，兼具鲜香，使菜肴增味、生鲜、添香、润色。其营养成分与原料有很大关系。

1. 蛋白质

以大豆为原料制作的酱油和酱蛋白质含量比较高，可达 10%～12%；以小麦为原料的甜面酱，蛋白质的含量在 8% 以下。

2. 碳水化合物

酱油中含有少量还原糖以及少量糊精，它们也是构成酱油浓稠度的重要成分。糖的含量在不同品种之间差异较大。

3. 矿物质、维生素

酱油中含有一定数量的 B 族维生素。酱油和酱中的咸味来自氯化钠。此外，酱油和酱中还含有多种脂类、醛和有机酸，是其香气的主要来源。

（二）食醋

食醋主要起增加酸味、香味、鲜味及解腻、去腥除异味的作用。按原料可以分为粮食醋和水果醋；按照生产工艺可以分为酿造醋、配制醋和调味醋；按颜色可以分为黑醋和白醋。目前大多数食醋都属于以酿造醋为基础调味制成的复合调味酿造醋。醋中蛋白质、脂肪和碳水化合物的含量都不高，含有较为丰富的钙和铁。

食醋能促进新陈代谢，有效防止动脉硬化、高血压；还能增食欲，并促进消化液的分泌，同时具有很强的杀菌能力。

（三）食盐

咸味是食物中最基本的味道，膳食中咸味来源于食盐，即氯化钠。钠离子可以提供最纯正的咸味，氯离子为助味剂。健康人群每日摄入 6g 食盐即可完全满足机体对钠的需要。摄入过量的食盐，会增加肾脏的负担，也会对高血压病产生不利影响。咸味和甜味可以相互抵消。酸味可以强化咸味，烹调中加入醋调味可以减少食盐的用量，从而有利于减少钠的摄入。

（四）食糖

食糖主要成分为蔗糖，是食品中甜味的主要来源。蔗糖可以提供纯正愉悦的甜味，也具有调和百味的作用，为菜肴带来醇厚的味觉，在炖烧菜肴中还具有促进美拉德反应而增色增香的作用。

食糖主要有白砂糖、绵白糖、冰糖、红糖等几种。白砂糖纯度最高，其次为绵白糖，红糖纯度最低。绵白糖含有少量还原糖类，其吸湿性较强，容易结块。红糖含水分 2%～7%，有少量果糖和葡萄糖，以及较多的矿物质。其褐色来自美拉德反应和酶促褐变所产生的类黑素。过量摄入食糖会导致龋齿，并引发肥胖、糖尿病、动脉硬化症、心机梗塞等。

（五）味精和鸡精

味精是一种增加鲜味的调味品，主要呈鲜成分是谷氨酸钠，即谷氨酸单钠结晶而成的晶体，是以粮食为原料，经谷氨酸细菌发酵而成。味精在 pH 6.0 左右鲜味最强。鸡精为复合鲜味调味品。含有味精、鲜味核苷酸、糖、盐、肉类提取物、蛋类提取物、香辛料和淀粉等成分。调味后赋予食品复杂而自然的美味，增加食品鲜味的浓厚和饱满度，消除异味。

三、酒类

酒是一种含乙醇的饮料，种类很多，其中酒精含量和营养素的组成各不相同。

（一）酒的分类和命名

酒类品种繁多，分类方法也不一致。

1. 按酿造方法分类

酒可分为发酵酒、蒸馏酒和配制酒。

2. 按酒精含量（V/V）分类

按酒精含量，酒可分低度酒、中度酒和高度酒。酒精含量在20%以下为低度酒；中度酒为20%~40%；酒精含量在40%以上为高度酒。

3. 按原料分类

按原料，酒可分为白酒、黄酒和果酒。

（二）酒的营养特点

1. 白酒

白酒的种类很多，以乙醇为主要成分。人体对酒精的利用率并不高。白酒的香味成分非常复杂，有醇、酯、醛等。

2. 啤酒

啤酒除含有乙醇外，还含有果糖、葡萄糖、麦芽糖和糊精。另外，还含有多种维生素、钙、磷、钾、镁、锌等营养素，啤酒中也含有一定量的氨基酸、脂肪酸及醇、醛、酮、酯等。

3. 葡萄酒

葡萄酒是果酒中最有代表性的一种，主要成分为酒精、糖、有机酸、挥发酯、多酚，还含有丰富的氨基酸、多种维生素和钾、钙、镁、锌、铜、铁等元素。葡萄酒的香味来自丙醇、异醇、异戊醇、乳酸乙酯等。

4. 黄酒

黄酒是中国最古老的饮料酒。黄酒含有糖类、糊精、有机酸高级醇及多种维生素，还有大量的含氮化合物，氨基酸的含量也居各种酿造酒之首。黄酒的种类很多，其营养素的组成有一定的区别。

四、茶叶

（一）茶叶的分类

1. 按照茶叶加工过程中的发酵程度分

可分为发酵茶、半发酵茶和不发酵茶。

2. 按茶叶的色泽分

分为红茶、绿茶、青茶、黄茶、白茶和黑茶。

3. 按茶叶商品形式分

分为条茶、碎茶、包装茶、速溶茶和液体茶。

4. 按采制工艺和茶叶品质特点分

分为绿茶、红茶、乌龙茶、黑茶、黄茶、白茶和再加工茶共七大类。

（1）绿茶。绿茶属不发酵茶，将鲜叶经过摊晾后直接下到100~200℃的热锅里炒制，以保持其绿色。特点为香醇、清汤、绿叶、耐冲泡。名贵品种有龙井、碧螺春、黄山毛峰、庐山云雾等。

（2）红茶。红茶属发酵茶，发酵过程中水溶性茶多酚的保留量一般为50%~55%。我国红茶主要有小种红茶（正山小种、烟小种）、工夫红茶和红碎茶（叶茶、碎茶、片茶、末茶）等品种。名贵品种有祁红、滇红、英红等。

（3）乌龙茶。乌龙茶属半发酵茶，即制作时适当发酵，使叶片稍有红色，是介于绿茶与红茶之间的一类茶种。它既有绿茶的鲜浓，又有红茶的甜醇。乌龙茶工艺最复杂费时，泡法也最讲究。我国乌龙茶名贵品种有武夷岩茶、铁观音、凤凰单丛、台湾乌龙茶等。

（4）黑茶。黑茶类是我国边疆少数民族日常生活中不可缺少的饮料。初加工包括杀青、揉捻、渥堆、干燥四道工序。我国主要有湖南黑茶（安化黑茶）、湖北老青茶（蒲圻老青茶）、四川边茶和滇桂黑茶（普洱茶、六堡茶）等品种。

（5）黄茶。黄茶属于微发酵茶，制法似绿茶，不过中间需要闷黄三天，即在制茶过程中，经过闷堆渥黄，形成黄叶、黄汤，茶汤香气清悦，滋味淳厚。黄茶分黄芽茶、黄小茶、黄大茶三类，著名的君山银针就属于黄茶。

（6）白茶。白茶是我国的特产，基本上是靠日晒制成的，属于轻微发酵茶，主要产于福建的福鼎、政和、松溪和建阳等县，白茶和黄茶的外形、香气和滋味都非常好。名贵品种有白豪银针、白牡丹。

（7）再加工茶。再加工茶包括花茶类、茶饮料和药用保健茶等。花茶是配以香花窖制而成，既保持了纯正的茶香，又兼备鲜花馥郁的香气。所用的香花有茉莉花、白兰花、珠兰花、玳玳花、栀子花、桂花、玫瑰花等，其中以茉莉花茶最为常见。茶饮料是茶叶的新型加工品种，包括固体和液体茶饮料制品，如罐装饮料茶、浓缩茶和速溶茶。药用保健茶是茶和某些中草药或食品拼和调配后制成的各种保健茶。保健茶种类繁多，功效也有不同。

（二）茶叶中的营养成分及组成特点

茶叶中的营养成分包括蛋白质、脂类、碳水化合物、多种维生素和矿物质。

蛋白质含量一般为20%~30%，但能溶于水而被利用的只有1%~2%；所含的多种游离氨基酸为2%~4%，易溶于水而被吸收利用。脂肪含量2%~3%，包括磷脂、糖脂和各种脂肪酸，其中亚油酸和亚麻酸含量较多，部分可为人体所利用。碳水化合物含量为20%~25%，多数是不溶于水的多糖，能溶于水可为机体所利用的糖类仅占4%~5%。茶叶中的矿物质有 30 多种,含量为 4%~6%,包括钙、铁、铁、钾、钠、锌、铜、磷、锰、硒等。维生素含量丰富。

茶叶还含有较多的非营养成分,主要包括多酚类、色素、茶氨酸、生物碱、芳香物质、皂苷等。

茶叶含有与人体健康密切相关的营养及非营养成分,具有提神清心、清热解暑、消食化痰、去腻减肥、解毒醒酒、生津止渴、降火明目等药理作用,还具有延缓衰老、抑制心血管疾病、防癌抗癌、防辐射、抑菌、美容护肤等功效。

复习巩固

1. 简述豆类及其制品的营养价值及影响因素。
2. 试比较畜肉和禽肉的营养价值。
3. 简述乳类食物的营养特点。

实践实训

食品的营养价值评价

一、实训目的

1. 能利用食品标签及食物成分表数据计算食品能量密度。
2. 掌握能量密度和营养质量指数概念。
3. 能将所学知识用于食物营养咨询和指导。

二、实训要求

学生选取一种预包装食品,选取其食品营养标签中的营养成分表,确定该食品的消费对象,计算该食品的能量密度、营养素密度及营养质量指数,根据 INQ 对该食品的营养价值进行评价。

三、实训步骤及结果分析

1. 食品营养成分标签(表 4-1)。

表 4-1 (   )营养成分表

项目	每 100g	营养素参考值/%
能量		
蛋白质		
脂肪		
碳水化合物		
钠		

2. 查找对应的 RNI 或 AI 数值。

根据确定的食用对象查找 RNI。

3. 计算每100g该食物含能量及各营养素含量。

查食物成分表即得每100g食物含能量及各营养素含量。

4. 计算能量密度、营养素密度、营养质量指数。

5. 根据INQ评价食物营养价值（表4-2）。

表4-2　食物营养价值评价表

能量/营养素	RNI 或 AI	食物中含量（每100g）	能量密度	营养素密度	INQ
能量/kcal				—	—
蛋白质/g					
脂肪/g					
碳水化合物/g					
钠/mg					

分析及结论：

"思政"小课堂

"双创"小课堂

"三新"小课堂

项目五　　不同人群的营养

项目五课件

任务一　　孕妇和乳母的营养与膳食

一、孕妇的营养与膳食

（一）妊娠期的生理特点

（1）血液。第6~8周，血容量开始增加。第32~34周，血容量比妊娠前增加35%~40%。与非妊娠妇女相比，血浆容积增加45%~50%，红细胞数量增加15%~20%，使血液相对稀释，容易导致生理性贫血。

（2）消化。孕酮分泌增加可引起胃肠平滑肌张力下降、贲门括约肌松弛，产生烧心感；胃排空时间延长、肠蠕动减弱，消化液分泌量减少等，易出现恶心、呕吐、消化不良、便秘等妊娠反应。胆囊排空时间延长，胆道平滑肌松弛，胆汁变黏稠、淤积，易诱发胆结石。

（3）体重。体重增加是反映妊娠期妇女健康与营养状况的一项综合指标。妊娠期母体的体重发生明显变化，平均增重约12.5kg。

（二）妊娠期的营养需要

（1）能量。孕妇除了维持自身需要的能量外，还要负担胎儿的生长发育以及胎盘和母体组织增长所需要的能量。孕早期所需要的能量与非孕时近似。从孕中期开始能量需求增加。《中国居民膳食营养素参考摄入量》推荐孕中期能量RNI在非孕基础上增加200kcal/d。

（2）蛋白质。中国营养学会建议妊娠早、中、晚期妇女蛋白质RNI分别增加5g、15g、20g；膳食中优质蛋白质至少占蛋白质总量的1/3。

（3）脂类。脂类是能量来源、以备产后泌乳、胎儿神经系统的重要组成部分，孕期平均储存2~4kg，孕妇血脂水平较平时升高，脂肪摄入不宜过多。中国营养学会推荐妊娠期妇女膳食脂肪提供的能量占总能量的 20%～30%。

（4）钙。孕晚期胎儿钙储留量大大增加，母体尚需储存部分钙以备泌乳需要。当缺钙严重时，血钙浓度下降，母亲可发生小腿抽筋或手足抽搐，严重时导致骨质软化症，胎儿也可发生先天性佝偻病。因此，孕妇应增加含钙丰富的食物，膳食中摄入不足时亦可适当补充一些钙制剂。中国营养学会建议妊娠期妇女膳食钙每日适宜摄入量（AI）为：孕早期 800mg，孕中期 1000mg，孕晚期 1200mg。

（5）铁。

①妊娠期母体生理性贫血，需额外补充铁；

②补偿分娩时由于失血造成的损失；

③胎儿储存以供出生后 6 个月之内的需要。

中国营养学会建议妊娠期妇女膳食铁的 AI 为：孕早期 15mg/d，孕中期 25mg/d，孕晚期 35mg/d。

（6）锌。妊娠期妇女摄入充足量的锌有利于胎儿发育和预防先天性缺陷。中国营养学会建议妊娠期妇女膳食锌的 RNI 为：孕早期 11.5mg/d，孕中、晚期 16.5mg/d。

（7）维生素 D。可促进钙的吸收和钙在骨骼中的沉积，缺乏维生素 D 与孕妇骨质软化症及新生儿低钙血症和手足搐搦有关；中国营养学会建议妊娠早期维生素 D 的 RNI 与非孕妇女相同，为 5μg/d，妊娠中、晚期为 10μg/d，UL 值为 20μg/d。

（8）B 族维生素。缺乏维生素 B_1 时，新生儿有明显脚气病表现。维生素 B_1 缺乏还可能影响胃肠道功能，尤其妊娠早期妇女由于早孕反应使食物摄入减少，更易引起维生素 B_1 缺乏，从而导致胃肠功能下降，进一步加重早孕反应。孕妇维生素 B_2 缺乏与胎儿生长发育迟缓、缺铁性贫血有关。

（9）叶酸。叶酸不足与新生儿神经管畸形（无脑儿、脊柱裂等）的发生有关。妇女在孕前 1 个月和孕早期每天补充叶酸 400μg 可有效地预防大多数神经管畸形的发生。

（三）妊娠期合理膳食原则

《中国居民膳食指南》提出：自妊娠第四个月起，保证充足的能量；妊娠后期保持体重的正常增长；增加鱼、肉、蛋、奶及其他海产品的摄入。

二、乳母的营养与膳食

（一）哺乳期生理特点

乳母的营养状况可影响泌乳量。泌乳量少是乳母营养不良的一个指征，婴儿体重增长率可作为奶量是否充足的指标。乳母营养状况还影响乳汁的营养素含量；乳母膳食蛋白质质量差且摄入量严重不足时将会影响乳汁中蛋白质的含量和组成。

（二）哺乳期的营养需求

（1）能量。中国营养学会推荐的乳母每日能量 RNI 应较正常妇女增加 2090kJ（500kcal）。衡量乳母摄入能量是否充足，应以泌乳量与母亲体重为依据。

（2）蛋白质。蛋白质摄入量的多少，对乳汁分泌的数量和质量的影响最为明显。乳母每日增加蛋白质摄入 20g。

（3）脂类。由于婴儿的生长发育加上婴儿中枢神经系统发育及脂溶性维生素吸收等的需要，乳母膳食中必须有适量脂肪，尤其是多不饱和脂肪酸。每日脂肪的摄入量以占总能量的 20%~25% 为宜。

（4）矿物质。人乳中主要矿物质（钙、磷、镁、钾、钠）的浓度一般不受膳食的影响。

碘和锌：乳汁中碘和锌的含量受乳母膳食的影响，且这两种微量元素与婴儿神经系统的生长发育及免疫功能关系较为密切。中国营养学会推荐的乳母碘和锌的 RNI 分别：$200\mu g/d$ 和 21.5mg/d，均高于非孕妇女。

（5）维生素。膳食中维生素 A 转移到乳汁中的数量有一定限度，超过这一限度则乳汁中的维生素 A 含量不再按比例增加。维生素 D 几乎不能通过乳腺，故母乳中维生素 D 含量很低。水溶性维生素大多可通过乳腺，但乳腺调控其进入乳汁的含量，达到一定量时不再增高。

（三）哺乳期的合理膳食原则

《中国居民膳食指南》中关于乳母的膳食指南特别强调：①保证供给充足的能量；②增加鱼、肉、蛋、奶和海产品的摄入。乳母的合理膳食原则：①食物品种多样化；②供给足够的优质蛋白质：1/3 以上来源于优质蛋白质；③多食含钙丰富食品。

任务二　婴幼儿、学龄儿童和青少年营养与膳食

一、婴幼儿的营养与膳食

（一）婴幼儿生理特点

1. 生长发育

婴儿期是指从出生到 1 周岁。体重：1 周岁时将增至出生体重的 3 倍。

身长：1 周岁时将增加至出生时的 1.5 倍。

幼儿期指从 1 周岁到 3 周岁。体重每年增加约 2kg，身长每年增加 9~13cm，智能发育较快，语言、思维能力增强。

2. 消化和吸收

（1）口腔：唾液腺发育不完善，唾液中淀粉酶的含量低，不利于消化淀粉。

（2）牙齿：未发育好。

（二）婴幼儿的营养需求

1. 碳水化合物

婴儿的乳糖酶活性比成年人高，有利于消化吸收奶中的乳糖。但 3 个月以内的婴儿缺

乏淀粉酶,故淀粉类食物应在 3~4 个月后添加。

2. 蛋白质

中国营养学会建议 RNI 婴儿:1.5~3.0g/(kg·d);1~2 岁:35g/d;2~3 岁:40g/d。

3. 矿物质和维生素

(1)钙。

<6 个月,AI 300mg/d;

>6 个月,AI 400mg/d;

母乳,35mg/100mL;

配方奶,50~70mg/100mL;

<6 个月,800mL/d;

>6 个月,600mL 加辅食。

(2)铁。婴儿出生后体内有一定量的铁贮备,可供 3~4 个月之内使用,6 月龄可出现贫血;患病高峰年龄主要是 6 月龄至 2 岁的婴幼儿。

母乳:1~3 个月,0.6~0.8mg/L;4~6 个月,0.5~0.7mg/L。

牛乳:0.45mg/L,吸收率低。

6 月龄以上婴儿铁的每日参考摄入量为 10mg/d。婴儿在 4~6 个月后需要从膳食(强化米粉、蛋黄)中补充铁。

(3)锌。

<6 个月,锌参考摄入量 1.5mg/d;

>6 个月,锌参考摄入量 8mg/d;

来源:配方奶粉、肝泥、海鱼、蛋黄。

(4)维生素 A。婴幼儿维生素 A 摄入不足可以影响体重的增长,并可出现上皮组织角化、干眼病、夜盲症等缺乏症状;但维生素 A 过量摄入也可引起中毒,表现出呕吐、昏睡、头痛、皮疹等症状。

(5)维生素 D。维生素 D 缺乏可导致佝偻病。我国婴幼儿膳食中维生素 D 的含量较低,佝偻病的患病率一直较高,因此,应给婴幼儿适宜补充维生素 D,并且应多晒太阳。长期过量摄入维生素 D 会引起中毒。

二、学龄儿童、青少年营养与膳食

(一)学龄儿童、青少年生理特点

1. 学龄儿童生长发育一般特点

(1)身高和体重:处于较快增长阶段,每年身高增加 4~7.5cm,每年体重增加 2~2.5kg。此阶段后期身高增加尤为明显,体格发育出现全方位增长。

(2)骨骼和肌肉:骨骼弹性大,硬度大,随着年龄增长,骨中的钙质不断沉积,骨骼的坚硬度逐渐加大。此时期食物中如缺少钙供应,将影响骨骼成熟和身体长高。6~7 岁开始换牙，缺钙影响恒齿发育。肌肉纤维比成人细软，肌肉中的水分比成人多，因此，能量储存较差，体力远不及成人。

（3）神经系统：发育基本完成，分析综合能力明显增强，使其行为变得更有目的、更有意识，模仿力极强。大脑细胞与成人相比，较脆弱，过多过久的脑力活动易疲劳。

（4）呼吸系统：儿童的肺与气管娇嫩，易受病源微生物侵袭，所以，常患感冒与呼吸道感染。

（5）消化系统：食管比成人明显短而窄，黏膜细嫩，管壁发育不成熟，容易遭受损伤。胃蠕动能力弱，胃容量小。消化能力随年龄增长而增强。

（6）泌尿系统：儿童的肾功能发育不健全，尿的浓缩与稀释能力比成人弱得多，故不宜吃过多的咸食。膀胱壁较薄，贮尿功能差，小便次数较多。

（7）免疫功能：学龄儿童的免疫功能与营养状况关系密切。膳食中缺乏蛋白质时，胸腺体积变小，重量减轻，T 细胞数目减少和吞噬细胞杀灭细菌的能力降低，容易患急性传染性疾病。

（8）循环系统：儿童的心肌纤维细弱，心脏肌层薄，但机体代谢相对比成人旺盛，心跳比成人快。据报道，8 ~ 10 岁儿童的主动脉就可以形成动脉粥样硬化，故预防高血压病应该从儿童期开始。

（9）注意力与观察力：年龄越小，无意注意越占优势，表现为不持久、不稳定。观察结果笼统粗浅；观察不分主次，易受情绪影响。

2. 青少年生长发育一般特点

（1）形态的变化：身高、体重、胸围、骨骼发育迅速，女孩在 9 ~ 11 岁，男孩在 11 ~ 13 岁生长发育突增开始。

（2）第二性征出现：青少年由于身体内分泌和物质代谢等各系统功能的增强，特别是性激素和肾上腺素分泌的不断增加，男女均出现了第二性征。男性方面表现为，身体肌肉发达、骨骼变硬、身体迅速增长、肩部变宽、胡须变黑、喉结突出、声音变粗而浑厚等。女性方面表现为，整个身体皮下脂肪增厚、皮肤光泽、体态丰满、臀部变圆、髋部变宽等。

（3）内脏功能健全：10 岁时，大脑容积达到成人的 95%。心肌加厚，肌肉与骨骼发育迅速，消化功能旺盛。17 ~ 18 岁，体格与体力已接近成熟。

（4）认知能力：脑的重量及体积与成年人接近，所以在青少年时期，大脑的发展主要在质量上的突破与脑功能的完善方面。这时，大脑的发育主要是脑神经纤维变粗、增长、分支及髓鞘化，脑神经分化机能达到成人水平，第二信号系统的作用显著提高。认知能力明显提高，自我控制能力明显增强；对事物的认识有表面性和片面性。

（二）学龄儿童、青少年的营养需求

1. 学龄儿童的营养与膳食需求

目前我国学龄儿童（小学生）的能量摄入量已基本达到标准，但蛋白质热比仅达到12%，生长期的儿童蛋白质热比应为 12% ~ 14%，这说明我国小学生蛋白质摄入仍处于低标准，而且动物食品的蛋白质和豆类蛋白也仅占蛋白质摄入量的22%左右。钙的摄入量还低于供给标准；维生素A和胡萝卜的摄入量未达到供给标准，核黄素普遍不足。有的地方贫血患病率高达50%。近年来由于城乡居民生活水平提高，家长大量选择精致食品及甜食给孩子吃，营养摄入不平衡。

由于学龄儿童活泼好动，大脑活动量激增，应保证能量供给充足，不少学童由于晨起胃口欠佳，加之早餐食物品种单调致使早餐质和量都不合乎要求，通常早餐供给能量应占全天能量的25%左右。凡有条件的除面包、馒头等以淀粉为主的食品外还应配有牛奶、蛋类或一定量的豆制品等。一些城镇小学推行在上午10点增加一次课间餐，这对儿童健康起了一定的积极作用，但目前课间餐多以甜食为主，营养素不平衡是值得改进的。

在能量供给充足的前提下要注意蛋白质的供给，增加优质蛋白质的比例，使每餐除粮谷类食品外应有一定量的动物食品和豆类食品，以及新鲜的蔬菜、水果，按照供给量标准注意提供富含钙、铁、锌及维生素A、B_1、B_2、C等的食物。在考试期间由于高级神经系统的活动紧张更应注意学童的膳食营养质量。

2. 青少年的营养与膳食需求

中学生正处在生长发育速度最快的高峰期，但我国近年中学生膳食调查结果指出：中学生的能量供给量满足需要，但膳食中谷类能量达到75%，动物来源食品的能量仅为9%，豆类能量只为2.2%。由于动物食品摄入偏低，致使钙、铁、维生素A、B_2等营养素低于供给量标准，蛋白质摄入处于低限。目前学生身体、体重虽有所改进，但胸围增加不够，体型向瘦高而并非健壮型发展等是值得注意的。

处于青春期发育的青少年营养供给一定要充分，若营养不良青春发育期可推迟二年。但如儿童原有营养不良，青春发育期开始就得到充足的合理膳食，可在青春期改善营养状况，赶上正常发育的青年。青少年能量需要相对高于成人。蛋白质热比最好达到13%～15%，有人试验，男孩在能量充足、蛋白质热比15%时可满足氮平衡。由于体重、身高增长加速，钙、铁等的供给应充足，锌、碘、维生素等均与组织增长有关。一日主要食品应包括谷类400～600g，瘦肉类100g，鸡蛋1～2个，大豆制品适量，蔬菜500～700g，烹调用油30～50g，通常男孩活动量大，各种营养素的供给均大于女孩。考试期间营养更应供给充足。

3. 学龄儿童、青少年的合理膳食原则

（1）学龄儿童膳食指南。

① 食物多样，谷类为主；

② 多吃新鲜蔬菜和水果；

③ 经常吃适量的鱼、禽、蛋、瘦肉；

④ 每天饮奶，常吃大豆及其制品；

⑤ 膳食清淡少盐，正确选择零食，少喝含糖高的饮料；

⑥ 食量与体力活动要平衡，保证正常体重增长；

⑦ 不挑食、不偏食，培养良好饮食习惯；

⑧ 吃清洁卫生、未变质的食物。

（2）中国儿童青少年膳食指南。

① 三餐定时定量，保证吃好早餐，避免盲目节食；

② 吃富含铁和维生素 C 的食物；

③ 每天进行充足的户外运动；

④ 不抽烟、不饮酒。

任务三　老年人营养与膳食

一、老年人生理特点

（一）心血管系统

动脉血管管壁增厚硬化、管腔狭窄，冠状动脉梗塞，左室心肌渐渐肥厚，心肌细胞萎缩、纤维化，心瓣膜变厚、钙化，心传导系统的细胞减少而脂肪、纤维组织增多，心脏每搏输出量下降，心率减慢。这些改变使老年人易患高血压病、冠心病、心律失常等。

（二）呼吸系统

胸壁僵硬度增加，呼吸肌萎缩，气道柔软而顺应性增加，残气量加大。这些改变使老年人呼吸功能大大降低，从而在各种病因的刺激下，容易引发老年肺气肿、肺心病、呼吸衰竭、气道闭合，应激反应时易于发生低氧血症、高二氧化碳血症和酸中毒。

（三）神经系统

神经元减少，尤其是大脑皮质及皮质下区，脑动脉硬化致脑血流量减少，脑细胞对葡萄糖的利用能力下降，神经递质合成减少，神经纤维数量减少导致传导减慢，神经反射速度减慢。所有这些改变导致老年人出现某些神经功能方面的不健全，如短期记忆减退、计算能力下降等。

（四）消化系统

胃肠道血流量降低，胃黏膜不同程度萎缩，各种消化液分泌减少，胃排空时间延长，肠蠕动减弱，食欲减退；肝脏重量减轻，肝细胞数减少，肝合成能力降低，生物转化功能下降。因此，老年人易偏重盐口味，易患老年性便秘、肠瘤、胆囊炎等。

（五）免疫系统

随年龄增高，机体的免疫功能也下降，老年人胸腺重量减小，T 淋巴细胞数目减少，老年人易患各种感染性疾病。

二、老年人的营养需求

每一个老年人对营养的需求，因生活环境、生活习惯、工作性质及个体差异（体重、疾病、性别等）的不同而不同。总的要求是：营养素全面而平衡，充足而合理，讲究科学的营养。老年人对营养物质有以下一些特殊的要求。

（一）能量

老年人体力渐衰，活动量减少，能量消耗也随之降低，因此老年人的能量供给量应适当减少，一般 60~75 岁的老人能量需求比成人减少 10%；75~80 岁老人能量需求比成人需求减少 20% 左右，以控制在 1700~2400kcal 为宜。老年人能量摄入过多，容易发胖，肥胖不仅是高血压、心血管疾病和糖尿病的诱因，而且病死率也高。因此膳食应注意供给适当的能量，保持体重。

（二）蛋白质

老年人对蛋白质的数量需求不高，但要求优质蛋白质的摄入量比例应占总蛋白质摄入量的 50% 左右。因为老年人的体内代谢过程以分解代谢为主，需要较为丰富和优质的蛋白质来补偿组织蛋白的消耗，注意补充各种必需氨基酸。应选食牛奶、蛋类、豆及豆制品、瘦肉、鱼、虾等。老年人摄入的蛋白质应按每日 1g/kg 体重计，如 60kg 体重的人，约每日摄入 60g 蛋白质。老年人蛋白质的摄入量一定要适量，既不能少，也不宜过多。过多的蛋白质，加重老年人消化功能和肾脏功能的负担，如果进食过多蛋类、动物内脏，又会增加体内胆固醇，对健康不利。

（三）碳水化合物

碳水化合物易于消化吸收，是老年人能量的主要来源。应多食用多糖类食物，如蜂蜜、水果、蔬菜等；少食用双糖类食物，如蔗糖、麦芽糖等，因为这类碳水化合物可使血脂升高，引起高血脂症和肥胖。在正常情况下，碳水化合物在总能量中占的比例约为 60% 是适宜的，每日膳食中应供给 300~350g（供给量可根据个体特点而做适当调整）。同时，老年人的膳食中应注意供给一定量的纤维素和果胶，这两种不被吸收的碳水化合物能刺激肠道蠕动，起到预防老年性便秘的作用。膳食纤维还能改善肠道菌群，使食物容易被消化吸收。近年的研究还说明，膳食纤维尤其是可溶性纤维对血糖、血脂代谢都起着改善作用，这些功能对老年人特别有益。随着年龄的增长，非传染性慢性病如心脑血管疾病、糖尿病、癌症等发病率明显增加，膳食纤维还有利于这些疾病的预防。

（四）脂肪

老年人由于胆汁分泌量减少，脂酶活性降低，从而脂肪代谢减慢，消化脂肪能力下降，血脂偏高。因此要严格控制脂肪的摄入，适量的脂肪可促进维生素 A 和胡萝卜素的吸收；过多的脂肪，不利于心血管系统、消化系统及肝脏。要尽量选用含不饱和脂肪酸较多的脂肪，而减少膳食中饱和脂肪酸和胆固醇的含量，也就是多吃花生油、豆油、菜油、玉米油等植物油，而少吃猪油、酥油等动物性脂肪。

（五）维生素

维生素在老年人的膳食中占有极为重要的地位，不少老年性疾病的发生与维生素摄入不足有关，特别是水溶性 B 族维生素和维生素 C，脂溶性维生素 D、维生素 E。其中维生素E是抗氧化维生素，在人体抗氧化功能中起着重要的作用。老年人抗氧化能力下降，使非传染性慢性病的危险增加，故从膳食中摄入足够量抗氧化营养素十分必要。应多选食新鲜绿叶蔬菜和各种水果，以及粗粮、鱼、豆类及牛奶。

（六）无机盐

无机盐类在人体内参与许多主要的生理活动，合理供给老年人身体需要的无机盐，对他们的健康长寿也有着不可低估的重要意义。老年人对钙的利用和贮存能力降低，易发生钙的负平衡，长期持续性负钙平衡是老年人骨质疏松发病率增加的一个重要原因，女性更为明显。除坚持适当的运动之外，多接受日光照射，经常保证食物钙的摄入量（每日至少摄入600mg钙），对预防骨质疏松甚为有益。牛奶含钙量丰富且易吸收，是为老年人提供钙盐的较好食品。对于钠盐，老年人应适当限制，通常每日食盐摄入量以5~6g为宜，不得超过8g。钾主要存在于细胞内液，老年人分解代谢常大于合成代谢，细胞内液减少，体钾含量常减少。所以应保证膳食中钾的供给量，每日供给3~5g即可满足需要。瘦肉、豆类和蔬菜富含钾。另外某些微量元素，如锌、铬对维持正常糖代谢有重要作用。

（七）水

肾脏功能的衰退是一种自然老化的现象，故老年人血液中尿素氮往往比年轻人高，但许多老年人因为有尿贫和尿失禁的问题，便会减少水分的摄取，殊不知这会使肾脏不易排除体内代谢所产生的废物。而且老年人的结肠、直肠的肌肉萎缩，排便能力较差，再加肠道中黏液分泌减少，细胞内液减少、萎缩，以致大便容易秘结。故膳食中要有充足的水分，一般认为饮水量可控制在每日2000mL左右，因此多样化的汤羹是不可缺少的。应尽量安排在白天多喝水，以利肾脏的清除作用，又不致影响到夜间正常的睡眠。

三、老年人的合理膳食原则

（1）膳食平衡，维持能量摄入与消耗的平衡，饥饱适中，保持理想体重；

（2）控制脂肪摄入，脂肪摄入量占总能量的20%~30%；

（3）蛋白质以优质蛋白质为主，荤素合理搭配，提倡多吃奶类、豆类和鱼类；

（4）碳水化合物以淀粉为主，重视膳食纤维和多糖类物质的摄入；

（5）保证充足的新鲜蔬菜和水果摄入，补充老年人机体所需的抗氧化营养素，新鲜蔬菜每天摄入量400~500g，水果100~200g；

（6）重视钙、铁、锌等的补充；

（7）食物要粗细搭配，易于消化；烹调要注意色香味、柔软，不吃油炸、烟熏、腌制的食物；

（8）少食多餐，不暴饮暴食，饮食清淡少盐，不吸烟，不过量饮酒。

任务四　运动员营养与膳食

一、运动员生理特点

在竞技训练和比赛时，运动员处于高度的生理应激和负荷极限状态，机体发生一系列的生理生化改变继而引起机体营养素代谢和营养素需要量的改变。

（1）心血管系统：血容量明显增大，以满足机体氧气和能量的需要以及代谢产物排出的需求剧烈运动时，由于肌肉组织局部血管舒张，血流阻力下降、交感神经兴奋性增强，运动员心输出量可以达到最大输出量的85%。

（2）神经系统：超负荷运动可引起运动员大脑皮质兴奋和抑制不协调，神经-体液调节紊乱，出现交感神经过度兴奋，迷走神经相对抑制，导致身体各系统的功能下降，甚至出现病理性改变。

（3）消化系统：剧烈运动时机体血液重新分配，皮肤和肌肉血流量增多，胃肠道和消化腺体血流量减少，对营养素消化吸收能力减弱。

（4）免疫系统：在强化训练期间、减重期间和从事长距离比赛后，运动员表现出暂时性的免疫功能低下；随着运动时间的延长，机体免疫功能进一步下降，疲劳感增强，呼吸道感染率增加。然而中小强度的运动、日常的周期性训练以及有氧运动和每日中速步行均能提高机体免疫力，减少呼吸道感染的危险性。

（5）内分泌系统：短期或长期运动均可引起女性运动员体内激素水平的改变，从而影响女性正常生理状态，可出现月经不调、闭经等。不同运动项目对运动员体内能量、营养素代谢和需要量影响也不同，且有些运动项目还要求给予特殊的营养供给，才能满足运动员的营养需要。

二、运动员的营养需求

（一）能量

运动员在训练或比赛中，呈现代谢强度大、消耗率高以及运动后恢复期过量氧消耗（即氧债 oxygen debt）的特点。我国运动员能量供给标准：一般 50~60kcal/kg；男 4000~4400kcal；女 3200~3500kcal。

（二）蛋白质

补充运动损耗，增加肌肉力量，促进血红蛋白合成，加速疲劳恢复。蛋白质摄入过多可加重肝、肾的负担，还可增加酸性代谢产物，使疲劳提前出现；同时，还可导致运动员的脱水、脱钙以及矿物质代谢异常等。我国推荐运动员蛋白质的摄入量占总能量的12%~15%，力量型项目增加到15~16%。在摄入的蛋白质中，优质蛋白质最少占到1/3。

（三）脂肪

具有能量密度高、体积小、增加饱腹感等特点，是运动员主要能量供给形式。运动训练可增强机体对脂肪的氧化利用能力，适量的增加脂肪供能可有节约糖原和蛋白质的作用。脂肪不易消化吸收；氧化供能时耗氧量高，影响氧的供给；过多摄入可引起血脂和血液黏稠度增高，血流缓慢，影响氧和 CO_2 的运输；导致酸性代谢产物增加，以致运动员耐力降低和体力恢复速度减慢。我国推荐运动员脂肪的摄入量占总能量的 25%～30%，游泳和冰雪项目可增加至 35%。饱和脂肪酸、多不饱和脂肪酸和单不饱和脂肪酸的比例为 1：1：（1~1.5）；注意控制胆固醇的摄入量。

（四）碳水化合物

易消化吸收；易氧化、耗氧量少；在等量氧消耗的情况下，碳水化合物的产能效率比脂肪高 4.5%；既可氧化供能，又可无氧酵解供能。短时间高强度运动的能量来源主要是碳水化合物。长时间低强度或中等强度运动的初期也是以碳水化合物供能为主，只有在糖原贮备下降后，脂肪或蛋白质供能的比例才会逐渐提高。碳水化合物的代谢产物为二氧化碳和水，不增加体液的酸度。我国推荐运动员膳食碳水化合物提供的能量占总能量的 55%～65%，高强度、高耐力和缺氧运动项目可增至 70%。

（五）水

运动时，机体产热迅速增加，大量排汗散热，可使大量水分和水溶性营养素丢失，引起水电解质平衡失调。由于运动而引起体内水分和电解质丢失过多的现象称为运动性脱水。补水要按照少量多次，不可一次暴饮。

（六）钠

钠缺乏时，轻者可有肌肉无力、食欲减退、消化不良等表现；重者可出现恶心、呕吐、头痛、腹痛、腿痛以及肌肉抽搐等症状。运动员钠的适宜摄入量为<5g/d，高温环境下训练为 8g/d。可通过菜汤、含盐多的食物，含钠多的运动饮料等进行补充。

（七）钾

钾缺乏可引起运动员一系列的改变，如抑制碳水化合物的利用，减少 ATP 合成，降低肌肉兴奋性，出现肌肉无力和心脏节律紊乱等。应注意在大量出汗前后适量补充钾盐。运动员的适宜摄入量为 3~4g/d。

（八）镁

缺镁可诱发情绪激动和肌肉抽搐。镁的适宜摄入量为 400~500mg/d。

（九）钙

运动员极易出现钙缺乏或不足，与食物钙摄入不足和汗液钙大量丢失有关。运动员钙的适宜摄入量为 1.0~1.5g/d。

（十）铁

铁与运动员的耐氧能力或耐力有关。运动训练使运动员铁需要量增加，大运量训练往往加重缺铁性贫血，尤其是女运动员和控制体重的运动员。运动员铁的适宜摄入量为 20mg/d，在大运动量训练或高温环境下训练可适量增至 25mg/d。

(十一) 维生素 B_1 和维生素 B_2

维生素 B_1 缺乏引起丙酮酸堆积，影响神经系统功能；大量丙酮酸转化成乳酸后，造成乳酸堆积容易导致疲劳，损害有氧运动能力。

维生素 B_2 缺乏直接损害有氧运动和无氧运动能力。我国推荐运动员维生素 B_1 适宜摄入量为 $3\sim5$mg/d，维生素 B_2 适宜摄入量为 $2\sim2.5$mg/d。

(十二) 维生素 C

参与胶原的合成，与运动中组织细胞损伤的修复相关。还原型维生素 C 能将小肠对非血红素铁的吸收率提高 $2\sim4$ 倍。我国推荐的运动员膳食维生素 C 的适宜摄入量在训练期为 140mg/d，比赛期为 200mg/d。

(十三) 维生素 A

维生素 A 与视觉发育和功能有关，射击、击剑和乒乓球等对维生素 A 的需要量比较高。一般运动员维生素 A 的适宜摄入量为 1500μg RE/d，视力活动紧张的项目运动员为 1800μg RE/d。

三、运动员的合理膳食原则

(一) 能量需求

运动员在训练和比赛期间，能量代谢强度大。具体的能量需要量主要取决于运动的强度、密度和持续时间。运动员一日能量的总消耗量由基础代谢、运动消耗、食物的生热效应及其他活动四部分组成。我国运动员能量供给标准是 $50\sim60$kcal/kg。

(二) 蛋白质的摄入

提供足量优质的蛋白质，对于补充运动员的消耗，增加肌肉力量，加速疲劳的恢复都很有帮助。优质蛋白质应该占总的蛋白质的摄入量 30% 以上，应多采用谷类食物和豆类食物混合食用的方式。我国运动员蛋白质的供给量为 $1.5\sim2.5$g/kg。

(三) 脂肪的摄入

脂肪的产能量高、体积小，是运动员较理想的储能形式。中等强度的运动项目，短时间内的能量消耗来自脂肪和糖类，1 个小时或更长时间后，脂肪能量的利用率逐渐增加，在耐久运动中，脂肪可供约 80% 的能量。运动员不宜从饮食中摄入过多脂肪，因为脂肪不易消化，代谢时耗氧量高，会影响氧的供给。我国运动员膳食中每天的脂肪量应为总能量的 25%~30%。

(四) 碳水化合物的摄入

糖类是运动员最理想能量来源。因为它的分子结构比蛋白质、脂肪简单，容易被机体吸收，氧化时耗氧少，产能效率高。在运动前、运动中适量补给葡萄糖，有利于运动中维持血糖水平。运动员的碳水化合物的供给量应为总能量的 50%~60%。

(五) 补液原则

运动员补液应根据运动员的个人体质、运动训练或比赛的情况和环境因素，以及以往的经验，及时补液。最好在运动前、中进行预防性补液，避免脱水的发生，防止运动能力的下降；运动后及时补液，促进恢复。补液原则应遵循少量多次，避免一次性大量补液对胃肠道和心血管系统造成的负担加重。补液的总量一定要大于失水的总量，而且要选择正确的运动饮料。

（六）钠、钾、镁的摄入

钠、钾、镁对维持神经信息传导和肌肉收缩具有重要作用，运动员因出汗量大，这些矿物质随汗液丢失的量增加，所以运动员对钠、钾、镁的需求量高于普通人。推荐的中国运动员每日钠、钾、镁的适宜摄入量分别为：钠<5g（高温环境训练<8g），钾 3~4g，镁 400~500mg。

（七）钙、铁、锌的摄入

运动项目不同，运动员对钙的需求也不同。推荐的我国运动员每日钙的适宜摄入量为 1000~1500mg。大运动量项目运动员，在高温环境下训练或比赛时的钙摄入量可考虑上限，即 1500mg。运动加快铁和锌的代谢，使铁和锌吸收受到影响，排出增多。这些都增加了运动员对铁和锌的需求量。推荐的中国运动员每日铁和锌的适宜摄入量均为 20mg，大运动量或高温环境下训练或比赛为 25mg。

（八）维生素的摄入

维生素 B_1 的需要量与机体运动强度，食物中含量及气温条件等因素有关。我国推荐的维生素 B_1 适宜摄入量是 3~5mg/d。运动训练可能增加维生素 B_2 的需要量。我国推荐的维生素 B_2 适宜摄入量是 2~2.5mg/d。由于运动引起代谢途径加速，建议运动员和活跃人群的维生素 B_6 摄入量应增加。我国推荐的维生素 B_6 适宜摄入量是 2.5~3mg/d。维生素 B_{12} 缺乏是很少见，但对完全素食的运动员应注意适量补充维生素 B_{12}，因完全素食人群容易发生缺乏。运动可能使维生素 C 的需要量增加。一次运动可使机体血液中维生素 C 含量增加，同时，脏器中维生素 C 含量减少。运动员与正常人相似，维生素 D 和维生素 E 的缺乏少见。维生素 A 的需要量随机体劳动强度、生理病情况及视力的紧张程度而变化。

四、不同项群运动员的营养重点

不同项目运动员的能量需求与消耗及代谢模式不一样。国家体育总局颁布的"优秀运动员营养推荐标准"表明：运动员的能量需求为 2000~4700kcal（8372~19674kJ）/d 不等。

运动员的运动能力不仅取决于科学的训练、优秀的身体素质和心理素质，而且取决于良好的健康状态和合理的营养。合理营养是运动训练的物质基础，有利于代谢过程的顺利进行和器官功能的调节，对运动员功能状态、体力适应、运动后的恢复和伤病防治都具有良好的作用，而且有助于运动员充分发挥训练效果和竞技能力。合理营养加上严格的科学训练，是创造优异运动成绩的基本保证。

运动员在训练和比赛期间，能量代谢强度大。具体的能量需要量主要取决于运动的强度、密度和持续时间。运动员一日能量的总消耗量由基础代谢、运动消耗、食物的生热效应及其他活动四部分组成。我国运动员膳食对于保证运动员的营养需求和保持运动能力来说是最重要的物质基础，而且运动员所需的营养物质最好从食物中获得。然而，多年来的运动员膳食营养调查表明，运动员的伙食标准虽然逐年提高，但我国运动员膳食中存在的问题却不容乐观。因此，运动员应该按照上述要求进食，使所摄入的营养素基本能满足要求。

任务五　特殊环境人群营养与膳食

一、高温环境人群的营养与膳食

高温环境是指35℃以上的生活环境和32℃以上或气温在30℃以上相对湿度超过80%的生产劳动工作环境。

（一）生理和代谢特点

高温环境下随着大量汗液排出，导致钠、钾、钙和镁等矿物质多有丢失；血液浓缩，循环血流减少；消化道血液不足；胃肠道功能减弱以及中枢运动神经细胞的兴奋性降低；肌肉收缩能力和协调能力下降；免疫功能亦下降等。

（二）对能量和营养素代谢的影响

高温环境下，一方面消化液分泌减少，胃肠道功能下降，营养素的消化吸收利用降低；另一方面能量消耗增加，蛋白质的分解代谢加强，能量代谢相关的维生素需要量相应增加，维生素C和维生素A的消耗量增多，水溶性维生素随汗液丢失增加，水和矿物质丢失。

（三）膳食营养需要

高温环境中的膳食营养重点是增加水和矿物质的摄入，也应适量增加蛋白质、碳水化合物和维生素的摄入量，并控制脂肪的摄入量；同时，应注意选择清淡易消化的食物。

二、低温环境人群的营养与膳食

低温环境主要是指环境温度在10℃以下的外界环境。

（一）生理与代谢特点

低温环境下，人体胃酸分泌亢进；交感神经系统兴奋；直接刺激呼吸道上皮组织，引起气道阻力增加；影响中枢和周围神经系统以及肌肉和关节的功能；甲状腺素分泌增加及引起局部体温调节和血液循环障碍等。

（二）对能量和营养素代谢的影响

能量消耗增加，碳水化合物和脂肪的利用增加，蛋白质代谢增强，机体对缬氨酸等支链氨基酸的利用增强；多种水溶性维生素及维生素A消耗量增加；肾泌尿量增加，血锌、镁、钙和钠含量下降，体内钙和钠明显不足。

（三）膳食营养需要

①首先应保证充足的能量供应，能量 RNI 提高 10%～15%，建议碳水化合物、脂肪、蛋白质供能比分别为 45%～50%、35%～40%、13%～15%；②提供优质蛋白质；③选择富含 B 族维生素和维生素 A 的食物；④注意补充钙、钾、锌和镁等矿物质；⑤食盐摄入应是温带地区的 1～1.5 倍。

三、高原环境人群的营养与膳食

高原环境是指海拔高于 3000m 以上的地区。

（一）生理与代谢特点

高原环境中人脑组织耗氧量大，代谢率高，氧和 ATP 贮存少以及对低氧耐受性差；有氧代谢降低；能量产生障碍；低氧刺激呼吸加深加快；肺血管收缩；心肌收缩力下降；消化液分泌减少及茶酚胺和糖皮质激素分泌增加等。

（二）对能量和营养素代谢的影响

低氧时，①能量需要量增加，其推荐摄入量在非高原人群基础上增加 10%；②蛋白质分解代谢增强，必需氨基酸合成率下降，氮的排出量增加；③脂肪分解大于合成，脂肪贮存量减少，血脂成分（如甘油三酯、胆固醇等）增高；④糖的有氧代谢减弱，血糖降低，糖酵解增强，糖原异生受阻，糖原贮备量减少。急性低氧时，机体出现电解质代谢紊乱，出现细胞外液转移入细胞内，细胞内外电解质的改变，表现为血钾、钠和氯含量增加，尿钾、氮排出量减少；血钙浓度增加；尿维生素 B_1、维生素 B_2 和维生素 C 排出增加。

（三）膳食营养需要

①以增加碳水化合物摄入为主，注意优质蛋白质的摄入；②供给充足的维生素与矿物质；③合理补水，促进食欲，防治代谢紊乱，注意预防脑和肺水肿。

四、接触电离辐射人员的营养与膳食

电离辐射是由于引起物质电离的粒子（如 α 粒子、β 粒子、质子和中子）或电磁（X 射线和 γ 射线）构成的辐射。

（一）电离辐射对人体生理营养素代谢的影响

电离辐射可直接和间接造成 DNA 损伤，引起 DNA 链断裂；另外，通过作用于水引起水分子电离并形成大量活性氧自由基，后者可诱发碱基损伤和形成二聚体等，还可影响 RNA 的合成代谢。辐射导致机体能量消耗增加；尿氮排出量增加，出现负氮平衡；大剂量的辐射影响代谢，出现高脂血症、高血糖症等，并可使体内无机离子丢失增加，导致电解质紊乱；还可引起机体抗氧化维生素消耗及 B 族维生素排出量的增加。

（二）膳食营养需要

保证充足的产能营养素供给，建议蛋白质和碳水化合物功能分别占总能量的 12%～18% 和 60%～65%；增加必需脂肪酸的摄入，但不宜增高脂肪供能比；选择富含抗氧化营养素的果蔬食品及富含维生素 B_1 和维生素 B_2 的食物；补充适量矿物质，并注意它们之间的平衡。

五、接触化学毒物人员的营养与膳食

（一）铅作业人员

（1）铅在体内代谢特点和对营养素代谢的影响：铅主要经呼吸道消化道和皮肤进入机体。进入血液中的铅大部分与红细胞膜血浆蛋白质结合，少部分则形成磷酸氢铅（PbH-PO_4）和甘油磷酸铅，经肾脏排出。铅毒性表现主要为抑制代谢过程中的巯基酶活性，表现出一系列的毒性作用。铅通过抑制巯基酶活性，可使血红蛋白合成减少；铅与锌、铁和钙等元素共用同一转运蛋白，故血铅增高可降低锌、铁和钙等的吸收率；铅可促进维生素 C 氧化，使 1，25-$(OH)_2D_3$ 的分解代谢加强。

（2）膳食原则：在接触少量铅时，食物选择应以富含磷和硫的肉类和谷类等食物为主，使沉积于骨骼中的铅转入血液，形成可溶性磷酸氢铅，经尿排出；在急性铅中毒时，以富含钠、钾和钙等的水果蔬菜以及奶类等食物为主，使血中高浓度的磷酸氢铅转变为磷酸三铅沉积于骨中，缓解铅的急性毒性，随后采取富含钠、钾和钙的食物和富含磷和硫的食物交替食用的方法，促进体内铅逐步排出。

（3）营养需要：蛋白质供能比为 14%~15%，应增加优质蛋白质的摄入；碳水化合物供能比 65% 以上；脂肪供能比不宜超过 25%；建议摄入钙 800~1000mg/d，注意补充铁，改善贫血状态；补充维生素 C 达到 150~200mg/d，适量补充维生素 B_{12}、叶酸和铁，以促进血红蛋白的合成和红细胞的生成；维生素 B_1、维生素 B_2 和维生素 B_6 均有神经系统的保护作用，对防治铅中毒也有着重要的意义；保证一定量膳食纤维的摄入。

（二）苯作业人员

（1）苯对机体的毒作用和营养素代谢的影响：主要经呼吸道吸入体内，液态苯可经皮肤侵入人体，急性中毒主要对中枢神经系统呈麻醉作用，慢性中毒则以对造血系统造成损害为主；可增加蛋白质的损失，减少铁的吸收和体内维生素 C 的贮存，增加机体对维生素 C 的消耗；还可导致食欲缺乏症，胃肠功能紊乱。

（2）膳食营养需要：在平衡膳食的前提下，增加足量优质蛋白质的摄入，对预防苯中毒有一定作用；增加碳水化合物摄入，以提高机体对苯的耐受性；限制脂肪摄入，降低机体对苯的敏感性；增加维生素和矿物质的摄入。

六、癌症患者的营养与膳食

营养疗法可以改善病人免疫能力，提高病人内脏机能，促进食欲，增加体重，增强病人抗感染的能力。把它用于癌症病人手术前、后，可减少并发症和死亡率，改善病人对化疗和放疗的耐受性，可以增强抗癌药物治疗作用，减少或预防抗癌治疗的反应和并发症，使不能抗癌的治疗变为可能，使不能完成疗程的病人完成疗程，并能增加疗效。总之，近年来对癌症患者饮食营养治疗有了广泛研究，对于高营养疗法对癌症治疗的重要性及其价值已有较正确的评价。但在临床应用过程，还必须注意癌症病人的特殊性以防止可能的促癌作用。

（一）能量

癌症病人因为肿瘤部位、大小、严重程度、病人对肿瘤的反应和营养状态各方面都有差异，对总热量摄取各异。有人认为限制能量可减少肿瘤的发生，20 世纪 40 年代的统计资料已经表明体重超重的人比体重正常或较轻的人更易患癌症，肿瘤的死亡率也高。最近的实验也证实限制能量可减少动物肿瘤的发生率，延长肿瘤发生的潜伏期，并可抑制移植性肿瘤的发展。苏联的营养学家坦鲍姆和西尔维期顿在他们著名的综述《营养和癌症》中阐述道：通过限制能量使肿瘤的发生受到抑制取决于某些因素，即限制能量的程度、实验饮食的成分、肿瘤的类型和致癌物的活性。同时致癌因素的力量大小也有很大的作用。在使用大剂量活泼致癌物的情况下，能量的限制仅缩短肿瘤发展的潜伏期或者对癌症的发生根本不起作用。所以鉴于癌症病人营养治疗的基本目标，为了避免病人体重过度下降，满足癌症患者增高的代谢需要，饮食中的总能量应该增加。碳水化合物的摄入量也必须充足以使蛋白质能用于合成组织。避免因限制膳食能量而减少机体的营养供给，造成机体衰弱，抵抗力下降，肿瘤也可由此而发展。有报道认为平时营养良好的成人每日需要能量为 8368J，营养不良的病人每日则需要 12550~16736J 的能量。

（二）蛋白质

在癌症发生方面查明饮食中蛋白质成分的作用有很大的困难。当基本饮食补充了蛋白质以后，就很难肯定所产生的效果是蛋白质而不是能量或食物成分比例的变化引起的。许多流行病学和动物试验结果表明膳食中蛋白质含量较低，可促进肿瘤的发生，相反高蛋白质或补充某些氨基酸则可抑制动物肿瘤的发生。但也有相反的结果，如实验证明给大鼠饲以高色氨酸膳食，可促进膀肌癌的发生。因此，用实验动物观察膳食蛋白对自发肿瘤或用化学物质诱发的癌瘤作用，尚难得出一致结论。结合我国膳食情况，我们主张应供给适量的蛋白质争取有适宜比例的优质蛋白质为好。癌症病人组织的再生、愈合及修复需要增加蛋白质的摄入量，病人需摄入充足的必需氨基酸。平时营养良好的病人每日蛋白质需要量为 80~100g，营养不良者需要适当增加，用于纠正癌症病人的营养不良，维持机体的氮平衡。

（三）脂肪

流行病学调查结果表明，高脂肪与肠癌及乳腺癌发病有关。脂肪摄入越多发病率越高。经近年来研究表明，高脂膳与前列腺癌、卵巢癌发病均有关系。因此癌症病人的饮食需控制脂肪的摄入量，控制脂肪占总能量的百分比。最大限度地抑制不饱和脂肪酸对肿瘤的促进作用，欧美一些国家要求居民膳食中脂肪的热比最多不超 30%，这样可以预防结肠癌和乳腺癌，还对预防心血管病也有效。

（四）碳水化合物

目前，对碳水化合物摄取量的多少与肿瘤的发生不能肯定有直接的关系，但 Helns 分析 41 个国家乳腺癌与膳食的关系，他发现摄食精制糖量与乳腺癌发生率有关。Hakama 和

Saxen 分析 16 个国家胃癌死亡率与谷类摄取量（面粉）呈正相关。1979 年，Mdoan 等报告胃癌患者摄入碳水化合物类食品多。他们以病理检查确诊为胃癌的 166 人与其他非胃癌的对照组相比较，发现无论是过去还是现在，胃癌病人摄入的碳水化合物食品均明显地高于对照组。因此可以说高碳水化物膳食是胃癌的重要发病因素，所以癌症病人应控制碳水化合物的摄入量，防止病情进一步发展。近年来有关膳食纤维与结肠癌的关系受到重视。资料表明膳食纤维的摄入量与结肠癌发病率呈反比，其作用机理是：膳食纤维可吸收水分使肠道致癌物被稀释，促进肠道蠕动有利于粪便排泄，继而缩短致癌物与肠道接触时间；影响大肠细菌的分布，可抑制厌氧菌的活动，促进嗜氧菌的生长，从而导致致癌物的下降。因此，结肠癌患者在日常饮食中适量增加膳食纤维的摄入量对病情的发展是有益处的。

（五）维生素及矿物质

调节蛋白质代谢及能量代谢的主要维生素及矿物质是癌症病人的基本营养素。例如，B 族维生素是能量代谢所必需的辅酶，维生素 A 和维生素 C 是重要的组织结构物质，维生素 D 则是保持骨和血液中钙和磷的正常代谢所必需的因素，维生素 E 可保持细胞膜的完整性，许多矿物质在组织的结构、机能及体内重要的酶的作用等方面都是不可缺少的。维生素的需要量，营养良好者与健康人相同，而基础营养不良的病人，则需相应的增加。表 5-1 列出了部分营养素缺乏与恶性肿瘤的关系。

表 5-1 部分营养素缺乏与恶性肿瘤的关系

缺乏的营养素	发生肿瘤部位
Fe	食管上段
I	甲状腺
维生素 A	宫颈、胃、食管
维生素 B_2	上消化道
维生素 B_6	肝
维生素 C	食管、胃

因此我们要根据发生在不同部位肿瘤的病人的具体情况，从饮食上适当地补充维生素和矿物质。此外许多病人，由于饮食摄取不足，而致无机盐缺乏，特别是微量元素。许多研究证明，硒是防止癌症潜力很大的微量元素，高硒摄取，可使许多种化学致癌物诱发的肝癌、皮肤癌和淋巴肉瘤受到抑制。这是因为硒可以阻碍致癌物在体内的代谢过程，提高机体免疫力，保护生物膜，并且硒可以阻止正常细胞发生癌变。硒对肿瘤有直接杀伤作用，并可诱导白血病细胞由原来的早幼粒向成熟方向的中幼粒分化。富含硒的食物主要有：谷类、海味、动物内脏、奶类等。硒的抗癌作用是肯定的，保持体内一定的硒水平可能在一定程度上提高肿瘤患者的存活率。

（六）水

癌症病人水需要量应增加，以补充由于胃肠道反应、感染及发热等所引起的丢失。多饮水还有助于肾脏排除体内的废物及毒物，如组织的破坏分解产物、被杀死的癌细胞分解产物以及治疗所用的药物等。同时多饮水使尿量增加，可防止对泌尿道的刺激及尿路的炎症反应。例如病人应用某些抗癌化疗药物如环磷酰胺时，每天需要饮水 2~3L，以预防发生出血性膀胱炎。

复习巩固

1. 针对孕晚期孕妇晚上睡觉经常腿抽筋进行分析，请提出饮食的合理建议。

2. 某女性，70 岁，退休。请为其编制一份合理的一日三餐食谱。

3. 运动员的合理膳食原则包括哪些？

4. 接触有毒有害物质的人群为什么要注意平衡膳食和合理营养？

5. 试为肺癌二期患者设计合理膳食。

实践实训

特殊人群的膳食调查

一、实训目的

1. 了解膳食调查的目的、意义和方法。

2. 了解特殊人群的营养健康状况，能够针对性提出营养学的指导建议。

二、实训要求

1. 调查内容主要包括：①调查期间每人每日所吃的食物品种、数量；②过去的膳食情况、饮食习惯等，以及调查对象生理状况，特别是慢性病影响等；③注意饮食制度、餐次分配是否合理；④了解烹调加工方法对维生素保存的影响。

2. 调查对象和时间：

调查对象：特殊人群（老年人、青少年、孕妇等）；

调查期限：5 日，应在每日膳食情况变化不大的情况下开展调查。

3. 调查工具：食物成分表。

三、调查的方法

询问法或称重法，学生可根据调查对象的实际情况进行选择。

1. 询问法：询问被调查对象在过去 24 小时内各类食物的摄入量，记入表 5-2。

表 5-2　膳食调查食物摄入量记录表

编号：　　　　　　　　调查对象：　　　　　　　　日期：

餐次	第一天		第二天		第三天		第四天		第五天	
	食物名称	重量/g	食物名称	重量/g	食物名称	重量/g	食物名称	重量/g	食物名称	重量/g
早餐										
中餐										
午餐										

调查结束后，将调查期间内各类食物相加，除以调查天数即得出平均每日各类食物的摄入量。按食物成分表计算出每种食物所供给的能量和各种营养素。

2. 称重法：将调查对象每日每餐各种食物可食部消耗的数量都进行称量记录（表5-3）。一般须称量烹调以前的生重、烹调后的熟重和剩余的熟食量，记录并求出生熟比例，然后将一天各餐的结果相加取得一日的总食物消耗量。将所消耗的各种食物加以分类、综合，求得每人每日的食物消耗量，然后按食物成分表计算出各种营养素的摄入量。

表5-3　膳食调查（称量法）记录表

编号：　　　　　　调查对象：　　　　　　日期：

餐次	原料名称/g	原料生重/g	饭菜熟重/g	熟食余重/g	实际消耗量		备注
					熟重/g	生重/g	
早餐							
中餐							
晚餐							
其他							
调味品用量							

四、调查结果计算

1. 将摄取食物的餐次、种类、数量记入表5-4。

2. 查食物成分表，计算摄入种类食物的能量和营养素的含量。食物成分表通常是每100g食物的营养的含量。

表5-4　食物营养成分计算表

餐次	食物名称	重量/g	蛋白质/g	脂肪/g	糖类/g	能量/kJ	钙/mg	铁/mg	维生素A	胡萝卜素	硫胺素/mg	核黄素/mg	维生素C	维生素D
早餐														
小计														
中餐														
小计														
晚餐														
小计														
加餐														
小计														
合计														

3. 能量、蛋白质与脂肪的食物来源

从能量、蛋白质的食物来源分布，可以初步了解被调查对象的基本膳食结构（表5-5）。能量食物来源可分为谷类、豆类、薯类、动物性食物、纯能量食物及其他共6组。蛋白质食物来源分为谷类、豆类、动物性食物和其他4组。能量营养素来源分为蛋白质、脂肪和碳水化合物3组。

表5-5　能量、蛋白质、脂肪的食物来源分布

食物来源	食物种类	摄入量	占总摄入量（%）
能量的食物来源	谷类		
	豆类		
	薯类		
	其他植物性食物		
	动物性食物		
	纯能量食物		
能量的营养素来源	蛋白质		
	脂肪		
	碳水化合物		
蛋白质的食物来源	谷类		
	豆类		
	动物性食物		
	其他食物		
脂肪的食物来源	动物性食物		
	植物性食物		

我国推荐膳食目标要求来自谷类的能量比为60%，动物性食物供能比为14%，脂肪供能比为25%~30%，蛋白质摄入量为70g，来自动物性食物和豆类的蛋白质应占30%~40%。

4. 结合调查对象的特点，根据特定人群的营养需求，给出营养膳食建议。

"思政"小课堂

"双创"小课堂

"三新"小课堂

项目六　膳食、营养与慢性疾病

项目六课件

> **学习目标：**
> 1. 掌握慢性疾病的营养防治和合理膳食原则；
> 2. 熟悉慢性疾病与膳食营养之间的关系；
> 3. 了解慢性疾病的定义及分类、发病原因、对人体健康的危害。

国以民为本，民以食为天，健康以营养为先。在慢性病的防治过程中，膳食营养的改善至关重要，营养治疗和宣传对强化居民均衡营养观念、改善慢性病患者的健康状况及生活质量，有着重要意义。随着生活水平的提高，高血压、高血脂、高血糖这"三高"人群迅速蔓延，已经被列为对人类健康威胁最大的四类慢性非传染性疾病，这些慢性非传染性疾病已成为我国居民致死和致残的首要原因，而合理、科学、健康的营养膳食结构一定是预防慢性病的一个必由之路。营养科学家指出，营养治疗是慢性病治疗的重要手段，合理的营养治疗可以有效改善慢性病的发展，减少并发症的发生，减轻病人痛苦及减少医疗费用的支出。

任务一　肥胖病患者的营养与膳食

一、肥胖的概述

（一）什么是肥胖

肥胖是指机体能量摄入超过能量消耗导致体内脂肪积聚过多及分泌异常所致的一种常见的慢性代谢性疾病。肥胖者不仅体内脂肪细胞数量增多和脂肪细胞体积增大，而且体内脂肪分布明显异常。根据体内脂肪分布部位的不同，可分为向心型肥胖和周围型肥胖。周围型肥胖表现为体内脂肪基本均匀性分布，臀围大于腰围。向心型肥胖脂肪主要集中在腹腔和内脏器官，腰围大于臀围。向心型肥胖与Ⅱ型糖尿病、血脂异常、高血压、代谢综合征以及冠心病相关。

（二）肥胖的判断方法

目前，已有许多诊断或判断肥胖的标准和方法，常用的方法有以下几种：

1. 体质指数

体质指数，即 body mass index，BMI。这是世界卫生组织推荐的国际统一使用的肥胖判断方法，计算公式为：BMI＝体重（kg）／［身高（m）］²。世界卫生组织拟定的世界标准是 18.5~24.9 为正常，25~29.9 为超重，大于 30 为肥胖。我国提出了适合中国成年人群体质指数的肥胖标准：18.5~23.9 为体重正常，24.0~27.9 为超重，大于 28 为肥胖。

通常情况下，BMI 值能反映出身体的肥胖程度，但不能够判定到底有多少脂肪和脂肪的所在位置，因此在有些特殊群体中应用 BMI 有一定局限性，比如肌肉很发达的运动员用 BMI 标准衡量可能属于肥胖，但实际上并不肥胖；对于处在衰老时期的老年人来说，由于他们的肌肉组织不断减少，取而代之的是脂肪组织不断增加，即使 BMI 在正常范围内也很可能属于肥胖。BMI 不能反映局部脂肪的分布，不适用于儿童、孕妇、老年人和肌肉发达者。所以，这样的特殊群体不能单纯依靠 BMI 来确定肥胖程度。

2. 理想体重与肥胖度（成人）

标准体重按下式计算：

男性标准体重（kg）＝身高（cm）−100

女性标准体重（kg）＝身高（cm）−105

肥胖度（%）＝［实际体重（kg）−标准体重（kg）］÷标准体重（kg）×100%

判断标准：个人体重在理想体重 10% 左右的人属于正常。个人体重超过理想体重 10% 为超重；大于 20% 为肥胖，其中，20%~30% 为轻度肥胖；30%~50% 为中度肥胖；50%~100% 为重度肥胖；超过 100% 为病态肥胖。

人体实际体重与理想体重的比较，是判断肥胖最直观、最简单的方法，常采用肥胖度来衡量肥胖的程度。

3. 腰围

腰围（WC）测量是一种简便实用的方法，能反映腹部脂肪积累的程度，但不适用于儿童、孕妇及腹膜腔积液（腹水）患者。测量腰围判断肥胖的标准为：男性>94cm，女性>80cm。腰围超标可以作为独立诊断肥胖的指标，也就是说，只要腰围超过正常标准，即使体重正常也一样被视为肥胖。很多流行病学调查研究结果显示，腰围增大会增加心脑血管疾病、Ⅱ型糖尿病的患病及死亡的风险。国际糖尿病联盟也将腰围作为代谢综合征的判断指标之一。

4. 腰臀比值

腰臀比值（WHR），即腰围（cm）和臀围（cm）的比值。腰臀比是 WHO 最早推荐用于向心型肥胖的指标，一般认为腰臀比超过 0.9（男）或 0.8（女）可视为向心型肥胖。但其分界值随年龄、性别、人种不同而不同，而且腰臀比是一个比值，所以并不能反映腰围和臀围的绝对值，腰臀比相同的人其腰围可能有很大差异。腰臀比与肥胖相关疾病的关联程度并不优于腰围，臀围在现场调查中测量较为复杂并难以保证质量，因此在公共卫生实践和相关研究中，腰臀比逐渐被腰围取代。

5. 皮褶厚度

皮褶厚度主要反映个体皮下脂肪的含量，临床上常采用皮褶厚度测量仪进行测量。常常测量肩胛下、上臂肱三头肌和腹肌处皮脂厚度，分别代表个体的肢体、躯干、腰腹部的皮下脂肪堆积情况。皮褶厚度一般不单独作为判定肥胖的标准。

（三）肥胖的类型

根据肥胖发生的原因，可分为单纯性肥胖、继发性肥胖和遗传性肥胖三种。

1. 单纯性肥胖

单纯性肥胖的内分泌系统正常，机体代谢也基本正常，是由于营养过剩所造成的全身性脂肪过量储存。肥胖患者以单纯性肥胖为主，约占95%以上。

2. 继发性肥胖

继发性肥胖是由于脑垂体-肾上腺轴发生病变、内分泌功能紊乱、代谢异常或因其他疾病、外伤引起的内分泌障碍而引发的肥胖。

3. 遗传性肥胖

遗传性肥胖是指遗传物质，如DNA、染色体发生了变异而导致肥胖，这种肥胖极为罕见，常有家族性肥胖倾向。

二、肥胖发生机制及影响因素

研究表明，引起肥胖的因素很多，也很复杂，包括遗传因素、社会环境因素等。多数研究者认为，长期能量过剩是造成肥胖的直接原因。

（一）遗传因素

每个人的基础代谢（BMR）都有差异，基础代谢低者易肥胖。流行病学调查显示，肥胖症患者通常有明确的家族史，肥胖的父母常有肥胖的儿女；父母体重正常的，其子女肥胖的概率约为10%，而父母中有一人或两人均肥胖者，其子女患肥胖的概率分别可增至50%和80%。所以，遗传基因对肥胖的发生、发展有一定的影响。

（二）饮食因素

饮食因素是肥胖的发病过程中的关键因素。由于摄取的食物过多，多余的能量则以脂肪的形式储存于脂肪组织，导致体内脂肪增加；居民生活水平的提高导致膳食结构发生很大变化，高能量食物摄入过多，谷类食物减少，含膳食纤维食物的摄入量也偏低，导致人体肥胖的发生。不良的饮食习惯，如进食时咀嚼少，进食速度较快，吃甜食频率过多，非饥饿状态下看见食物或看见别人吃东西也容易诱发进食动机，边看电视边吃东西及经常大量饮啤酒，睡前吃东西等这些异常行为均能加速肥胖的发生、发展。

（三）体力活动因素

体力活动是决定能量消耗多少的最重要因素之一，经常参加体力活动不仅可以增加能量的消耗，也可使机体代谢率增加。随着现代交通工具的日渐完善，职业性体力劳动量和家务劳动量减轻，人们处于静态生活的时间增加。大多数肥胖者相对不爱活动，坐着看电视是许多人在业余时间的主要休闲消遣方式，这是发生肥胖的主要原因之一。经常性活动或运动不仅可增加能量消耗，而且可使身体的代谢率增加，有利于维持机体的能量平衡，还可以增强心血管系统和呼吸系统功能。

（四）情绪因素

临床实践表明，有很多肥胖患者都有神经、情绪方面的波动，如悲伤、焦虑、抑郁或为了回避现实生活中的某些难以处理的问题等，不由自主地进食或暴饮暴食，以缓解压抑的情绪从而导致能量过多，转变成脂肪，进而慢慢变成肥胖者。

（五）内分泌因素

内分泌腺是人体分泌激素的腺体，其分泌的激素参与调节机体的生理机能和物质代谢。例如，甲状腺、性腺、肾上腺、垂体等所分泌的激素直接或间接地调节物质代谢。如果内分泌腺机能失调，或滥用激素药物，则引起脂肪代谢异常而导致脂肪堆积，出现肥胖。

（六）环境因素

环境因素主要指人的社会环境、生活习惯、时尚等。在寒冷的环境里为了御寒大量进食，也会造成肥胖；在工作中或家务劳动中与食物接触机会较多，因而有更多的进食以及品尝各种食物的机会，也容易发生肥胖，如厨师、家庭主妇等；而美国式的生活方式更会使人发胖，美国的"可口可乐化"或"麦当劳式"的饮食和生活习惯决定了美国近30%的肥胖发病率。

（七）生理因素

男子到中年以后和女性到了绝经期后，由于各种生理功能减退、体力活动减少，而饮食未相应减量，往往容易造成体内脂肪的堆积而发胖。还有一些妇女在妊娠哺乳期间营养较好，产后未能及时参加适量运动也会造成肥胖。

三、肥胖对人体健康的危害

肥胖作为一种由多因素引起的慢性代谢性疾病，早在1948年世界卫生组织就将其列入疾病分类名单，并认为是Ⅱ型糖尿病、心血管疾病、高血压、中风和多种癌症的危险因素。肥胖虽然不是严重的疾病，但长期肥胖带来的后果是严重的。

（一）易导致心血管疾病

肥胖易导致心脑血管疾病。有关研究资料表明，肥胖症患者的体重增加、体积增大，体循环和肺循环的血流量均增加，心脏负荷加重，心肌需氧量增加。这些因素使得肥胖症患者易患充血性心力衰竭，合并冠心病时易发生心肌梗死和猝死；肥胖也是高脂血症和冠心病的重要易患因素之一，肥胖可通过影响脂代谢、糖代谢和血压等方面而诱发和加重动脉粥样硬化症和冠心病；肥胖者的高血压发病率为正常人的1.5~3倍，而且肥胖度越高，高血压的发病率越高，血压升高也越明显。

（二）易诱发糖尿病

肥胖对糖尿病的诱发作用是不可忽视的。许多资料证实，肥胖程度越重，糖尿病发病率越高。成年型糖尿病患者中，约有 1/3 的人属于肥胖体型。几乎所有的肥胖者，空腹血糖都不同程度地有所升高。因为肥胖者的脂肪组织对胰岛素较不敏感，如果食物摄入量过高，糖进入脂肪细胞时需要较多的胰岛素。脂肪组织越多，对胰岛素的要求也越高。因此，若要维持正常的血糖水平，则需分泌比正常人更多的胰岛素，这种应激状态易诱发糖尿病。

（三）肥胖与肿瘤密切相关

肥胖与某些肿瘤疾病的发生有密切联系。男性主要是结肠癌、直肠癌和前列腺癌的发病率增高，女性主要是子宫内膜癌、卵巢癌、宫颈癌、乳腺癌和胆囊癌的发病率显著增高，子宫内膜癌与女性体重的关系最密切，子宫内膜癌和乳腺癌的发生与体内雌激素水平的增高有关。

（四）易引发肺功能障碍

严重肥胖者可能发生肺功能异常，表现为明显的储备容积减少和动脉氧饱和度降低。原因是腹腔和胸壁脂肪组织增加，呼吸运动受阻，肺通气不良，肺动脉高压。肥胖症患者最严重的肺部问题是梗阻性睡眠呼吸暂停和肥胖性低通气量综合征。主要症状为患者的呼吸暂停、低通气、睡眠片段与嗜睡等。

（五）易出现脂肪肝、胆囊炎和胆结石

肥胖症患者易发生脂肪肝，出现肝功能异常。这是因为肥胖症患者的脂代谢活跃导致大量游离脂肪酸进入肝脏，为脂肪的合成提供了原料，导致脂肪肝病。肥胖症患者血液中胆固醇浓度增高，使其胆汁中胆固醇合成增高，呈过饱和状态，以致沉积形成胆固醇性胆结石，还可诱发胆囊炎。与正常体重相比，肥胖男性胆石症的患病率增加 2 倍，而肥胖女性的增加近 3 倍。

（六）易发生内分泌和代谢异常

肥胖者的内分泌和代谢常发生异常。肥胖者血中生长激素浓度明显下降。肥胖男性的血浆睾丸酮的浓度降低。肥胖妇女通常表现为月经周期规律性降低和月经异常的频率增加。另外肥胖妇女闭经也较早。

（七）易引起其他多种疾病

肥胖者过度增加的体重对骨骼和关节等运动系统是一种额外的负担，易发生关节炎、肌肉劳损或脊神经根压迫，引起腰腿肩背酸痛；肥胖的人还较易患湿疹、寻常性牛皮癣、毛发角化症、脂溢性皮炎、皮肤萎缩纹、下肢静脉曲张、血栓性静脉炎等多种皮肤病。

此外，肥胖对儿童身体健康的危害也很大，如肥胖儿童血压明显增高；全血黏度增高；血总胆固醇、低密度脂蛋白胆固醇等浓度增加；心搏出量高于正常体重儿童，部分肥胖儿童出现心功能不全，且具有患心血管疾病的潜在危险；肥胖儿童普遍存在钙、锌摄入量不足问题；常有糖代谢障碍，超重率越高，越容易发生糖尿病；免疫功能紊乱，细胞免

疫功能低下较为突出；肥胖对儿童智力、心理行为也有不良影响，如情绪不稳、抑郁、自卑、不协调、不合群、焦虑、反应速度慢等。

四、肥胖病患者的合理膳食与控制原则

肥胖不仅对成年人的心脑血管系统、呼吸系统、内分泌系统、免疫系统等会产生不良影响，对儿童正常的生长发育，对其心理行为、智力行为等也有不良影响。而大多数肥胖患者是由于长期饮食过量所致，所以合理膳食是预防和控制肥胖的基本措施。

（一）控制总能量的摄入，合理分配三餐

食物中的碳水化合物、脂肪和蛋白质经消化吸收满足机体的需要后，剩余的部分能量转化成脂肪贮存起来。因此，肥胖者首先必须控制总能量的摄入，总能量的减少必须在保证人体能从事正常活动的基础上，循序渐进地降低能量的摄入，不可过度的节食，以免产生厌食的现象。

一般来说，肥胖者每天合理的能量摄入量为：肥胖人群每天需要的总能量 = 理想体重（kg）×（20~25）kcal/（kg·d），全天能量的分配：早餐 30%，午餐 40%，晚餐 30%。开始减肥阶段，为解决饥饿问题，可在午餐或早餐中留相当于 5% 能量的食物，约折合主食 25g，在下午加餐。动物性蛋白和脂肪含量多的食物尽量在早餐和午餐进食，晚餐要清淡。

（二）保持三大产能营养素的合理比例，限制脂肪和碳水化合物的摄入量

肥胖人群应限制脂肪、碳水化合物的摄入，适当增加优质蛋白质的供应。因此在食物的选择上，应选择牛奶、鸡蛋、鱼、鸡、瘦肉等优质蛋白质食物；尽量减少食用肥肉等含油脂高的食物，但完全拒绝脂肪的摄入对人体也是有害的，摄入适量的脂肪是必要的，少食动物油，多进食植物油；碳水化合物在体内可转化为脂肪，所以要限制碳水化合物的摄入量，特别是减少含单糖、双糖（如蔗糖、果糖、麦芽糖等）较多食物的摄入，平时吃的水果糖、巧克力、甜点心就属于这一类，肥胖的人要少吃或不吃这类甜食。一般认为三大营养素分配比例是蛋白质占总能量的 20%~30%，脂肪占 20% 左右，碳水化合物占45%~60%。

（三）增加膳食纤维的摄入量，适当补充矿物质、维生素

适当增加膳食纤维的摄入可延缓胃排空时间，减缓消化速度，还可以减少脂肪和低分子糖的吸收和快速排泄胆固醇，在调节血糖、血脂、防止心血管疾病等方面都具有良好的生理活性。所以提倡食用富含膳食纤维的食物。最好能保证每天的膳食纤维摄入量为 30g以上，相当于 500~750g 绿叶蔬菜和 100g 粗杂粮中含的膳食纤维。每日应增加水果、蔬菜、全谷物食品的摄入量，尤其是新鲜的蔬菜和水果，能量低、膳食纤维多，还可以补充维生素和矿物质，如维生素 A、维生素 B_3、维生素 B_1、烟酸和铁、锌、钙等，这些物质对脂肪的分解代谢起着重要作用，对肥胖者非常有益。

（四）形成合理的饮食结构，注意饮食习惯和食物的烹调方法

在饮食结构上，应多吃谷类食物、水果、蔬菜、瘦肉、豆类及其制品、乳及乳制品；

避免吃瓜子、花生、核桃等含脂肪高的坚果；少吃零食，少饮酒，因为油炸食品、冰激凌、甜点、巧克力等零食含糖量很高，是高糖、高脂肪食物，酒精是纯能量食品，所以经常吃零食和饮酒容易引起肥胖。为了达到减肥的目的，还应具有良好的饮食习惯，如不暴饮暴食、吃零食、偏食等；进食时应充分咀嚼，避免进食速度过快，因为放慢进食速度，可争取时间，使血糖上升，并通过神经反射及时出现饱感，从而控制食欲。合理烹调，饮食清淡，减少用油，限制食盐的摄入，一般烹调食物忌用油煎、油炸等方法，宜采用蒸、煮、汆等方法。

（五）辅以适当的体育锻炼，以增加能耗

研究表明，增加体力活动和适当限制饮食相结合是减肥的最好处方。在控制饮食的同时，适当的体育锻炼可提高新陈代谢，促进甲状腺素的生理反应和减少胰岛素的分泌，使脂肪合成减少。可根据肥胖程度和个体的体质，选择较适宜的体育项目和运动量，一般选择有氧运动的耐力性项目，如长跑、长距离步行、游泳或自行车等。此外，体育锻炼不仅可以增加机体能量消耗，还可以增强心血管和呼吸系统功能，加强肌肉代谢能力，对促进人体健康有利。

任务二　心脑血管病患者的营养与膳食

心脑血管疾病是心脏血管和脑血管疾病的统称，泛指由于高脂血症、血液黏稠、动脉粥样硬化、高血压等所导致的心脏、大脑及全身组织发生的缺血性或出血性疾病。心脑血管疾病是一种严重威胁人类，特别是 50 岁以上中老年人健康的常见病，具有高患病率、高致残率和高死亡率的特点，即使应用目前最先进、完善的治疗手段，仍可有 50% 以上的脑血管意外幸存者生活不能完全自理，全世界每年死于心脑血管疾病的人数高达 1500 万人，居各种死因首位。心脑血管疾病是严重危害人们身体健康的疾病，其发病与人们的饮食习惯、膳食营养有直接关系，平常可通过饮食调理来预防这些疾病的发生与发展。心血管病和脑血管病包括冠心病、高血压及中风等，其病因主要是动脉粥样硬化。

一、高血压患者的营养与膳食

（一）高血压概述

1. 什么是高血压

高血压是以体循环动脉压增高为主要表现的临床综合征，是最常见的心血管疾病。在《中国高血压防治指南（2023 版）》中高血压定义为在未使用降压药物的情况下，非同日 3 次测量诊室血压，收缩压≥140mmHg 和（或）舒张压≥90mmHg，即诊断为高血压。

2. 高血压的级别与分类

根据《中国高血压防治指南（2023 版）》，18 岁及以上成人血压水平的定义和分级见表 6-1。

表 6-1　血压水平的定义和分级

级别	收缩压（mmHg）	—	舒张压（mmHg）
理想血压	<120	和	<80
正常高值	120~139	和（或）	80~89
1 级高血压（轻度）	140~159	和（或）	90~99
2 级高血压（中度）	160~179	和（或）	100~109
3 级高血压（重度）	≥180	和（或）	≥110
单纯收缩期高血压	≥140	和	<90

注：若患者的收缩压与舒张压分属不同级别，则以较高的级别为准；单纯收缩期高血压也可按照收缩压水平分为 1、2、3 级。

临床上将高血压分为原发性和继发性两种类型，原发性高血压是一种高发病率、高并发症、高致残率的疾病，我们常说的高血压往往指的是原发性高血压，病因不明，约占高血压患者的 95% 以上；继发性高血压又称症状性高血压，是某些确定的病因或原因引起的高血压，约占高血压患者的 5%。有些继发性高血压，如肾脏肿瘤、主动脉狭窄等引起的，可通过手术治疗解除病因，高血压就会缓解。

3. 诱发高血压的病因

继发性高血压的病因比较清楚，而原发性高血压很可能是由多种因素引起的。主要病因有以下几方面：

（1）年龄。通常来说，年龄越高，患高血压的概率越大。年轻时如患高血压，会随着年龄增加而加重病情，当进入 45 岁以后，多数人都有血压上升的趋势。

（2）情绪。实践证明，情绪变化会引起血压的暂时性上升现象。情绪与高血压之间存在着一定联系，但其作用机理有待进一步研究。

（3）内分泌腺。研究表明，肾上腺等内分泌腺会影响血压变化。影响内分泌的因素也是多方面的，如心理因素和生理因素等。

（4）遗传。一般来说，高血压通常都是家族性的，其有一定遗传性。

（5）盐和饮食。调查研究显示，盐和高血压之间存在着正相关。长期过多摄入食盐会引起高血压病的发生。

（6）性别。在 55 岁以前，男性比女性更易患高血压，55 岁后情况相反。但男性更易出现综合征。

（7）吸烟。长期吸烟也会引起血压升高，原因是香烟中的尼古丁是引起血压升高的因素。

（8）体重。肥胖症会加重高血压。

(二) 高血压患者的合理膳食与控制原则

高血压可以导致多种严重疾患的发生，如脑卒中、冠心病及肾功能损害等。高血压是中老年人健康和长寿的大敌，一旦患病往往持续十几年不愈，甚至终身不愈。因此高血压的预防受到世界各国的重视。依据膳食营养与高血压的关系，膳食预防与控制原则是：限制食盐、控制体重、控制饮酒量、低脂肪、低胆固醇、多吃水果蔬菜、有规律地锻炼身体、保持轻松愉快。

1. 限制总能量摄入量，控制体重

血压与体重之间存在明显的正相关，肥胖者患高血压的风险是正常体重者的8倍，肥胖是导致血压升高的危险因素之一。临床上多数肥胖的高血压患者，通过控制总能量摄入降低体重后，血压也有一定的下降。因此，限制总能量摄入是控制体重的主要膳食措施。一般来说，每日能量供给量要根据患者的基础代谢、活动量综合考虑，以1800~2300kcal/d为宜，对于体重超标者，能量供给量要比正常体重者减少20%~30%，以每周减轻1kg体重为宜。在饮食中还要注意三餐能量的合理分配，特别应注意晚餐的能量不宜过高。

2. 严格控制钠盐的摄入量，提高钾的摄入量

研究显示钠盐的摄入量与高血压发病率有一定关系，世界卫生组织（WHO）建议每人每日钠盐摄入量不超过5g，而我国现在每人每日钠盐摄入量约为12g。膳食中钠盐摄入过多，高血压发病率越高，因此，高血压患者应限制钠盐的摄入量。日常生活中食盐主要来源于烹饪用盐以及腌制、卤制、泡制的食品，如咸菜、咸蛋、咸肉、榨菜等，应尽量少食用，此外，酱油一般含食盐20%，5mL酱油可折算为1g食盐。另外，还要尽量避免一些含钠高的食物和食品添加剂，如味精（谷氨酸钠）、小苏打（碳酸氢钠）等。

人体血液中的钠是造成血压升高的主要因素，而钾能够置换出血液中的钠，因此在限制钠摄入的同时，还应注意增加钾的摄入，且钾与钠比值不低于1.5∶1。高钾低钠的食物有黄豆、赤豆、绿豆、毛豆、蚕豆、豌豆以及马铃薯、冬瓜、大白菜、卷心菜、山药等浅色蔬菜，还有各种水果如香蕉、草莓、柑橘以及桂圆等。

3. 限制饱和脂肪酸和胆固醇的摄入量，适当增加不饱和脂肪酸摄入

除控制总脂肪的摄入外，特别注意减少动物脂肪和胆固醇的摄入，另外适当增加不饱和脂肪酸摄入对高血压患者降低血脂水平，控制血压很有效。一般来说，高血压患者脂肪摄入量应控制在总能量的25%或更低，其中饱和脂肪酸、单不饱和脂肪酸和多不饱和脂肪酸为1∶1∶1，胆固醇的摄入量每日不超过300mg。含胆固醇较高的食物有动物卵、动物内脏、脑髓、肥肉、贝类、乌贼鱼、鸡皮等。

4. 适当增加钙、镁的摄入量，补充足量维生素C

钙有利尿降压作用，摄入富含钙的食物（如牛奶、虾、鱼类、蛋类等），能减少患高血压病的可能；镁离子是参与血管平滑肌细胞舒缩功能的重要调节物质，增加镁的摄入，使外周血管扩张、血压下降，因此适当补充钙、镁对血压有调节作用。

此外，多摄入一些新鲜蔬菜、水果和适量的粗粮，增加膳食中维生素和膳食纤维的摄入量，有助于高血压病的防治。尤其是补充大量维生素 C 可使胆固醇氧化为胆酸排出体外，改善心脏功能和血液循环。猕猴桃、橘子、大枣、番茄、油菜等食物中含有丰富的维生素 C。

5. 多吃降压降脂食物

多吃能保护血管和降血压及降脂的食物。有降压作用的食物有芹菜、菠菜、黑木耳、海带、葡萄、山楂、香蕉等；降脂食物有山楂、香菇、大蒜、洋葱、绿豆等。此外，草菇、香菇、平菇、黑木耳、银耳等蕈类食物营养丰富，味道鲜美，对防治高血压、脑出血、脑血栓均有较好的效果。

6. 提倡戒烟、禁酒，不饮浓茶、不吃辛辣刺激性食物

烟草中的成分会刺激血管、心脏，使心跳速度过快、血管收缩、血压升高。长期大量吸烟，可引起小动脉的持续收缩，小动脉壁增厚而逐渐硬化，诱发高血压、动脉粥样硬化，并增加并发症的危险。吸烟的高血压患者发生脑血管意外的危险性比不吸烟者高4倍。

重度饮酒（每日饮用白酒 100mL 以上）和长期饮酒者的平均血压及高血压患病率，均显著高于不饮酒的人群。高血压患者戒酒之后，血压可以缓慢下降，轻度高血压患者可以降到正常范围。因此，节制饮酒对防治高血压、中风均有好处，应严禁饮酒。

茶叶中除含有多种维生素和微量元素外，还含有茶碱和黄嘌呤等物质，有利尿和降压作用，可适当饮用清淡绿茶，不宜饮浓茶，不宜吃辛辣刺激性食物。

7. 坚持规律运动，保持心情轻松愉快

高血压患者在注意合理饮食的同时，应积极参加体育锻炼。高血压患者适宜进行有氧运动，运动的形式可以根据自己的爱好灵活选择，步行、快走、慢跑、游泳、太极拳等均可，应注意量力而行，循序渐进。

精神因素也是有关高血压发病的重要因素之一，现在已经证明，短期反复的过度紧张和精神刺激可诱发高血压，因此，要保持乐观情绪和愉快心情，还有生活要规律，有充分的睡眠和休息。

二、动脉粥样硬化及冠心病患者的营养与膳食

（一）动脉粥样硬化概述

1. 什么是动脉粥样硬化

动脉粥样硬化是冠心病、脑梗死、外周血管病的主要原因。脂质代谢障碍为动脉粥样硬化的病变基础，其特点是受累动脉病变从内膜开始，一般先有脂质和复合糖类积聚、出血及血栓形成，进而纤维组织增生及钙质沉着，并有动脉中层的逐渐蜕变和钙化，导致动脉壁增厚变硬、血管腔狭窄。病变常累及大中肌性动脉，一旦发展到足以阻塞动脉腔，则该动脉所供应的组织或器官将缺血或坏死。由于动脉内膜聚集的脂质斑块中央发生坏死而

崩解，这些崩解组织与脂质混合形成粥糜样物质，故称动脉粥样硬化。

2. 动脉粥样硬化病因及危害

动脉粥样硬化是一种与血脂异常及血管壁成分改变有关的动脉疾病，动脉粥样硬化的发病原因是多因素的，除了年龄、性别、遗传以外，更主要的是与环境因素，特别是与营养因素有关。营养因素通过影响血浆脂类和动脉壁成分，直接作用于动脉粥样硬化发生和发展的不同环节上，也可通过影响高血压病、糖尿病以及其他内分泌代谢失常而间接导致动脉粥样硬化及其并发症的发生。动脉粥样硬化与这些疾病常常互为因果关系。

动脉粥样硬化可导致血管变窄，阻碍血液流动，易形成血栓。冠状动脉中的动脉粥样硬化损伤会导致冠心病；脑血管的动脉粥样硬化损伤使流向脑的血液受阻，造成缺血性脑坏死或大脑梗塞的病变；发生在腹主动脉、髂动脉或股动脉的动脉粥样硬化损伤会降低下肢的血流量，导致跛行，严重的动脉粥样硬化能导致下肢缺血性坏死或坏疽。

（二）冠心病概述

1. 什么是冠心病

冠状动脉粥样硬化性心脏病是冠状动脉血管发生动脉粥样硬化病变而引起血管腔狭窄或阻塞，造成心肌缺血、缺氧或坏死而导致的心脏病，常常被称为"冠心病"。但是冠心病的范围可能更广泛，还包括炎症、栓塞等导致管腔狭窄或闭塞。当病情较轻微或发展较缓慢时，对冠状动脉血流量影响不大，或冠状动脉管腔虽明显狭窄，但有侧支循环形成，临床上可无明显异常表现。若动脉硬化发展较快，同时又有血管痉挛或由于斑块水肿、破裂，或由于继发血栓形成，使管腔突然狭窄甚至完全阻塞，即可出现心肌缺血的临床表现，轻的表现为心绞痛，重的可致心肌梗死，甚至猝死。已有很多证据表明，膳食和营养因素对冠心病的发生发展有重要的影响。

2. 冠心病分类

冠心病的发生发展是一个缓慢渐进的过程，主要的病理基础是冠状动脉粥样硬化，使冠状动脉血流减慢、狭窄或阻塞，导致心肌缺血缺氧。世界卫生组织将冠心病分为 5 大类：无症状心肌缺血（隐匿型冠心病）、心绞痛、心肌梗死、缺血性心力衰竭（缺血性心脏病）和猝死 5 种临床类型。临床中常常分为稳定性冠心病和急性冠状动脉综合征。

（1）无症状性心肌缺血又称为隐匿型冠心病。患者无症状，静息时或负荷后有心肌缺血的心电图改变，病理检查无改变。

（2）心绞痛型冠心病。有发作性胸骨后疼痛，为一时性心肌供血不足，病理检查无改变。

（3）心肌梗死型冠心病。患者有持久的胸骨后剧烈疼痛、发热、白细胞计数和血清心肌酶增高以及心电图进行性改变，可发生心律失常、休克或心力衰竭，属冠心病的严重类型。

（4）缺血性心力衰竭也称为缺血性心脏病。表现为心脏增大、心力衰竭和心律失常，由于长期心肌缺血导致心肌纤维化，心肌收缩力降低。

（5）猝死型冠心病。原发性心脏骤停而猝然死亡，多缺血心肌局部发生电生理紊乱引起严重心律失常所致。

3. 冠心病流行病学及病因

国际上一般认为 40 岁以上男性的冠心病患病率随年龄增长而升高，平均每增长 10 岁患病率上升 1 倍；女性发病年龄平均较男性晚 10 岁，但绝经期后的女性患病率与男性接近。据报道，在 50 岁以前，男女冠心病患病率之比为 7：1，而 60 岁以后两性患病率大体相等。目前我国冠心病发病率和死亡率呈现城市高于农村，北方省市高于南方省市的趋势，但总体明显低于西方发达国家。

大量的流行病学调查已发现冠心病具有多种危险因素，其中高胆固醇血症、高血压和吸烟是公认的主要危险因素，而年龄、性别、冠心病家庭史、糖尿病、肥胖等也是冠心病的危险因素，此外冠心病的发生与膳食营养因素也相关。其中高胆固醇血症的生化机制是近年来研究较多的问题之一。低密度脂蛋白（LDL）是血液中运送胆固醇的主要脂蛋白，血液中 LDL 含量与一种被称为 LDL 受体的蛋白质有关。LDL 受体存在于肝细胞和其他组织细胞的表面，其数量由细胞对胆固醇的需要程度而定。细胞上的 LDL 受体能够与血液循环中的 LDL 结合而将其中的胆固醇吸收到细胞内，而这些细胞本身也能够合成胆固醇。如果由于受体数量不足导致细胞不能从外部得到足够胆固醇时，则细胞内胆固醇的合成就会增加。当血液中的胆固醇没有被细胞摄入和利用时，LDL 就会在血液中堆积并可能沉积到血管壁上。

（三）动脉粥样硬化及冠心病患者的合理膳食与控制原则

根据流行病学、动物实验和临床观察，高血脂、高血压、肥胖、糖尿病、吸烟、缺乏体育锻炼、精神紧张及遗传等都是重要的易患病因素，其中，高胆固醇血症和高甘油三酯血症是最危险因素。因此预防动脉粥样硬化及冠心病应首先防治高脂蛋白血症，合理膳食是预防和控制该病的重要环节。

1. 控制总能量摄入，坚持运动

能量摄入大于消耗能量，净剩能量就会以脂肪的形式储存，导致血液中的甘油三酯升高，引起高甘油三酯血症，增加产生动脉粥样硬化等疾病的危险性，故膳食总能量不宜过高，以维持正常体重为适宜，并适当增加运动量，可有效地预防动脉粥样硬化和冠心病的发生。

2. 限制饱和脂肪和胆固醇的摄入量，调整食膳脂肪酸的组成和比例

膳食中总脂肪的摄入一般不超过总能量的 30%；降低饱和脂肪酸的摄入，适当增加单不饱和脂肪酸和多不饱和脂肪酸的摄入。少吃动物油脂，以食用植物油为主，如玉米油、花生油、芝麻油、大豆油等，这些脂肪含不饱和脂肪酸较多，能促进血浆胆固醇转化为胆酸，防止动脉粥样硬化的形成；应避免食用过多的动物性脂肪和含饱和脂肪酸多的植物油，如猪油、牛油、奶油、椰子油、棕榈油等；高血胆固醇是形成动脉粥样硬化的一个重要因素，应限制食用高胆固醇食物，如动物内脏、蛋黄、猪脑、鱿鱼、蟹黄、牡蛎等，每日胆固醇的摄入量应少于 300mg；氢化植物油如人造黄油等因含反式脂肪酸也不宜多吃；膳食中饱和脂肪酸：单不饱和脂肪酸：多不饱和脂肪酸比例应以 1：1：1 为宜。此外，科

学家们研究发现多吃海鱼有益于冠心病的防治。

3. 调整膳食中蛋白质的构成，保证膳食纤维素的供给，减少精制糖的摄入

适当降低动物蛋白的摄入，提高植物蛋白的摄入。植物蛋白应占总蛋白摄入量的50%以上，大豆及其制品是较理想的蛋白质来源。目前认为大豆卵磷脂有利于胆固醇的运转，大豆异黄酮利于调节血脂，对动脉粥样硬化及冠心病患者是有益的。

提高膳食中的膳食纤维含量。膳食纤维可促进粪便的排泄，既可减少膳食中脂肪和胆固醇的吸收，又可促进胆汁酸的排泄，还可增加饱腹感，避免饮食过量而产生高血糖和高血脂。此外，应限制蔗糖、果糖等低分子糖类的摄入，因为蔗糖、果糖等易转化为甘油三酯。因此在日常饮食中应少吃甜食及含糖饮料，多摄入一定量的膳食纤维，如燕麦、玉米、豆类等。

4. 多吃蔬菜、水果和菌藻类食物，保证充足的维生素和矿物质

增加蔬菜、水果的摄入，可降低心血管疾病的发病及死亡风险。多食用新鲜蔬菜及瓜果类，保证每日摄入400~500g，以保证提供充足的维生素、矿物质和膳食纤维，特别是维生素 A、维生素 C、维生素 E 和 B 族维生素，无机盐中硒、铬、镁、钙等在防治心血管疾病中有重要意义。蔬菜和水果还富含具有抗氧化作用的食物成分，如 β-胡萝卜素、番茄红素等类胡萝卜素，槲皮黄酮、异黄酮等生物类黄酮，它们能减少体内脂质过氧化物的形成，降低发生冠心病的危险性。此外，菌藻类食物如香菇、木耳等还含有降血脂、抗血凝的成分。

5. 饮食清淡、低盐，少饮酒，多饮茶

培养清淡饮食习惯，每人每日钠盐摄入量不超过5g。适量摄入葡萄酒有保护作用，每日少饮酒，是指每天摄入酒精 20~30g，或白酒不超过 50g。一天酒精的量，男性不超过25g，女性不超过15g。咖啡和糖也有一定的升高血脂作用，不宜多饮咖啡，而茶叶如绿茶、乌龙茶等因含茶多酚类成分而具有降低血清胆固醇和甘油三酯含量以及抗氧化的作用，可以经常适量饮用。

6. 建立良好的膳食制度

定时定量进食和少食多餐，不仅有利于保持正常体重，而且可以减少由于进食引起的心脏负荷，维持血脂水平的稳定。尤其是晚餐宜清淡，避免摄入过多高脂肪食物而引起餐后高血脂。研究显示，6%以上的冠心病患者可因饱餐而诱发急性心肌梗死。对于高胆固醇血症和冠心病患者来说，应尽早进行膳食调整。因为膳食干预可降低血液胆固醇水平，减缓冠心病的进程，减少发作。

任务三　糖尿病患者的营养与膳食

糖尿病作为现代社会威胁人类健康的无法治愈的疾病之一，给全球的经济和人类健康带来沉重的负担。据世界卫生组织统计，全球目前有 2 亿糖尿病患者，而我国就有 4000

万左右，其中90%为Ⅱ型糖尿病。糖尿病已成为人类四大致死疾病之一，发病率正呈增高趋势，其发病特点是中、老年人高于年轻人，脑力劳动者高于体力劳动者，超重或肥胖者高于体重正常者，城市高于农村，发达国家高于发展中国家。其发病原因尚未完全阐明，遗传和环境因素都与发病有关，环境因素是主要诱因，如肥胖、精神创伤和持续性精神紧张，某些饮食因素如能量摄入过多、体力活动减少或膳食纤维及某些微量元素缺乏等也是重要的诱因。

一、糖尿病的概述

（一）什么是糖尿病

糖尿病（Diabetes mellitus，DM）是一组以高血糖为特征的代谢性疾病。高血糖则是由于胰岛素分泌缺陷或其生物作用受损，或两者兼有引起。糖尿病是长期存在的高血糖，导致各种组织，特别是眼、肾、心脏、血管、神经的慢性损害、功能障碍。

糖尿病是由遗传和环境因素相互作用而引起的常见病，临床以高血糖为主要标志，常见症状有多饮、多尿、多食、体重下降、疲乏等表现，即"三多一少"症状。糖尿病如病情得不到很好的控制极易并发心血管疾病，如冠心病、肾病变、心脑血管疾病、视网膜微血管病变等，外科常合并化脓性感染，坏疽及手术后创面长期不愈合等并发症，这是威胁糖尿病病人生命的主要原因。

（二）糖尿病的分型及诊断标准

美国糖尿协会（American Diabetes Association，ADA）于1997年提出了糖尿病分型和诊断标准的建议，1999年世界卫生组织（WHO）委员会正式认可，中华医学会糖尿病学分会也于1999年正式采用了这一新的分型和诊断标准。

1. 糖尿病的分型

糖尿病分成Ⅰ型糖尿病、Ⅱ型糖尿病、妊娠期糖尿病以及其他类型糖尿病四种类型。

（1）Ⅰ型糖尿病：即胰岛素依赖型糖尿病（IDDM），血浆胰岛素水平低于正常低限，体内胰岛素分泌不足，需要每天给予外源性胰岛素来控制体内血糖。病因不明，多见于儿童和青少年，发病突然，常有糖尿病家族史，临床上"三多一少"症状明显。

（2）Ⅱ型糖尿病：即非胰岛素依赖型糖尿病（NIDDM），是最常见的糖尿病类型，发病多见于中、老年人。此类型的糖尿病发病缓慢、隐匿，症状较轻或无症状，"三多一少"现象不明显。患者常肥胖，多有不良的饮食习惯和不规律的生活作息方式，如饮食为高脂肪、高碳水化合物、高能量及活动量少等。

（3）妊娠期糖尿病（GDM）：是指在妊娠期间发生或发现血糖升高。症状亦不明显，通常在产前筛查过程中被诊断。发病的原因与妊娠期进食过多及胎盘分泌的激素抵抗胰岛素的作用有关。大部分患者分娩后可恢复正常。

（4）其他类型糖尿病：由其他疾病引起，如感染性糖尿病、药物及化学制剂引起的糖尿病、胰腺疾病、内分泌疾病伴发的糖尿病等。

2. 诊断标准

糖尿病的诊断由血糖水平确定，判断为正常或异常的分割点主要是依据血糖水平对人类健康的危害程度而制定的。在我国人群中采用 WHO 诊断标准（1999）：

①糖尿病症状+任意时间血浆葡萄糖水平≥11.1mmol/L 或空腹血浆葡萄糖（FPG）水平≥7.0mmol/L 为糖尿病患者；

②空腹血浆葡萄糖（FPG）水平<6.11mmol/L 并且口服 75g 葡萄糖后 2h 血浆葡萄糖（2hPG）水平<7.77mmol/L 为正常；

③口服 75g 葡萄糖后 2h 血浆葡萄糖（2hPG）水平>7.77mmol/L，但<11.1mmol/L 时为糖耐量损伤（IGT）；

④空腹血浆葡萄糖（FPG）水平≥6.11mmol/L，但<6.99mmol/L 时为空腹血糖损伤（IFG）。

二、糖尿病对人体健康的危害

糖尿病患者常引起脂肪和蛋白质代谢异常，继而损害多个系统和脏器，对健康的危害有很多，主要心、脑、肾、血管、神经、皮肤等方面的危害。目前，糖尿病已成为世界上继肿瘤、心脑血管疾病之后第三位严重危害人类健康的疾病。

（一）对心脑血管的危害

心脑血管疾病是糖尿病致命性的并发症，主要表为主动脉、冠状动脉、脑动脉粥样硬化、小血管内皮增生及毛细血管基膜增厚的微血管糖尿病病变。由于血糖升高，红细胞膜和血红蛋白糖化，导致血管内皮细胞缺血、缺氧及损伤，从而引起血管收缩与扩张不协调，血小板黏聚，脂质在血管壁蓄积，形成高血压、高血糖、高血脂，导致心脑血管疾病发病率和死亡率上升。

（二）对肾脏的危害

糖尿病患者由于高血压、高血糖、高血脂，肾小球微循环滤过压异常升高，促进糖尿病、肾病的发生。表现症状为蛋白尿、浮肿、肾功能衰竭等。

（三）血管病变

由于血糖升高，可引起周围血管病变。在外界因素损伤局部组织或局部感染时，较一般人更容易发生局部组织溃疡，常见的部位是足部，称为糖尿病足。临床表现症状为下肢疼痛、溃烂、严重供血不足时可导致肢端坏死。

（四）神经病变

神经病变是糖尿病最常见的慢性并发症之一，也是糖尿病致死和致残的主要因素。最常见的神经病变是周围神经病变和植物神经病变。周围神经病变主要症状为四肢末梢麻木、灼热感或冰冷刺痛等；植物神经病变表现为排汗异常、腹胀、便秘或腹泻、心动过速或过缓、尿不尽或尿失禁等。

（五）感染

常见有皮肤感染反复发生，有时可导致败血症；感染肺结核，一旦得病，蔓延广泛，易成空洞，发病率比正常人高；另外，容易患霉菌性阴道炎引起的外阴瘙痒、足癣、泌尿道感染等。

三、糖尿病患者的合理膳食与控制原则

膳食调控是预防各型糖尿病最基本的原则，它对任何一种糖尿病都是行之有效的控制方法。对于轻型、患病不久的患者，可通过控制膳食，不用或少用药物，也能将血糖、尿糖控制在正常水平。中重型患者，经过饮食治疗，减少用药量，纠正和改善糖代谢紊乱，控制症状出现，预防和减少并发症。

（一）吃、动平衡，合理用药，控制血糖，达到或维持健康体重

1. 吃动平衡——合理控制能量

第一步：计算标准体重（kg）= 身长（cm）－105

第二步：计算全天所需能量（kcal）= 标准体重（kg）×单位体重所需能量

糖尿病患者每天能量供给量如表6-2所示。

表6-2　糖尿病患者每天能量供给量　　　　　　　　　　单位：kcal/kg

体重	卧床	轻体力劳动	中体力劳动	重体力劳动
消瘦	20~25	35	40	40~45
正常	15~20	30	35	40
肥胖	15	20~25	30	36

注：年龄超过50岁者，每增加10岁，能量减少10%左右。

除了能量的控制还应注意：

（1）选用复合糖类：碳水化合物占45%~60%，选择低血糖生成指数（GI）食物。血糖生成指数简称升糖指数，指含50g碳水化合物的食物与相当量的葡萄糖相比，在餐后2h升高血糖的速度和能力，通常把葡萄糖的血糖生成指数定为100，反映食物与葡萄糖相比升高血糖的速度和能力。一般GI小于或等于55为低GI食物，55~70为中GI食物，大于或等于70为高GI食物。低GI食物可有效控制餐后血糖，有利于血糖浓度保持稳定。

（2）控制脂肪摄入：脂肪占20%~30%，饱和脂肪酸和多不饱和脂肪酸均应小于10%，单不饱和脂肪酸提供10%~15%，胆固醇摄入量每天不超过300mg。

（3）选用优质蛋白：蛋白质占15%~20%，一般情况下蛋白质摄入量为0.8g/（kg·d），有植物蛋白、乳清蛋白等。

（4）丰富的维生素及矿物质：维生素D_3、维生素B_1、维生素B_2、维生素E、Mg、Zn等。

（5）增加膳食纤维摄入：推荐摄入量为25~30g/d，或10~14g/1000kcal。

2. 吃动平衡——运动疗法注意事项

（1）充分了解病情及身体情况：血糖控制很差、较重的并发症者不适合运动量大、较

剧烈的体育锻炼；

（2）持之以恒、量力而行：坚持锻炼身体，一曝十寒的锻炼对疾病的控制不利；

（3）合理的运动方式：有氧运动为主，如做操、慢跑、快走、广场舞等；

（4）适宜的运动量：运动后心率在（220-年龄）×（50%~70%）范围之内；

（5）适宜的运动时间：因运动强度和胃肠情况而定，每次 20~60min。

（二）主食定量，粗细搭配，全谷物、杂豆类占1/3

杂豆类品种有赤豆、芸豆、绿豆、豌豆、鹰嘴豆、蚕豆等；谷物如稻米、小麦、玉米、大麦、燕麦、黑麦、黑米、高粱、青稞、黄米、小米、粟米、荞麦、薏米等，如果加工得当均是全谷物的良好来源。

（三）多吃蔬菜，水果适量，种类、颜色要多样

蔬菜、水果的升糖指数（GI）见表6-3。

表6-3 蔬菜、水果的升糖指数

食品	GI 值	食品	GI 值
南瓜	75	西瓜	75
胡萝卜	71	菠萝	66
山药	51	葡萄（淡黄）	56
绿笋	<15	芒果	55
菠菜	<15	香蕉	52
菜花	<15	猕猴桃	52
芹菜	<15	柑	43
黄瓜	<15	葡萄	43
茄子	<15	苹果	36
鲜青豆	<15	梨	36
莴笋	<15	桃	28
生菜	<15	柚	25
青椒	<15	李子	24
西红柿	<15	樱桃	22

由表6-3可知，蔬菜的升糖指数明显低于水果，建议每日蔬菜摄入量 300~500g，深色蔬菜占1/2，其中绿叶菜不少于70g；两餐之间选择低 GI 的水果为宜。

（四）常适量吃鱼禽、蛋类和畜肉，限制加工肉类

畜肉类包括猪、羊、牛、驴等的肌肉和内脏，脂肪含量较高，饱和脂肪酸较多，平均为15%。猪肉最高，羊肉次之，牛肉最低，应适量食用。

每周不超过 4 个鸡蛋、或每两天 1 个鸡蛋，不弃蛋黄。研究表明，鸡蛋摄入（每周 3~4 个）对血清胆固醇水平影响微弱；适量摄入与心血管病的发病风险无关。

限制腌制、烘烤、烟熏、酱卤等加工肉制品的摄入。

（五）奶类豆类天天有，零食加餐合理选择

（1）保证每日 300g 液态奶或者相当量的奶制品的摄入；

（2）重视大豆及其制品的摄入，零食可选择少量坚果，每天应少于 25g；

（3）甜味剂可选择山梨醇、木糖醇等。

（六）清淡饮食，足量饮水，限制饮酒

（1）烹调注意少油少盐，成人每日烹调油 25~30g，食盐用量不超过 6g；

（2）推荐饮用白开水，每天饮用量 1500~1700mL；饮料可选淡茶或咖啡；

（3）饮酒后易出现低血糖，乙醇在体内代谢可减少来自糖原异生途径的糖量，还会抑制升糖激素释放；

（4）饮酒时常减少正常饮食摄入，酒精吸收快，不能较长时间维持血糖水平；

（5）饮酒还可使糖负荷后胰岛素分泌增加，对用胰岛素、降糖药治疗的糖尿病患者，更易发生低血糖。

（七）定时定量，细嚼慢咽，注意进餐顺序

改变进餐顺序，先吃蔬菜再吃肉类，最后吃主食，细嚼慢咽。研究表明细嚼慢咽可助减肥、防癌、保护口腔黏膜，有利于唾液分泌，防止牙龈炎及口腔溃疡，减少食道损伤和食道疾病发生，有利于胃肠的消化和吸收。控制进餐速度，早晨 15~20min，中晚餐 30min，餐次安排视病情而定。

（八）注重自我管理，定期接受个体化营养指导

注重饮食控制、规律锻炼、遵医用药、监测血糖、足部护理及高低血糖预防和处理等六方面的自我管理。定期接受营养医师和营养师的个性化专业指导，频率至少每年四次。

任务四　肿瘤患者的营养与膳食

一、肿瘤的概述

（一）什么是肿瘤

肿瘤（Tumor）指机体在外界环境中的生物、化学、物理、营养与个体因素相互作用下，发生过度生长或不正常的分化而形成的组织。

（二）肿瘤的分类

根据肿瘤细胞的分化程度和对人体的危害程度，肿瘤可分为良性肿瘤和恶性肿瘤两大类。

1. 良性肿瘤

良性肿瘤生长较慢，细胞形态与正常细胞相似，与周围细胞有明显界限，多有包膜，只有局部生长，在正常状态下不破坏宿主，或仅由于所占体积的原因而对宿主产生破坏作用。良性肿瘤不产生浸润与转移，不会侵入周围组织，对人体危害较小。

2. 恶性肿瘤

恶性肿瘤也称癌症（Cancer），能产生浸润与转移，病体一般无包膜，即使有假性包膜也可被穿透，能从身体的某一组织或器官转移到其他部位，对人体的危害极大。恶性肿瘤是严重损害人类健康和危及生命的常见病之一。

通常将恶性肿瘤分为三大类：

（1）上皮癌。起源于上皮组织，即覆盖于体表面和各种腺体内表面的细胞层，如肺上皮细胞发生恶变就形成肺癌，胃上皮细胞发生恶变就形成胃癌等。

（2）肉瘤。起源于支持结构如纤维组织、结缔组织和血管，如平滑肌肉瘤、纤维肉瘤等。

（3）白血病与淋巴癌。起源于骨髓的造血细胞和淋巴结。

（三）肿瘤发生的原因

肿瘤是由外界环境中的生物、化学、物理与营养等因素与个体内在因素相互作用的结果。宿主的遗传易感性是肿瘤发生基础，约2%的肿瘤存在明显的遗传倾向。肿瘤的发生尽管与遗传因素有关，但主要是由环境因素引起的。

1. 生物因素

主要指病毒，如乙型肝炎病毒、乳头状瘤病毒等。大量资料表明，原发性肝癌的发生与乙型肝炎病毒密切相关。

2. 化学因素

食物中的杂环胺、多环芳烃及亚硝胺化合物是激发癌变诱因，如黄曲霉毒素 B_1、苯并芘、2-萘胺、N-亚硝基二甲胺等。高脂肪食品在机体内可产生内源性致癌物，易引发乳腺癌、直肠癌、胰腺癌和前列腺癌。含大量红肉的膳食也可能增加结肠癌、直肠癌的危险性。

3. 物理因素

紫外线、X射线、核辐射可导致染色体或基因突变，或改变基因表达，或激活潜伏的致癌病毒。

4. 遗传因素

肿瘤发生与机体内环境有关。基因如果不正常或改变，会使细胞过分活跃与增殖。

二、食物致癌与食物抗癌

致癌物质（Carcinogens）是在一定条件下能诱发人类和动物癌症的物质。美国专家皮埃特教授指出：人类的癌症65%以上是食物污染引起的。不过，食物中的某些因素能致癌只是一方面，另一方面某些食物又能抗癌。

（一）食物中的致癌物质

目前，世界上公认的三大强烈致癌物质是黄曲霉毒素 B、苯并芘和亚硝胺。据研究，食物本身并不含或很少含这三种物质，但在种植、加工、运输、贮存和烹调过程中往往会受到污染。

1. 黄曲霉毒素

黄曲霉毒素是一种热稳定的化学物质，所以在烹调过程中不易破坏。黄曲霉菌产生的毒性代谢产物，毒性极强。其中最危险的是黄曲霉毒素 B（黄曲霉毒素的异物构体中毒性最强的一种）。它主要诱发肝癌，同时还能诱发胃癌、肾癌、直肠癌及乳腺、卵巢、小肠等部位的肿瘤。花生、玉米、大米、小麦、大麦、棉籽等农作物及其制品最易污染黄曲霉毒素。家庭自制的面酱等发酵食品有时也会被污染；咸肉、火腿、香肠等肉类食品以及核桃仁、瓜子仁等也易受污染。

2. 多环芳烃

含碳的物质在燃烧过程中能产生一种强致癌物——多环芳烃，也是最早发现的一类化学致癌物，其中苯并芘是典型代表。它可通过皮肤、呼吸道和被污染的食物等途径进入人体，或沉积于肺泡，或进入血液，严重危害人体健康。苯并芘化学性质很稳定，在烹调过程中不易被坏，经动物口服实验可导致胃癌、腺体癌、血癌、肺癌等。在食品检测中发现苯并芘含量较高的一般都是烘烤、熏制食品，比如用木炭等烘烤、熏制的食品中。长期接触苯并芘，除能引起肺癌外，还会引起消化道癌、膀胱癌、乳腺癌等。

3. 亚硝胺

亚硝胺有 100 多种化合物，有极强的致癌性，几乎可以引发人体所有脏器肿瘤，而且可通过胎盘对后代诱发肿瘤或畸形。不同的亚硝胺可引起不同的肿瘤，其中以消化道癌最为常见。最主要的有食道癌、鼻咽癌、胃癌、肝癌等。亚硝酸盐能抑制食品中梭状芽孢杆菌的生长，并与肉中的肌红蛋白结合形成红色亚硝基肌红蛋白而使产品美观，因此常用作腌肉时的添加剂。用亚硝酸盐腌制过的肉类中发现有亚硝胺类致癌物，如 N-二甲基亚硝胺和 N-亚硝基吡啶。

（二）食物中的抗癌物质

据报道，很多食物具有抵御癌症的作用。早期发现海参、海蛤的提取物有抗肿瘤作用；海带等海藻类有预防癌瘤的作用；大蒜含的硒元素具有抗癌作用；葛苗、芹菜、胡萝卜、笋类等蔬菜可促进肠壁蠕动，提高体内巨噬细胞吞噬异物及癌细胞的能力；含微量元素铜的南瓜、白菜等，具有阻断致癌物质亚硝胺在体内合成的作用；从香菇、草菇、松茸等食用菌中提取的多糖类物质有较强的抗癌作用。

三、肿瘤患者的合理膳食与控制原则

研究结果表明大多数的肿瘤是可以预防的。1999 年世界癌症研究会和美国癌症研究所组织专家组，在评价饮食、营养与癌症的各项研究证据基础上，提出了预防癌症的 14 条膳食与保健建议：

（1）食物多样，每餐应包括各种蔬菜、水果、豆类及粗加工的主食；

（2）维持适宜体重，避免体重过轻或过重，成年后要限制体重增幅不超过 5kg；

（3）鼓励适当的体力活动和体育锻炼，每天应进行 1h 左右的快走或类似的运动量，每星期至少还要进行 1h 出汗的剧烈运动；

（4）多吃蔬菜和水果，坚持每天吃 400~800g 各种蔬菜、水果，3~5 种蔬菜和 2~4 种水果，特别注意维生素 A 和维生素 C 的摄入要充足；

（5）以植物性食物为主，食用多种来源的淀粉或富含蛋白质的植物性食物，少吃精加工食品，限制精制糖的摄入；

（6）鼓励不饮酒。如果饮酒，男性每天限制 2 份以内，女性限制 1 份以内（每份相当于啤酒 200mL，果酒 100mL 或烈性酒 25mL）；

（7）限制动物性食品的摄入，每日瘦肉摄入量应限制在 90g 以下，尽可能选择禽、鱼肉，少食用牛肉、羊肉和猪肉；

（8）限制高脂食物的摄入，选择适当的植物油并限制用量；

（9）限制腌制食物的摄入，控制烹调用盐和调料盐的使用；

（10）防止食品腐烂及霉菌污染，不食用已受细菌和（或）霉菌污染的食物；

（11）易腐败食物应用冷藏或其他适当方法保存；

（12）控制食物中的添加剂、农药及其残留物在安全限量以下，并且实行适当有效的监督管理；

（13）不吃烧焦的食物，少吃烧烤的鱼和肉、腌肉及熏肉；

（14）一般不需要服用营养补充剂。

另外，关于肿瘤患者的饮食，2017 年国家卫生健康委员会发布的《恶性肿瘤患者膳食指导》中提到以下几个原则：合理膳食，适当运动；保持适宜的、相对稳定的体重；食物的选择应多样化；适当多摄入富含蛋白质的食物；多吃蔬菜、水果和其他植物性食物；多吃富含矿物质和维生素的食物；限制精制糖摄入；肿瘤患者抗肿瘤治疗期和康复期膳食摄入不足，在经膳食指导仍不能满足目标需要量时，建议给予肠内、肠外营养支持治疗。

综上所述，饮食与肿瘤的关系非常密切。要科学有效地预防、治疗肿瘤，需要大家科学选择食物，培养良好的饮食习惯，有效管理体重。在此基础上结合个人的爱好和特点，一定能够建立起兼顾自身口味和健康要求的饮食模式。另外，虽然吸烟不是膳食行为，但减少烟草的危害却不应该忽视。除了膳食和吸烟的干预外，还要注意避免与癌症发生有关的感染和环境致癌因素，保持心理平衡、精神愉快。掌握这些科学的饮食知识，并遵守这些原则，可以有效地预防肿瘤。

复习巩固

1. 什么是体质指数？我国确定肥胖的标准是什么？

2. 根据肥胖发生的原因，肥胖有哪些类型？

3. 简述肥胖对人体健康的危害。

4. 简述高血压的级别与分类。

5. 简述高血压患者的合理膳食与控制原则。

6. 什么是动脉粥样硬化，什么是冠心病，二者何关系？

7. 简述动脉粥样硬化及冠心病患者的合理膳食与控制原则。

8. 世界卫生组织将糖尿病分为哪些类型？

9. 什么是肿瘤？肿瘤分为哪些类型？

实践实训

慢病人群营养科普与社区宣传

一、实训目标

1. 熟悉营养科普的宣传形式。

2. 掌握慢病人群的营养健康需求，针对慢病人群进行膳食指导及营养科普。

3. 锻炼学生沟通协作的能力，培养学生的社会责任感、敬老助老、勇于承担社会责任的意识。

二、实训要求

1. 本实训以组为独立的单元进行，小组长应合理分工，经小组讨论确定某类慢性病人群作为本次实训对象。

2. 小组需提前进行实地调研，讨论设计合理的社区科普宣传方案，并需等老师确认完善后再开展实施。

3. 科普宣传正式开展前，每组学生需利用食品营养相关知识，针对该类慢病人群的营养需求制作科普宣传的海报、PPT、横幅或宣传手册等。

4. 开展宣传时应以组为单位针对不同慢病群体，在不同的区域范围展开调查，确保每个组的调查内容是独立进行。

5. 现场宣传时应保留相关佐证材料，如视频、照片等。

三、实训步骤

1. 熟悉本组科普宣传背景。

2. 设计科普宣传方案。

3. 准备科普宣传资料。

4. 开展现场宣传（养老院、生活小区等），可以通过趣味游戏、营养咨询指导、开设讲座等形式进行开展。

5. 形成活动报告：整理科普宣传资料（海报、PPT、现场宣传视频、照片等），形成科普宣传报告上交。

6. 营养和膳食建议，根据存在的问题给出合适的营养学建议。

7. 成员分工：调查报告上写明每个成员负责的具体内容。

"思政"小课堂

"双创"小课堂

"三新"小课堂

项目七 营养强化食品

项目七课件

学习目标：

1. 掌握营养强化食品的概念、基本原则和强化方法；
2. 熟悉营养强化剂的种类和发展历史；
3. 了解食品营养强化的意义。

任务一 概述

据统计，我国有 3 亿左右居民面临营养失衡问题，约占我国人口的 22%。营养失衡与近七成的慢性疾病有关，如糖尿病、心血管疾病等。对于营养失衡问题，我国政府十分重视并在《"健康中国 2030"规划纲要》中提出要着力改善人群营养素缺乏问题。目前，通过对食物进行营养强化以改善营养失衡问题的做法在国际上较为普遍，且具有较大的市场空间。

人类生存以及繁衍后代所需要的营养素主要来源于食品。人类的营养需要是多方面的，但是，几乎没有任何一种天然食品能满足人体所需的各种营养素，而且食品在烹调、加工、储存等过程中往往有部分营养素损失，加上人们由于经济条件、文化水平、饮食习惯等诸多因素的影响，常常导致人体缺乏矿物质、维生素、蛋白质等营养素而影响身体健康。

一、营养强化食品的概念

食品营养强化是指根据各类人群的营养需要，在食品中人工添加一种或几种营养素以提高食品营养价值的过程。这种经过强化处理的食品称为营养强化食品。为了增加食品的营养成分（价值）而加入食品中的天然或人工合成的营养素和其他营养成分称为食品营养强化剂。

二、食品营养强化的发展

美国食品营养强化最早始于 1924 年，为了预防居民甲状腺肿开始向食盐中加碘，随后在全美开始销售碘盐，使得甲状腺肿的发病率大大降低，此后碘缺乏作为一种严重的公共卫生问题已基本被消除。1944 年，加拿大政府强制面粉和面包生产企业向食品中添加维

生素 B_1、维生素 B_2 等；20 世纪中期开始，营养强化食品被许多欧洲国家认可。

20 世纪 30 年代，美国东南部居民膳食以研磨过细的谷物、培根为主，导致大量居民患有不同程度的烟酸缺乏症。

1942 年，美国食品药品监督管理局（FDA）正式制定了强化白面粉（铁、硫胺素和烟酸、核黄素）产品标准。如果消费者每天平均吃 6 片面包的话，添加到面包和面粉中的维生素和铁的量就能够达到 RDA 的要求。

1952 年，FDA 颁布了强化面包的食品标准，随后陆续制定了乳制品、玉米粉、白大米等食品强化的标准。

1980 年，FDA 发布了关于食物强化的最终政策声明，并强调当前的营养调查显示大范围的食品强化不是必要的。食品强化应该给消费者带来好处而不能造成营养失衡，不能误导消费者相信吃强化食品可以确保营养合理的膳食，该食品营养强化声明一直延续至今。

欧洲各国在 20 世纪 50 年代先后对食品营养强化建立了政府的监督、管理体制，现已有许多国家对食品进行营养强化。有些国家还规定对某些主食品强制添加一定的营养素，例如英国规定面粉中至少应加入维生素 B_1（2.5mg/kg）和烟酸（16.5mg/kg），人造奶油中必须添加维生素 A 和维生素 D。丹麦也规定人造奶油及精白面粉必须进行营养强化等。

日本在 1949 年设立了关于食品强化的研究委员会。1952 年建议食品进行强化，并制定了食品强化标准，颁布了"营养改善法"。

国际食品法典委员会（CAC）1987 年制定了《食品中必需营养素添加通则》，为各国的营养强化政策提供指导。在 CAC 原则的指导下，各国通过相关法规来规范本国的食品强化。美国制定了一系列食品营养强化标准，实施联邦法规第 21 卷 104 部分（21 CFR Part 104）中的"营养强化政策"，对食品生产单位进行指导。

欧盟于 2006 年 12 月发布了 1925/2006《食品中维生素、矿物质及其他特定物质的添加法令》，旨在避免由于各成员国对于食品中营养素强化量不一致而造成的贸易影响。其他国家也通过标准或管理规范等途径对食品营养强化进行管理。

我国最早的营养强化食品是一款婴儿代乳粉，于 20 世纪中期研发成功。20 世纪 50 年代曾以大豆、大米为主要原料，同时强化动物骨粉、维生素 A、维生素 D 及核黄素、小米等，制成"5410"婴儿代乳粉，开创了我国食品营养强化的先例。

1993 年卫生部对原有的《食品营养强化剂使用卫生标准（试行）》进行修改，1994 年发布实施《食品营养强化剂使用卫生标准》（GB 14880—1994）。

根据我国最新的营养状况和食品工业发展的水平，2012 年修订为《食品营养强化剂使用标准》（GB 14880—2012），对食品营养强化的品种、使用范围和使用量等进行了修订和完善。目前，我国正式许可使用的食品营养强化剂品种已增加到包括氨基酸和含氮化合物、维生素、矿物质、脂肪酸及其脂类、低聚糖和膳食纤维、益生菌 6 类，并应用于各种不同的食品之中。营养素的补充还可通过"保健食品中的营养补充剂"来实施。此外，我国批准了许多具有一定功能作用的药食同源食品和新资源食品，可以作为天然原料添加（强化）到食品中。

三、食品营养强化的意义

（一）弥补天然食品营养成分的缺陷

几乎没有一种单纯的食物可以满足人体对各种营养素的需求。例如，新鲜水果含有丰富的维生素 C，但是其蛋白质和能源物质欠缺；乳、肉、蛋等食物中虽然含有丰富优质的蛋白质，但是其维生素含量却不能满足人类的需要。

另外，由于各国、各地区人民的饮食习惯、地区食物品种、生活水平等的不同，很难通过平衡膳食满足机体营养素的需求，往往会出现某种营养缺陷，如常食用精米精面的地区会缺乏硫胺素，果蔬缺乏的地区会缺乏维生素 C。因此，有针对性地进行食品营养强化，弥补所缺营养素，将大大提高食品营养价值，增进人体健康。

（二）补充食品在加工、储存及运输过程中营养素的损失

许多食品在消费之前往往需要加工（工厂化生产或家庭烹调）、储存及运输。在这一系列过程中，由于机械、化学、生物的因素均会引起食品部分营养素的损失，有时甚至造成某种或某些营养素的大量损失。例如在碾米和小麦磨粉时有多种维生素的损失，而且加工精度越高，这种损失越大，甚至造成大部分维生素的大量损失。果汁饮料若存放在冰箱中，7d 后维生素 C 可减少 10%~20%，能渗透氧的容器也可促进饮料中维生素 C 的降解。据报告，将橘汁饮料装在聚乙烯容器中，于室温下存放 1 年，其维生素将全部损失；若用纸质容器盛装，2 个月后便会全部损失。

因此，为了弥补营养素在食品加工、储存等过程中的损失，满足人体的营养需要，在上述食品中适当增补一些营养素是很有意义的。

（三）简化膳食处理，方便摄食

由于天然的单一食物仅含有人体所需的部分营养素，不能全面满足人体的营养需要，因此，人们为了获得全面的营养就必须同时进食多种食物。例如，我国饮食以谷类为主，谷类能满足机体能量需要，但其蛋白质含量低，而且质量差，维生素和矿物质也不足，必须混食肉类、豆类、水果、蔬菜等。这在膳食的处理上是比较烦琐的。

（四）减少（地方性）营养缺乏症的发生

从预防医学的角度，食品营养强化对预防营养缺乏症、降低其患病概率有很重要的意义。在地方性甲状腺病区食用碘量为 20~50mg/kg 的强化碘盐已成为法令。我国在地方性甲状腺肿地区供应的食盐中强化碘，有效地改善了整个地区人口的碘营养，使甲状腺发病率从 35% 以上降低到 5% 以下。

（五）适应不同人群生理及职业的需要

对于不同年龄、性别、工作性质以及处于不同生理、病理状况的人来说，他们所需营养的情况是不同的，对食品进行不同的营养强化可分别满足他们的营养需要。

婴儿是人一生中生长、发育最快的时期，1 岁婴儿的体重为出生时的 3 倍，这就需要有充分的营养素供应。婴儿以母乳喂养最好，一旦母乳喂养有问题，则需要有适当的"代

乳食品"。此外，随着孩子的长大，不论是以人乳还是牛乳喂养都不能完全满足孩子生长、发育的需要，这就有必要对其食品进行营养强化或给以辅助食品。

不同职业的人群对营养素的需要可有不同。例如对钢铁厂高温作业的人，在增补维生素 A（2000IU/d）、维生素 B_2（0.5mg/d）、维生素 C（50mg/d）后，其血清中维生素 A、维生素 B_2 和维生素 C 的含量增加，营养情况大为改善，从而减轻疲劳，增加工作能力。对于接触铅的作业人员，由于铅可由消化道和呼吸道进入人体内引起慢性或急性铅中毒，如果给以大量维生素 C 强化的食品，可显著减少铅中毒的情况。对于接触苯的作业人员则应供给用维生素 C 和铁强化的食品，以减轻苯中毒和防止贫血。

任务二　营养强化食品的种类、原则和方法

一、食品营养强化剂

（一）营养强化剂的种类

营养强化剂主要包括维生素、矿物质、必需氨基酸和功能因子四类，我国规定用于食品营养强化的为前三种。在食品加工、经营中使用食品营养强化剂时，必须符合《食品营养强化剂使用标准》中规定的品种、范围和使用剂量。

1. 维生素类强化剂

维生素是食品中应用最早的一种强化剂，也是目前国际上应用最广、最多的一大类，所以在强化食品中占有重要地位。

（1）维生素 A 类。普遍采用的是维生素 A 粉末，如维生素 A 醋酸酯、棕榈酸酯等，主要用于面粉、奶粉、固体饮料的强化。

维生素 A 对光和氧不稳定，亦可被脂肪氧化酶分解，在添加时应予注意。另外，作为维生素 A 原的 β-胡萝卜素，是许多植物性食品中均有的色素物质，它既有维生素 A 的功效，又可作为食用天然色素使用，是一种比较理想的营养强化剂。

（2）B 族维生素类。常用于强化的 B 族维生素类主要包括维生素 B_1、维生素 B_2、维生素 B_5 等。

维生素 B_1 强化剂，实际多使用盐酸硫胺等硫胺素衍生物，多用来强化面包、饼干等面制品，可在和面时加入，使之分散均匀，还可强化面粉以及牛乳和豆腐等。维生素 B_1 强化剂稳定性差，应避光、密闭保存。

维生素 B_2 强化剂，对热和酸比较稳定，对碱、紫外线和还原剂不稳定。目前多用亲油性的核黄素丁酸酯，液体强化剂为核黄素磷酸钠。

维生素 B_5 强化剂，耐酸、碱和热。可用于面包、饼干、糕点及乳制品等的强化，也可作为肉制品的发色助剂使用。

（3）维生素 C 类。强化用的维生素 C 主要为 L-抗坏血酸，主要用于营养强化和防止

氧化、保持鲜度等。主要用于强化果汁、面包、饼干、糖果等。

2. 矿物质元素强化剂

我国已批准铁、钙、锌、碘、硒、氟等必需矿物质作为食品营养强化剂，其他矿物质如镁、铜、锰、钾、钠、氯等均按照需要量添加（特别是婴幼儿配方食品），按生理需要量添加即可。

（1）碘。碘常以碘化钾、碘酸钾、碘酸钙或碘酸钠的形式存在。碘化钾最经济但不稳定，目前主要用于食盐，摄食碘盐是防治碘缺乏症最有效的措施，使用量为 $30 \sim 70mg/kg$。碘酸钾比碘化钾稳定，但在试验中还没广泛使用。

（2）钙。钙的强化剂有柠檬酸钙、葡萄糖酸钙、碳酸钙、乳酸钙、磷酸钙、牦牛骨粉、蛋壳钙、活性离子钙。

（3）锌。锌也是人体易缺乏的微量元素，世界许多国家和地区都普遍缺锌。目前，常用的锌强化剂有硫酸锌、氯化锌和葡萄糖酸锌等可溶解的锌化合物，其中以葡萄糖酸锌效果突出。

（4）硒。硒是一种具有氧化性的元素，其强化剂主要为亚硒酸钠及富硒酵母、硒化卡拉胶。

（5）铁。铁的强化剂主要有乳酸亚铁、葡萄糖酸亚铁、血红素铁和富铁酵母。抗坏血酸可作为铁促进因子和铁强化剂一起强化食品。

3. 氨基酸类强化剂

我国居民每日蛋白质摄入量中约 1/3 来自谷类食品，但由于其赖氨酸缺乏导致谷类蛋白质质量不高，为提高其蛋白质的吸收利用，应强化赖氨酸。但氨基酸强化食品应使其必需氨基酸比例适宜，因为有时只添加单一氨基酸可能会导致氨基酸更加不平衡的状况，所以在强化氨基酸时一定要合理强化。

当食物中缺乏某种必需氨基酸时，则影响其氨基酸的吸收利用，从而使其蛋白质生物利用率降低。研究表明，若在质量较差的蛋白质中强化其限制氨基酸，可大大提高其生物利用率。

目前我国批准使用的氨基酸强化剂仅有几种赖氨酸强化剂，暂未将其他氨基酸列入营养强化剂。

（二）使用营养强化剂的要求

（1）营养强化剂的使用不应导致人群食用后营养素及其他营养成分摄入过量或不均衡，不应导致任何营养素及其他营养成分的代谢异常；

（2）营养强化剂的使用不应鼓励和引导与国家营养政策相悖的食品消费模式；

（3）添加到食品中的营养强化剂应能在特定的储存、运输和食用条件下保持质量的稳定；

（4）有较好可加工性能；

（5）添加到食品中的营养强化剂不应导致食品一般特性如色泽、滋味、气味、烹调特性等发生明显不良改变；

（6）不应通过使用营养强化剂夸大食品中某一营养成分的含量或作用误导和欺骗消费者。

（三）强化剂剂量的依据

各国都有营养强化剂的使用范围和剂量标准或法规，制定标准时受很多因素的影响，具体添加的数量应根据各国和地区的营养调查为基础，各国营养素的每天推荐摄入量是营养强化的主要依据也是适宜强化剂剂量制定的依据。

我国强化剂剂量的制定可参考中国营养学会发布的《中国居民膳食营养素参考摄入量》中的具体数据。

二、营养强化食品的种类

在食品营养强化时，被强化的食品部分称为载体，载体的选择很重要。营养强化食品的种类繁多，可从不同角度进行分类。按食品食用角度分强化主食和强化副食。主食强化如面粉和大米，副食强化如加碘盐和强化酱油。按食用对象分，有军粮、婴幼儿食品及特殊职业人群的食品。目前较多的是强化谷物食品和强化奶粉。

（一）强化谷物食品

谷物食品中最主要的是大米和小麦，现在人们习惯吃精米精面，其中 B 族维生素由于碾磨得过于精细而损失较多。谷物食品中所用的主要强化剂有维生素、钙、赖氨酸、蛋氨酸等，如强化米、强化面粉、强化面包等。

（二）强化副食品

副食品中有很多营养素是消费者每天所必需的，也要根据各自情况进行营养强化。如在食盐中强化碘化钾，是防治碘缺乏症的最好方法；营养强化酱油中也经常强化维生素 B_1、维生素 B_2 和铁、钙等，如铁化酱油、高钙低盐酱油等。欧美国家常使用奶油，经常在人造奶油中强化维生素 A 和维生素 D，做法是将维生素直接混入人造奶油，经搅拌均匀后即可食用。

（三）果蔬汁与水果罐头的强化

果蔬汁和水果罐头主要是为人体提供维生素 C。但在其加工中维生素 C 极易破坏，可进行强化。柑橘汁中维生素 C 的强化量一般为 20~50mg/100g，番茄汁中维生素 C 的强化量一般为 30~50mg/100g，果汁粉中维生素 C 的强化量一般为 70mg/100g，水果罐头中维生素 C 的强化量可根据不同品种和需要进行强化。

（四）强化婴幼儿食品

由于牛乳和母乳在营养成分上存在不少差异，仅仅靠普通的牛乳喂养婴儿不能满足其生长发育的需要。因此，在以牛乳为主料的基础上，对其进行营养强化做成婴儿配方奶粉，可以满足婴幼儿生长发育对营养素的需求。

（五）公共系统的强化食品

对于一些普遍存在或地域性的营养缺乏问题，为了保证人们对营养素的需求，应规定在公共系统中强化某营养素，如在饮用水中强化氟，以保护牙齿；食盐中强化碘，以防治碘缺乏症。

（六）强化军粮

现代军粮要求营养全面、便于携带、易于烹调等，所以经营养强化后做成压缩干燥食品。这些食品按照有关能量和营养素的需求，可配成一餐的供给量，如压缩饼干、压缩米糕、压缩肉松、肉干、调味菜干粉等。

（七）特殊人群的强化食品

为适应各种特殊人群和不同职业人群的营养需求，预防疾病，应根据其各自特点配制成各种各样的强化食品。

（八）混合型营养强化食品

将各种不同营养特点的天然食物互相混合，取长补短，以提高食物营养价值的强化食品称为混合型营养强化食品。混合型营养强化食品的营养学意义在于发挥各种食物中营养素的互补作用，大多是在主食品中混入一定量的其他食品以弥补主食品中营养素的不足。

三、食品营养强化的基本原则

食品营养强化需遵循以下几个基本原则：

（一）有明确的针对性

进行食品营养强化前必须对本国（本地区）的食物种类及人们的营养状况做全面细致的调查研究，从中分析缺少哪种营养成分，然后根据本国、本地区人民摄食的食物种类和数量选择需要进行强化的食品（载体）以及强化剂的种类和数量。

例如，日本居民多以大米为主食，其膳食中缺少维生素 B_1，他们根据其所缺少的数量在大米中增补。我国南方亦多以大米为主食，而且由于生活水平的提高，人们多喜食精米，致使有的地区脚气病流行。这除了提倡食用标准米以防止脚气病外，在有条件的地方也可考虑对精米进行适当的维生素 B_1 强化。

对于地区性营养缺乏症和职业病等患者的强化食品更应仔细调查，针对所需的营养素选择适当的载体进行强化。

（二）符合营养学原理

食品营养强化应尽量选用易被人体吸收利用的强化剂，而且应该符合营养学原理。人体需要的各种营养素不仅要数量充足，而且也要比例适宜，以满足各种营养素之间的平衡，如必需氨基酸之间的平衡、三大产能营养素之间的平衡、维生素及矿物质之间的平衡等。营养强化后应促进各营养素之间的吸收利用，而不能使之产生拮抗作用。

（三）保证食用安全性

营养强化剂属于食品添加剂，其卫生和质量应符合国家标准。我国《食品营养强化剂使用标准》（GB 14880—2012）中明确规定了食品营养强化的主要目的、使用营养强化剂的要求、可强化食品类别的选择要求以及营养强化剂的使用规定。强化的剂量要适当，在补充营养素促进健康的同时，也要注意过多摄入对人体产生的不良反应。强化剂加入剂量一般以膳食营养素推荐摄入量的1/3~1/2为宜，如果欲强化食品的原有成分中含有某种营养素，其含量达到营养强化剂最低标准的1/2，则不得进行强化。进口食品中的营养强化剂必须符合我国规定的使用标准。

（四）较高保存率和稳定性

为达到营养强化剂的效应，必须保证营养强化剂的保存率，使其在加工、保存过程中不被分解破坏，可采用改变强化剂化学结构、添加稳定剂和改进加工工艺等方法提高其保存率。同时，考虑到一些营养素易被光、热、氧化分解破坏而造成的损失，进行营养强化时应适当提高营养强化剂的使用剂量。

（五）不降低食品原有的色、香、味等感官性状

营养强化剂大多具有本身特点的色、香、味等感官性状，在进行食品营养强化时，应选择好载体食品，避免对食品的感官性状产生不利的影响。如果根据不同强化剂的特点，正确选择强化对象（载体食品）与之配合，则不但没有不良影响，而且可提高食品的感官质量和商品价值。

（六）易被机体吸收利用

食品强化用的营养素应尽量选取那些易于吸收、利用的强化剂。例如可作为钙强化用的强化剂很多，有氯化钙、碳酸钙、硫酸钙、磷酸钙、磷酸二氢钙、柠檬酸钙、葡萄糖酸钙和乳酸钙等。其中人体对乳酸钙的吸收最好。在强化时，尽量避免使用那些难溶、难吸收的物质如植酸钙、草酸钙等。钙强化剂的颗粒大小与机体的吸收、利用性能密切有关。

另外，在强化某些矿物质和维生素的同时，注意它们相互间的协同或拮抗作用，以提高营养素的利用率。

（七）不过多提高食品价格

通常食品营养强化需要增加一定的成本，但若价格增高过多则不易推广。所以在营养强化时，应选择大众都需要、消费得起的食品作为载体。

四、食品营养强化的方式和方法

（一）食品营养强化的方式

1. 在原料或必需食物中添加

凡国家法令强制规定添加的强化食品，以及具有公共卫生意义的强化内容都属于此类。西方国家一般将需补充的营养素预先添加在面粉中，可保证制成的面包中含有这些强化剂。

2. 在加工过程中添加

加工过程中很多操作可能会影响强化剂的生物活性和稳定性，如维生素A、维生素C容易被氧化，单质碘在加热环境中很容易升华。因此，强化剂应考虑加工因素对其的影

响，应在加热、空气暴露、洗涤等加工工序后添加。

3. 在成品中添加

对配方奶粉等婴儿食品，大多数营养强化剂均应使用喷雾法混入成品中，并注意混入的强化剂是均匀的。

(二) 食品营养强化的方法

由于食品强化的目的、内容以及食品本身性质等的不同，其强化方法也各异。常见方法包含：

1. 生物强化法

生物强化法是利用生物的作用将食品中原有成分转变为人体所需的营养素，如大豆经发酵后，蛋白质被分解为易消化吸收的氨基酸，并产生一定量的 B 族维生素，尤其是产生植物性食品中所缺乏的维生素 B_{12}，因此大大提高了其营养价值。

2. 物理化学强化法

物理化学强化法是将存在于食品中的某种物质转化成所需营养素的方法，如牛乳经紫外线照射，其维生素 D 会骤然增加；用酸水解法使不易消化的蛋白质转化为肽和氨基酸。

(三) 营养强化剂的保护

食品营养强化加工中，除需选择适当的强化方法外，还需确保营养强化剂在食品中稳定，因此，营养强化成分的保护成为食品营养强化加工的一个关键问题。

1. 营养强化剂稳定性影响因素

强化食品中，营养强化剂的稳定性主要受 4 种因素的影响，即食品的成分、营养强化剂添加的方法、食品加工工艺、食品消费前的储藏条件。在实际中，必须对上述 4 种因素进行综合考虑，采取适当措施，提高其稳定性。

2. 营养强化剂的保护

目前，营养强化剂的保护手段和措施有多种，最常见的有如下几种：

(1) 添加营养强化剂稳定剂。某些维生素对氧化非常敏感，如维生素 A 和维生素 C 遇氧时极易被破坏。目前，对于易氧化破坏的维生素强化剂在实践中可适当添加抗氧化剂和螯合剂等作为其稳定剂。

(2) 改变强化剂的结构。维生素类强化剂最易破坏损失，在提高它们的稳定性时，很重要的一个方法就是在不影响生理活性的情况下改变其化学结构。例如维生素 B_1，过去均用其盐酸盐类进行强化。尽管它易溶于水，但是易因加热而破坏，而且对碱也不稳定。为了克服这些缺点，人们现已合成十多种具有一定生理活性而又各具特点的维生素 B_1 的衍生物，诸如硫胺素硝酸盐、硫胺素硫代氰酸盐、二苯酰硫胺素、硫胺素三十二烷酸盐、硫胺素二月桂基硫酸盐及二苯基硫胺素等。

目前用于面粉强化的维生素 B_1 多已改用这些新的衍生物。其中用二苄基硫胺素强化的面粉经储存 11 个月后的保存率为 97%。用其烤制面包后还保存 80% 左右。若用硫胺素盐酸盐，储存 2 个月后即降至原来的 60% 以下，烤制面包后也仅存留 75%。

维生素 C 是热敏性最强、最易破坏的维生素。近年来研制成功的维生素 C 磷酸酯镁或维生素 C 磷酸酯钙具有与维生素 C 同样的生理功能，并且比较稳定，即使在金属离子（Cu^{2+}，Fe^{2+}）存在下煮沸 30min 也基本无变化，而普通维生素 C 在同样条件下可损失 70%~80%。此外，用它们强化食品，无论是在加工还是在保藏过程中都很少损失。如用维生素 C 磷酸醋镁或钙强化压缩饼干，置于马口铁罐内（充氮），在 40℃、相对湿度 85% 条件下储存 6 个月，其保存率为 80%~100%，而普通维生素 C 在同样条件下的保存率仅 4%。

（3）改进加工工艺。前述改变强化剂本身的结构，除了要考虑其生物活性外，还需考虑的一个很重要的问题就是安全性。实际上，当人们充分认识了营养强化剂的特性以后，便可在食品加工过程中采用适当的工艺技术避免那些不利因素，从而达到提高其稳定性的目的。如采用微胶囊技术，既可控制食品营养强化剂的溶解时效，抑制氧化，防止物料在加工过程中相互反应，提高食品营养强化剂的稳定性，又能使不相溶的体系均匀分散，并且使用方便。

（4）改善包装、储存条件。食品强化剂的作用可随食品储存时间的延长而逐渐降低，其损失程度往往依据食品的包装和储存条件而异。通常在密封包装和低温储存时营养素损失较小，这主要是防止空气中氧的作用和避免光、热等对它们的破坏作用所致。

降低储存温度有利于维生素等的保存。通常，储存温度越高，维生素等的分解作用越快，如维生素 C 的分解速度在 20℃时比 6~8℃快 2 倍。强化乳粉真空包装后，在 37℃储存时许多维生素的损失都比常温大。

很多强化食品都用马口铁罐包装，罐内大多抽空，以保存各营养成分和延长食品保存期。由于抽空包装时，罐内外有较大的压力差，易吸入外界空气而失效，故目前多采用抽空充氮包装。

据报道，充氮包装的强化乳粉与普通密封包装的强化乳粉相比，在相同的实验条件下储存 10d 后，前者维生素 A、维生素 B 和维生素 C 的损失都比后者少 10% 以上。无疑，尽量降低罐内氧的含量对营养素的保存更为有利。第十六届国际乳业会议认为，罐内氧含量高于 4% 时失去保藏内容物的意义；当罐内含氧量为 1% 时可认为满意；若能将氧含量降至 0.1% 则效果更佳。

复习巩固

1. 什么是营养强化食品？
2. 简述国内外营养强化的发展。
3. 简述常见的营养强化剂。
4. 简述营养强化食品的种类。
5. 简述营养强化的方式和方法。

实践实训

营养强化食品的分类及调查

一、实训目的

1. 掌握营养强化食品的概念，了解其在营养增补中的应用。

2. 了解营养强化食品的种类及特点。

二、实训内容及要求

随着人们生活水平和居住饮食环境的改善，人群预期寿命有所增加。营养强化不仅可以改善食品风味，激发人的食欲，同时还可以提高膳食营养质量指数；在预防常见的营养素缺乏病，满足各个年龄段的不同需要，增强保藏性能等方面均有积极意义。食品营养强化具有特定的保健功能，根据各类人群的营养需要，在食品中人工添加一种或多种营养素以提高食品营养价值。"2030 健康中国"和"三减三健"都在提倡健康的生活方式和饮食习惯，未来健康食品，特别是营养强化食品，将会迎来新的发展机遇。

1. 本次实训内容需要查找相关食品对某营养成分的国标要求，并调查相应食品中该营养成分含量，完成表 7-1，掌握营养强化食品在营养增补中的应用。

表 7-1　营养强化食品调查表

种类	代表食品	国标中对该营养成分含量要求	调查相应食品中该营养成分含量	添加意义
维生素强化				
矿物质强化				
膳食纤维强化				
功能成分强化				

2. 在以上代表食物中选择一种，学习总结其生产工艺流程。

三、实训总结

"思政"小课堂

"双创"小课堂

"三新"小课堂

项目八 保健食品

项目八课件

任务一 概述

随着世界范围内环境污染的加剧，人们生活水平的提高，生活节奏的加快，健康投资已成为消费热点。科学技术的飞速发展，探明了食物成分与人体健康的关系，使保健食品的开发成为现实的需要。人们发现某些营养素或食物成分在调节生理功能、预防疾病方面具有重要的生物学作用，特别是有些植物性食物成分能够有效降低居民慢性退行性疾病的发生率，如高血压、心脏病、肿瘤、糖尿病等。

饮食和健康有着密切的联系，在传统中医理论中就有食疗理论：通过饮食控制营养元素摄入，从而调节人体健康状态，达到提高免疫力、促进心肺功能、改善新陈代谢等目的。市面上可见的保健食品品牌类型较多，保健食品在生活中已较为常见，但很多人在保健食品的认知和消费方面都存在较大误区，需要引起高度重视。

一、保健食品的概念

对于保健食品世界上并未形成统一的定义，大多数国家仅有学术上的概念和分类，保健食品所包括的范围各有不同。

美国将相当于我国保健食品的产品称为膳食补充剂，将其纳入 1994 年批准的"膳食补充剂健康与教育法 DSHEA"中进行管理。它含有补充膳食的某种成分物质，如维生素、矿物质、草药或其他植物、氨基酸，以及这些物质的提取物、浓缩品、代谢物、组成成分等。

欧盟则将我们认为的保健食品称为功能食品，定义是"一种食品如果有一个或多个与保持人体健康或减少疾病危险性相关的靶功能，能产生适当的和良性的影响，它就是有功能的食品"。这种食品主要包括有一定功能的天然食品、添加某些成分的食品、去除了某种成分的食品、提高了一种或多种成分的生物利用率的食品，或以上 4 种情况结合的食品。

日本将相当于我国保健食品的产品称为特定保健用食品。1991年其公布的定义是"凡附有特殊标志说明属于特殊用途的食品，在饮食生活中为达到某种特定保健目的而摄取本品的人，可望达到该保健目的的食品"。在日本已批准的特定保健用食品中，以低聚糖、益生菌改善肠胃功能的产品占绝大多数，此外，还有降胆固醇、促进矿物质微量元素吸收、防龋齿、降血压、降血糖等食品。

我国《保健食品》（GB 16740—2014）和《保健食品注册与备案管理办法》中将保健食品定义为："声称并具有特定保健功能或者以补充维生素、矿物质为目的的食品，即适用于特定人群食用，具有调节机体功能，不以治疗疾病为目的，并且对人体不产生任何急性、亚急性或慢性危害的食品。"

二、保健食品的分类

保健食品的原料和功能因子多种多样，对人体生理机能的调节作用以及产品的生产工艺和产品形态也各不相同，因此，市场上保健食品琳琅满目，种类繁多。保健食品可从不同角度对其进行分类。

（一）按所选用的原料分类

保健食品在宏观上可分为植物类、动物类和微生物（益生菌）类。

（二）按功能性因子的种类分类

保健食品可分为多糖类、功能性甜味剂类、功能性低聚糖、功能性油脂、自由基清除剂类、功能性肽和蛋白质类、益生菌类、维生素类、微量元素类以及其他（如二十八烷醇、植物甾醇、皂苷等）类。

（三）按产品的形态分类

保健食品可分为饮料类、口服液类、酒类、冲剂类、片剂类、胶囊类和微胶囊类。

（四）按调节人体机能的作用分类

保健食品按调节人体机能的作用可分为以下27种类型：增强免疫力功能、辅助降血脂功能、辅助降血糖功能、抗氧化功能、辅助改善记忆功能、缓解视疲劳功能、促进排铅功能、清咽功能、辅助降血压功能、改善睡眠功能、促进泌乳功能、缓解体力疲劳、提高缺氧耐受力功能、增加骨密度功能、减肥功能、对辐射危害有辅助保护功能、改善生长发育功能、祛痤疮功能、改善营养性贫血、祛黄褐斑功能、通便功能、对化学肝损伤有辅助保护功能、改善皮肤水分功能、改善皮肤油分功能、调节肠道菌群功能、促进消化功能、对胃黏膜损伤有辅助保护功能。

三、保健食品的基本属性

（一）保健食品是食品

保健食品应具有食品的营养性、安全性、感官性等特点。

（二）保健食品不是药品

保健食品一般注重调节机体环境的平衡，增加机体的免疫力，具有一定的保健作用，但必须要明确的是，保健食品不是药品，不能以治疗为目的，更不能代替药品。

（三）保健食品必须有特定的保健功能

这是保健食品和一般食品的区别。

（四）保健食品有特定的食用人群

一般食品适合各类人群食用，而保健食品因具有特定的保健功能，只适合特定人群食用，如减肥食品只适合肥胖人群食用，促进泌乳的保健品只适合哺乳期妇女食用等。

（五）保健食品具有特定的质量检测指标与方法

保健食品不仅要验证其所具有的特定功能，并且要验证在正常食用量下能保证食用安全。

（六）保健食品的产品属性

既可以是传统的食品属性，也可以是胶囊、片剂等类似药品的属性。

目前，我国市场上的保健食品的产品属性两者均有。

保健食品的标志见图 8-1，为天蓝色图案，下有"保健食品"字样，俗称"蓝帽子标志"。

图 8-1　保健食品的标志

四、保健食品与一般食品和药品的异同

保健食品、一般食品和药品之间有共性，也有一些显著的差异。

（一）保健食品与一般食品的共性

保健食品和一般食品均能提供人体生存必需的基本营养物质（即食品的营养功能，也称食品的第一功能），都具有特定的色、香、味、形（即食品的感官功能，也称食品的第二功能）。

（二）保健食品与一般食品的区别

保健食品是食品的一个特殊种类，介于一般食品和药品之间。

（1）保健食品强调具有特定的保健功能，而一般食品强调提供营养成分；

（2）保健食品根据其保健功能的不同，具有特定适宜人群和不适宜人群，而一般食品不进行区分；

（3）保健食品具有规定的食用量，而一般食品没有食用量的要求。

（三）保健食品与药品的区别

（1）使用目的不同。保健食品用于调节机体机能，提高人体抵御疾病的能力，改善亚健康状态，降低疾病发生的风险，不以治疗疾病为目的。而药品是指用于预防、治疗、诊断人体的疾病，有目的地调节人的生理机能并规定有适应症或者功能主治、用法或用量的物质。

（2）保健食品按照规定的食用量食用，不能给人体带来任何急性、亚急性和慢性危害。而药品可以有毒副作用。

（3）使用方法不同。保健食品仅口服使用，药品可采用注射、涂抹等方式使用。

（四）特殊膳食用食品和营养素补充剂

1. 特殊膳食用食品

特殊膳食用食品指为满足某些特殊人群的生理需要，或某些疾病患者的营养需要，按特殊配方而专门加工的食品。

特殊膳食用食品需具备两个条件：

第一，某一种或某一类食品最适宜特定（特殊）人群食用，如婴儿、幼儿、糖尿病患者、严重缺乏某些营养素的人等。这类人群由于生理原因，需要的膳食结构与一般人群的膳食结构有明显区别。

第二，为这类人群制作的食品与可类比的普通食品的营养成分有显著不同，有些营养素含量很低或很高。如无母乳喂养的婴儿需要的婴儿配方乳粉，其营养成分和含量与成年人食用的乳粉有显著不同。

2. 营养素补充剂

营养素补充剂也称膳食补充剂，是指单纯以一种或数种经化学合成或天然动植物中提取的营养素为原料加工制成的食品。其作用是补充膳食供给的不足，预防营养缺乏和降低发生某些慢性退化性疾病的危险性。营养素补充剂纳入保健食品管理需要经过注册。

五、我国保健食品的发展与监管

（一）我国保健食品的发展

我国保健品的发展大致经历了三个阶段。因此，也将保健食品分为三代产品。

1. 第一代保健食品

第一代保健食品包括各种强化食品，是最原始的保健食品，仅根据食品中各种营养素或其他有效成分的功能来推断该食品的功能，这些功能并没有经过任何实验验证。目前，这类食品只能列入一般食品而不允许以保健食品的形式面市。

2. 第二代保健食品

第二代保健食品是指必须经过人体和动物试验，证明该类食品具有某种生理调节功能。目前我国市场上的保健食品大多属于此类。

3. 第三代保健食品

第三代保健食品是指不仅需要人体及动物试验证明该产品具有某种生理功能，还需要确切知道具体该功能的有效成分，或功能因子的结构、含量、作用机理、稳定性等。当前审批的保健食品都强调达到这个要求。所以第三代保健食品将是 21 世纪发展的重点。

（二）我国保健食品的监管

自从 1995 年颁布实施的《中华人民共和国食品卫生法》将保健食品纳入法制化管理以来，我国对保健食品的监管机制与监管部门发生了许多变化，监管机制从单一的审批/注册制发展到注册与备案双轨制，监管部门从原卫生部/国家食品药品监督管理局负责保健食品审批/注册，质量监督管理部门和工商行政管理部门负责保健食品生产和市场监管的分段管理模式过渡到由国家市场监督管理总局负责保健食品注册和进口保健食品备案，省级市场监督管理部门负责国产保健食品备案，各级市场监督管理部门共同负责保健食品生产和市场监管的"一体化"管理模式。

在"健康中国 2030"规划纲要和全民健康的大背景下，通过规范化管理的"择优汰劣"，我国保健食品产业的规模和水平将迎来更大的发展和提升，为进一步提高我国人民的健康水平和生命质量发挥更大的作用。

任务二 保健食品的要求、原则和备案流程

一、保健食品的基本要求

根据我国《保健食品管理办法》第四条规定，保健食品必须符合下列要求：

（1）经必要的动物和（或）人群功能试验，证明其具有明确、稳定的保健作用。

（2）配方的组成及用量必须具有科学依据，具有明确的功效成分。如在现有技术条件下不能明确功能成分，应确定与保健功能有关的主要原料名称。

（3）标签、说明书及广告不得宣传疗效作用。

（4）各种原料及其产品必须符合食品卫生要求，对人体不产生任何急性、亚急性或慢性危害。

二、保健食品的原料和辅料

保健食品的原料是指与保健食品功能相关的初始物料。

（一）国家公布的可作为保健食品的原料

（1）普通食品的原料。普通食品的原料食用安全，可以作为保健食品的原料。

（2）既是食品又是药品的物品。这主要是中国传统上有食用习惯、民间广泛食用，但又在中医临床中使用的物品，共87个。

物品名单如下：决明子、百合、肉豆蔻、肉桂、余甘子、佛手、杏仁（甜、苦）、沙棘、牡蛎、芡实、花椒、赤小豆、阿胶、鸡内金、麦芽、昆布、枣（大枣、酸枣、黑枣）、罗汉果、郁李仁、金银花、青果、鱼腥草、姜（生姜、干姜）、枳椇子、枸杞子、栀子、砂仁、胖大海、茯苓、香橼、香薷、桃仁、桑叶、桑葚、橘红、桔梗、益智仁、荷叶、莱菔子、莲子、高良姜、淡竹叶、淡豆豉、菊花、菊苣、黄芥子、黄精、紫苏、紫苏籽、葛根、黑芝麻、黑胡椒、槐米、槐花、蒲公英、蜂蜜、榧子、酸枣仁、鲜白茅根、鲜芦根、蝮蛇、橘皮、薄荷、薏苡仁、薤白、覆盆子、藿香、丁香、八角茴香、刀豆、小茴香、小蓟、山药、山楂、马齿苋、乌梢蛇、乌梅、木瓜、火麻仁、代代花、玉竹、甘草、白芷、白果、白扁豆、白扁豆花、龙眼肉（桂圆）。

（3）可用于保健食品的物品，共114个。这些品种经SFDA批准可以在保健食品中使用，但不能在普通食品中使用。

其名单如下：生地黄、生何首乌、白及、白术、白芍、白豆蔻、石决明、石斛（需提供可使用证明）、地骨皮、当归、竹茹、红花、红景天、西洋参、吴茱萸、怀牛膝、杜仲、杜仲叶、沙苑子、牡丹皮、芦荟、苍术、补骨脂、诃子、赤芍、远志、麦门冬、龟甲、佩兰、侧柏叶、制大黄、制何首乌、刺五加、刺玫果、泽兰、泽泻、玫瑰花、玫瑰茄、知母、罗布麻、苦丁茶、金荞麦、金樱子、青皮、厚朴、厚朴花、姜黄、枳壳、枳实、柏子仁、珍珠、绞股蓝、胡芦巴、茜草、荜茇、韭菜子、首乌藤、香附、骨碎补、党参、桑白皮、桑枝、浙贝母、益母草、积雪草、淫羊藿、菟丝子、野菊花、银杏叶、黄芪、湖北贝母、番泻叶、蛤蚧、越橘、槐实、蒲黄、蒺藜、蜂胶、酸角、墨旱莲、熟大黄、熟地黄、鳖甲、人参、人参叶、人参果、三七、土茯苓、大蓟、女贞子、山茱萸、川牛膝、川贝母、川芎、马鹿胎、马鹿茸、马鹿骨、丹参、五加皮、五味子、升麻、天门冬、天麻、太子参、巴戟天、木香、木贼、牛蒡子、牛蒡根、车前子、车前草、北沙参、平贝母、玄参。

（4）列入《食品添加剂使用卫生标准》和《营养强化剂卫生标准》中的食品添加剂和营养强化剂。

（5）不在上述范围内的品种也可作为保健食品的原料，但是需按照有关规定提供该原料相应的安全性毒理学评价实验报告及相关的使用安全资料。

（二）国家公布的不可作为或者限制作为保健食品的原料

1. 保健食品禁用物品

物品名单如下：石蒜、关木通、农吉痢、夹竹桃、朱砂、米壳（罂粟壳）、红升丹、红豆杉、红茴香、红粉、羊角拗、羊踯躅、丽江山慈姑、京大戟、昆明山海棠、河豚、闹羊花、青娘虫、鱼藤、洋地黄、洋金花、牵牛子、砒石（白砒、红砒、砒霜）、草乌、香加皮（杠柳皮）、骆驼蓬、鬼臼、莽草、铁棒槌、铃兰、雪上一枝蒿、黄花夹竹桃、斑蝥、硫磺、雄黄、雷公藤、颠茄、藜芦、蟾酥、八角莲、八里麻、千金子、土青木香、山莨菪、川乌、广防己、马桑叶、马钱子、六角莲、天仙子、巴豆、水银、长春花、甘遂、生天南星、生半夏、生白附子、生狼毒、白降丹。

2. 限制以下野生动植物及其产品作为原料生产保健食品

（1）使用人工驯养繁殖或人工栽培的国家二级保护野生动植物及其产品作为原料生产保健食品，应提交农业、林业部门的批准文件；

（2）使用国家保护的有益或者有重要经济、科学研究价值的陆生野生动物及其产品生产保健食品，应提交农业、林业部门的允许开发利用证明；

（3）在保健食品中常用的野生动植物主要为鹿、林蛙及蛇，马鹿为二级保护动物，林蛙和部分蛇为国家保护的有益或者有重要经济、科学研究价值的陆生野生动物；

（4）从保护生态环境出发，不提倡使用麻雀、青蛙等作为保健食品原料；

（5）禁止使用国家一级和二级保护野生动植物及其产品作为原料生产保健食品；

（6）禁止使用人工驯养繁殖或人工栽培的国家一级保护野生动植物及其产品作为原料生产保健食品。

3. 限制以甘草、苁蓉及其产品为原料生产保健食品

（1）为防止草地退化，政府规定，采集甘草、苁蓉和雪莲需经政府有关部门批准，并限制使用；

（2）甘草要提供甘草供应方由省级经贸部门颁发的甘草经营许可证和与甘草供应方签订的甘草供应合同；

（3）苁蓉和雪莲未列入可用于保健食品的原料名单。

4. 不审批金属硫蛋白、熊胆粉和肌酸为原料生产的保健食品

（三）保健食品的辅料

保健食品的辅料是指生产保健食品时所用的赋形剂及其他附加物料。按照辅料在制剂中的作用分类有：固化剂、缓冲剂、缓控释材料、胶黏剂、矫味剂、抗氧化剂、抗氧增效剂、抗黏着剂、空气置换剂、冷凝剂、膏剂基材、凝胶材料、抛光剂、抛射剂、溶剂、柔软剂、乳化剂、软膏基质、软胶囊材料、甜味剂、润滑剂、润湿剂、填充剂、丸心、稳定剂、吸附剂、吸收剂、稀释剂、消泡剂、絮凝剂、乙醇改性剂、油墨、增稠剂、增溶剂、黏合剂、中药炮制辅料、助滤剂、助溶剂、助悬剂、着色剂、pH 调节剂、螯合剂、包合剂、包衣剂、保护剂、保湿剂、崩解剂、表面活性剂、沉淀剂、成膜材料、调香剂、冻干用赋形剂、发泡剂、芳香剂、防腐剂、赋形剂、干燥剂等。

三、保健食品的功效成分

保健食品的功效成分也称生物活性物质、功能因子，是指保健食品中能通过激活酶的活性或其他途径来调节人体机能的物质，它们是保健功能的物质基础。保健食品涉及的功能化合物很多，目前，保健食品的功能成分主要包括：

（1）功能性多糖类：如活性多糖、膳食纤维等；

（2）功能性甜味料（剂）类：如单糖、多元醇糖等；

（3）功能性低聚糖；

（4）功能性脂（脂肪酸）类：如多不饱和脂肪酸、磷脂、植物甾醇等；

（5）自由基清除剂：如超氧化物歧化酶（SOD）、谷胱甘肽过氧化酶等；

（6）维生素类：如维生素 A、维生素 C、维生素 E 等；

（7）蛋白质类：如谷胱甘肽、免疫球蛋白等；

（8）益生菌类：如乳酸菌、双歧杆菌等；

（9）微量元素类：如硒、锌等；

（10）其他类：二十八醇、植物甾醇、皂苷等。

四、保健食品使用原则

随着人民生活水平的逐步提高，对健康的要求也不断增加，花钱买健康成为今后社会发展的时尚。为了有效地发挥保健食品的作用，保健食品使用中应遵守以下原则：

（一）有的放矢原则

保健食品并不是针对全民使用的，而是针对某些特殊的人群而采取的保健措施。不同的保健食品有不同的适应对象，决不能不管对象，一概服用。这样不仅造成浪费，也会给机体带来一定的损害。

（二）饮食为主原则

正常情况下，人们应该遵从平衡膳食的理论，科学地安排自己的饮食生活，这是维持人们良好营养水平和健康状态的基础。做到这一点的人，就不需要摄入保健食品。

（三）经济允许原则

保健食品一般价格比较昂贵，对一些收入较低的人群来讲，应该考虑经济的承受能力，不能一味地追求高消费。应根据自己的条件选择不同的保健食品。

（四）预防为主原则

保健食品是针对某些营养问题所采取的措施，更多情况下是为预防某些疾病发生所采取的对策。

（五）区别药物原则

保健食品对人体的健康有促进作用。但保健食品不是药物，不能当成药物或宣传成药物或代替药物。

五、我国保健食品的审批

1996 年 6 月 1 日正式实施的《保健食品管理办法》中明确了国务院卫生行政部门对保健食品、保健食品说明书实行审批制度。

凡声称具有保健功能的食品必须经卫生部审查确认。研制者应向所在地的省级卫生行政部门提出申请。经初审同意后，报卫生部审批。卫生部对审查合格的保健食品发给《保健食品批准证书》，批准文号为"卫食健字（　）第号"。获得《保健食品批准证书》的食品准许使用卫生部规定的保健食品标志。

（一）根据我国《保健食品管理办法》第六条规定，申请《保健食品批准证书》必须提交下列资料

（1）保健食品申请表；

（2）保健食品的配方、生产工艺及质量标准；

（3）毒理学安全性评价报告；

（4）保健功能评价报告；

（5）保健食品的功效成分名单，以及功效成分的定性和（或）定量检验方法、稳定性试验报告。因在现有技术条件下，不能明确功效成分的，则须提交食品中与保健功能相关的主要原料名单；

（6）产品的样品及其卫生学检验报告；

（7）标签及说明书（送审样）；

（8）国内外有关资料；

（9）根据有关规定或产品特性应提交的其他材料。

（二）根据我国《保健食品管理办法》第十五条规定，申请生产保健食品时，必须提交下列资料

（1）有直接管辖权的卫生行政部门发放的有效食品生产经营卫生许可证；

（2）《保健食品批准证书》正本或副本；

（3）生产企业制订的保健食品企业标准、生产企业卫生规范及制订说明；

（4）技术转让或合作生产的，应提交与《保健食品批准证书》的持有者签订的技术转让或合作生产的有效合同书；

（5）生产条件、生产技术人员、质量保证体系的情况介绍；

（6）三批产品的质量与卫生检验报告。

六、保健食品的注册与备案

（一）保健食品的注册

保健食品注册，是指市场监督管理部门根据注册申请人申请，依照法定程序、条件和要求，对申请注册的保健食品的安全性、保健功能和质量可控性等相关申请材料进行系统评价和审评，并决定是否准予其注册的审批过程。

根据我国《保健食品注册与备案管理办法》2022年修订本第九条规定，生产和进口下列产品应当申请保健食品注册：

（1）使用保健食品原料目录以外原料（以下简称目录外原料）的保健食品；

（2）首次进口的保健食品（属于补充维生素、矿物质等营养物质的保健食品除外）。

首次进口的保健食品，是指非同一国家、同一企业、同一配方申请中国境内上市销售的保健食品。

根据我国《保健食品注册与备案管理办法》第十二条规定，申请保健食品注册应当提交下列材料：

（1）保健食品注册申请表，以及申请人对申请材料真实性负责的法律责任承诺书；

（2）注册申请人主体登记证明文件复印件；

（3）产品研发报告，包括研发人、研发时间、研制过程、中试规模以上的验证数据、目录外原料及产品安全性、保健功能、质量可控性的论证报告和相关科学依据，以及根据研发结果综合确定的产品技术要求等；

（4）产品配方材料，包括原料和辅料的名称及用量、生产工艺、质量标准，必要时还应当按照规定提供原料使用依据、使用部位的说明、检验合格证明、品种鉴定报告等；

（5）产品生产工艺材料，包括生产工艺流程简图及说明，关键工艺控制点及说明；

（6）安全性和保健功能评价材料，包括目录外原料及产品的安全性、保健功能试验评价材料，人群食用评价材料；功效成分或者标志性成分、卫生学、稳定性、菌种鉴定、菌种毒力等试验报告，以及涉及兴奋剂、违禁药物成分等检测报告；

（7）直接接触保健食品的包装材料种类、名称、相关标准等；

（8）产品标签、说明书样稿；产品名称中的通用名与注册的药品名称不重名的检索材料；

（9）3个最小销售包装样品；

（10）其他与产品注册审评相关的材料。

（二）保健食品的备案

保健食品备案，是指保健食品生产企业依照法定程序、条件和要求，将表明产品安全性、保健功能和质量可控性的材料提交食品药品监督管理部门进行存档、公开、备查的过程。

根据我国《保健食品注册与备案管理办法》第四十五条规定，生产和进口下列保健食品应当依法备案：

（1）使用的原料已经列入保健食品原料目录的保健食品；

（2）首次进口的属于补充维生素、矿物质等营养物质的保健食品。

首次进口的属于补充维生素、矿物质等营养物质的保健食品，其营养物质应当是列入保健食品原料目录的物质。

根据我国《保健食品注册与备案管理办法》第四十八条规定，申请保健食品备案，除应当提交《保健食品注册与备案管理办法》第十二条第（4）、（5）、（6）、（7）、（8）项规定的材料外，还应当提交下列材料：

（1）保健食品备案登记表，以及备案人对提交材料真实性负责的法律责任承诺书；

（2）备案人主体登记证明文件复印件；

（3）产品技术要求材料；

（4）具有合法资质的检验机构出具的符合产品技术要求全项目检验报告；

（5）其他表明产品安全性和保健功能的材料。

七、保健食品的开发

保健食品的开发，首先是采用现代分离技术将功能因子从保健食品原料中提取出来，并进行纯化与鉴定；其次是应用现代食品加工技术将主要成分与辅料加工成一定形态，包括饮料类、口服液类、酒类、冲剂类、片剂类、胶囊类和微胶囊类；再次是根据保健食品种类和我国保健食品管理办法要求进行卫生学、毒理学和功能学评价；最后是向省级以上食品药品监督管理局申报、审批，只有获得国家食品药品监督管理局批准，获得保健食品批准文号的才能称为保健食品和使用保健食品标志。

八、保健品消费注意事项

（一）保健食品的价格不等于效果

保健食品的价格与保健食品的制作成本有关。消费保健食品无非是为了促进体质健康，但人与人的体质不可一概而论，个体和个体之间存在差异，同样的保健食品在不同的人身上能够产生的效果也不同，因此保健食品的价格并不等同于保健食品的效果。

（二）保健食品绝不是药品的替代品

一些人在看到保健食品具备增强免疫力、改善体质、控制血压等功能时，就错误地认为保健食品是一种能够替代药品的食疗物品。这其实是一种非常严重的错误认知。

虽然保健品中或许存在具备药理活性的成分，但保健食品对人体健康的影响更多的是辅助作用，并不能替代药品治疗疾病，消费者不要盲目信任保健食品，也不要轻信保健食品能够治疗疾病的宣传，当发生疾病时及时就医并对症用药才是正确选择。

（三）保健食品不是多多益善

一些人认为保健食品多多益善，多吃保健食品能够促进身体健康。实际上，大量摄入此类物质反而会加重身体的负担，甚至成为某些疾病的诱发因素，比如过量摄入水溶性维生素可引起维生素中毒问题，过量食用胡萝卜素可大大提升肺癌风险，因此保健食品消费要注意"过犹不及"。

（四）保健食品不同于一般食品

一些人会将保健食品列为日常食谱，更有甚者将其作为一日三餐食用。实际上，保健食品更多的是补充人体通过常规饮食难以获取的营养物质或微量元素，用保健食品替代日常饮食属于本末倒置的行为。

复习巩固

1. 什么是保健食品？
2. 保健食品的基本属性有哪些？
3. 保健食品应如何注册及备案？

实践实训

不同种类膳食纤维粉的功效对比

一、实训目的

1. 掌握保健食品的定义及属性。

2. 了解膳食纤维的功效。

二、实训内容

膳食纤维是植物性食物中不能被人体消化酶分解的碳水化合物成分，它具有促进肠道蠕动、降低胆固醇、控制血糖、增加饱腹感等功效，对人体健康非常重要。

本实验选择几种不同品牌的膳食纤维代餐粉，分别检测其水溶性、吸水性、结胶性、膨胀性、降低血糖指数，并比较其功效（表8-1）。

1. 膳食纤维的水溶性实验

选取3种不同品牌的膳食纤维粉，准确称取20g，分别放入200mL水中搅拌观察，对比其水溶性。

2. 膳食纤维的吸水性实验

准确称量不同膳食纤维样品，分别与一定体积的水反应后，计算并对比各膳食纤维样品的吸水量。

3. 膳食纤维的结胶性实验

配置含不同膳食纤维的溶液，测试其黏度变化，评价结胶性能。

4. 膳食纤维的膨胀性实验

观察记录不同类型膳食纤维在 simulate 消化液中的膨胀情形。

5. 膳食纤维的降低血糖指数实验

在模拟消化条件下，评价不同膳食纤维对葡萄糖释放的影响。

表 8-1 不同品牌膳食纤维功效对比

品牌			
水溶性			
吸水性			
结胶性			
膨胀性			
降低血糖指数			

"思政"小课堂

"双创"小课堂

"三新"小课堂

项目九　膳食结构与营养配餐

项目九课件

教学目标：

1. 掌握膳食结构中国居民膳食指南 8 原则；
2. 熟悉营养配餐的步骤和膳食宝塔的主要内容；
3. 了解平衡膳食和不平衡膳食的主要内容。

任务一　概述

改革开放以来，我国在保障国家粮食安全和居民营养健康方面取得了重大成就。我国仅用世界 9% 的耕地和 6% 的淡水养活了世界近五分之一的人口。粮食安全保障能力的提高为消除饥饿和营养不良奠定了基础。

中国从 1982 年开始进行国民营养与健康情况监测，40 年来的监测表明，国民摄入的食物日趋充足和多样化，膳食营养状况明显改善，人口营养不良、微量营养素缺乏比例大幅下降，6~17 岁儿童和青少年的生长发育迟缓率下降到 2% 以下。但与此同时，城乡各年龄组居民超重肥胖率上升，《中国居民营养与慢性病状况报告（2020 年）》显示，有超过一半的成年居民超重或肥胖，成年人高血压、糖尿病等疾病的患病率也在持续增加。

我国传统膳食结构以植物性食物为主，膳食纤维含量丰富，缺陷是谷类食物摄入过多，动物性食物摄入量偏少，奶类和水果较为缺乏。随着居民生活水平不断提高，膳食结构发生变化，逐渐转变为畜肉类和油脂消费过多，而粗杂粮、薯类食物减少，这样容易导致营养摄入失衡，引发新的营养问题。

民以食为天。从吃饱到吃好，再到吃出健康，几十年来，中国人的膳食结构发生了哪些变化？什么样的膳食模式较为理想？如何丰富食物品种新资源、满足食物营养需求？如何为不同人群进行营养配餐？本章内容将给出答案。

任务二 膳食结构与膳食指南

一、膳食结构

膳食从广义上讲，包括食物组成、食物加工方式、消费和利用等内容；狭义膳食仅指人们日常生活食物组成情况。膳食结构指膳食中主要食物种类和数量组成，可分为平衡膳食与不平衡膳食两种。

（一）平衡膳食

以日本、新加坡为代表，他们既继承了东方人以谷类为主要能量来源的传统，又避免了欧美发达国家以动物性食物为主的营养弊端。日本居民每日总能量摄入达到 2500kcal 左右，蛋白质 80g 左右，其中动物性食物优质蛋白达 48%，脂肪能量占总能量百分比低于 30%，人均年谷类消费 94kg，动物性食物 36kg 左右，其中海产品占 50%。其膳食结构基本符合平衡膳食要求。

（二）不平衡膳食

1. 欧美国家膳食

欧美国家对于肉类、蛋类、乳类及罐头制品等动物性食物需求较多，年人均消费肉类 100kg 左右、奶及奶制品 100~150kg、蛋类 15kg、食糖 40~60kg；而谷类年消费量在 60~75kg。膳食为高脂、高蛋白和高能量"三高型"膳食，其中脂肪每日摄入量可达 130~150g、蛋白质 100g 以上，而且动物蛋白比例高，超过 50%，能量达 3300~3500kcal。缺点是缺乏膳食纤维，高脂带来心血管疾病增加，高能量带来肥胖、糖尿病和某些癌症发病率增加。

2. 发展中国家膳食

发展中国家每人平均能量摄入量不足 2100kcal，蛋白质每日不足 50g，动物性蛋白占蛋白质总量 10%~20%，甚至低于 10%，而碳水化合物占总能量比值高达 76.6%。缺点是膳食纤维较多，脂肪和蛋白质均不高，心血管疾病较发达国家低，蛋白质质量不高，维生素 A、维生素 B_2 不足，钙、铁等矿物质利用率低，有较普遍营养缺乏病发生，属于营养不足型膳食结构。

3. 地中海膳食结构

地中海膳食结构是居住在地中海地区的居民所特有的膳食模式，以希腊、意大利等国家为代表。地中海膳食结构的膳食特点包括以下方面。

（1）富含植物性食物，包括水果、蔬菜、土豆、谷类、豆类、果仁等；

（2）食物的加工程度低，新鲜度较高，居民以食用当季、当地产的食物为主；

（3）食用油以橄榄油为主；

（4）脂肪提供能量占膳食总能量的 25%～35%，饱和脂肪占比例较低，为 7%～8%；

（5）每天食用少量或适量的奶酪和酸奶；

（6）每周食用少量或适量的鱼、禽和少量的蛋；

（7）以新鲜水果作为典型的每日餐后食品，较少食用甜食；

（8）每月食用几次红肉（猪、牛、羊肉及其产品）。

地中海膳食结构的突出特点是饱和脂肪摄入量低，膳食含大量复合碳水化合物，蔬菜、水果的摄入量高。地中海地区的居民心脑血管疾病发病率很低，这引起营养学家、流行病学家等医学专家的重视。

4. 其他膳食

主要指"纯素食"或"纯荤食"或个人"偏食"膳食人群。

二、膳食指南

（一）膳食指南概述

膳食指南作为国际组织和各国政府政策文件已经有很长的历史。国家居民膳食指南（Dietary Guidelines，DG）是根据营养科学原则和当地百姓健康需要，结合当地食物生产供应情况及人群生活实践，以政府或权威机构研究并提出的食物选择和身体活动的指导意见。膳食指南是健康教育和公共卫生政策的基础性文件，是国家实施和推动食物合理消费及改善人群健康目标的一个重要组成部分。它为公众提供所需的营养保障，培养健康的饮食习惯和生活方式，以促进人群整体健康和预防慢性疾病。

"民以食为天"，吃不仅是维持生命的最基本的行为，吃得科学、合理可以保持营养良好、预防慢性病的发生、让健康状态更持久。

（二）中国居民膳食指南（2022 版）8 原则

1. 食物多样，合理搭配

（1）坚持谷类为主的平衡膳食模式；

（2）每天的膳食应包括谷薯类、蔬菜水果、畜禽鱼蛋奶和豆类食物；

（3）平均每天摄入 12 种以上食物，每周 25 种以上，合理搭配；

（4）每天摄入谷类食物 200～300g，其中包含全谷物和杂豆类 50～150g；薯类 50～100g。

食物多样是实践平衡膳食的基础，食物多样、平衡膳食才能满足人体的营养需要。合理搭配是实现平衡膳食的关键，只有将各类食物的品种和数量合理搭配才能实现平衡膳食的目标。谷类食物是人类最经济、最重要的能量来源。目前我国许多居民存在膳食结构不合理的问题，特别是成年人摄入供能食物的数量及比例搭配不合理。平衡膳食可提高机体免疫力，降低心血管疾病、高血压、Ⅱ型糖尿病、结直肠癌、乳腺癌的发病风险。

2. 吃动平衡，健康体重

（1）各年龄段人群都应天天进行身体活动，保持健康体重；

（2）食不过量，保持能量平衡；

（3）坚持日常身体活动，每周至少进行 5 天中等强度身体活动，累计 150min 以上，主动身体活动最好每天 6000 步；

（4）鼓励适当进行高强度有氧运动，加强抗阻运动，每周 2~3 天；

（5）减少久坐时间，每小时起来动一动。

运动有利于身心健康，维持健康体重取决于机体的能量平衡。体重过轻或过重都可能导致疾病发生风险增加；低体重和肥胖增加老年死亡风险。超重和肥胖是慢性病的独立危险因素。增加有规律的身体活动可以降低全因死亡风险；久坐不动会增加全因死亡风险，是独立危险因素。增加身体活动可以降低心血管疾病、Ⅱ型糖尿病和结肠癌、乳腺癌等癌症的发病风险；有效消除压力，缓解抑郁和焦虑，改善认知、睡眠和生活质量。

3. 多吃蔬果、奶类、全谷、大豆

（1）蔬菜水果、全谷物和奶制品是平衡膳食的重要组成部分；

（2）餐餐有蔬菜，保证每天摄入不少于 300g 的新鲜蔬菜，深色蔬菜应占 1/2；

（3）天天吃水果，保证每天摄入 200~350g 的新鲜水果，果汁不能代替鲜果；

（4）吃各种各样的奶制品，摄入量相当于每天 300mL 以上液态奶；

（5）经常吃全谷物、大豆制品，适量吃坚果。

蔬菜水果能提供丰富的微量营养素、膳食纤维和植物化学物。增加蔬菜和水果、全谷物摄入可降低心血管疾病的发病和死亡风险。增加全谷物摄入可降低体重增长。增加蔬菜摄入总量及十字花科蔬菜和绿色叶菜摄入量，可降低肺癌的发病风险。多摄入蔬菜水果、全谷物，可降低结直肠癌的发病风险。牛奶及其制品可增加儿童青少年骨密度；酸奶可以改善便秘、乳糖不耐受。大豆及其制品含有多种有益健康的物质，对降低绝经后女性骨质疏松、乳腺癌的发病风险有一定益处。

4. 适量吃鱼、禽、蛋、瘦肉

（1）鱼、禽、蛋类和瘦肉摄入要适量，平均每天 120~200g；

（2）每周最好吃鱼 2 次或 300~500g，蛋类 300~350g，畜禽肉 300~500g；

（3）少吃深加工肉制品；

（4）鸡蛋营养丰富，吃鸡蛋不弃蛋黄；

（5）优先选择鱼，少吃肥肉、烟熏和腌制肉制品。

目前我国居民畜肉、禽肉、鱼和蛋类的食用比例不适当，畜肉摄入过高，鱼、禽肉摄入过低。鱼、畜禽肉和蛋类对人体的蛋白质、脂肪、维生素 A、维生素 B_2、维生素 B_{12}、烟酸、铁、锌、硒的贡献率高。增加鱼类摄入可降低全因死亡风险及脑卒中的发病风险。适量摄入禽肉和鸡蛋与心血管疾病的发病风险无明显关联。过量摄入畜肉能增加Ⅱ型糖尿病、结直肠癌和肥胖发生的风险。烟熏肉可增加胃癌和食管癌的发病风险。

5. 少盐少油，控糖限酒

（1）培养清淡饮食习惯，少吃高盐和油炸食品。成年人每天摄入食盐不超过 5g，烹

调油 25~30g。

（2）控制添加糖的摄入量，每天不超过 50g，最好控制在 25g 以下。

（3）反式脂肪酸每天摄入量不超过 2g。

（4）不喝或少喝含糖饮料。

（5）儿童青少年、孕妇、乳母以及慢性病患者不应饮酒。成年人如饮酒，一天饮用的酒精量不超过 15g。

我国居民油、盐摄入量居高不下，儿童青少年糖摄入量持续升高，成为我国肥胖和慢性病发生发展的关键影响因素。高盐（钠）摄入可增加高血压、脑卒中、胃癌和全因死亡的发生风险。脂肪摄入过多可增加肥胖的发生风险；摄入过多反式脂肪酸会增加心血管疾病的发生风险。当添加糖摄入量<10%能量（约50g）时，龋齿发病率下降；当添加糖摄入量<5%能量（约25g）时，龋齿发病率显著下降。过多摄入含糖饮料可增加儿童青少年龋齿和肥胖的发病风险。饮酒可增加肝损伤、胎儿酒精综合征、痛风、结直肠癌、乳腺癌等的发生风险；过量饮酒还可增加心脑血管疾病等的发生风险。

6. 规律进餐，足量饮水

（1）合理安排一日三餐，定时定量，不漏餐，每天吃早餐。

（2）规律进餐、饮食适度，不暴饮暴食、不偏食挑食、不过度节食。

（3）足量饮水，少量多次。在温和气候条件下，低身体活动水平成年男性每天喝水 1700mL，成年女性每天喝水 1500mL。

（4）推荐喝白水或茶水，少喝或不喝含糖饮料，不用饮料代替白水。

我国居民每日三餐规律的人群比例有所下降，在外就餐比例增加。规律三餐有助于控制体重，降低超重肥胖和糖尿病的发生风险。吃好早餐有助于满足机体营养需要，还有助于维持血糖平稳、改善认知能力和工作效率。暴饮暴食、经常在外就餐增加超重肥胖的发生风险。在平衡膳食的原则下，适度节食有助于控制体重。足量喝水可以保持机体处于适宜的水合状态，维护正常生理功能。我国居民饮水量不足的现象较为普遍，含糖饮料消费量呈上升趋势。饮水过少引起的脱水状态会降低认知能力和体能，增加泌尿系统疾病的患病风险。

7. 会烹会选，会看标签

（1）在生命的各个阶段都应做好健康膳食规划；

（2）认识食物，选择新鲜的、营养素密度高的食物；

（3）学会阅读食品标签，合理选择预包装食品；

（4）学习烹饪、传承传统饮食，享受食物天然美味；

（5）在外就餐，不忘适量与平衡。

当前饮食行为的变化，为实行平衡膳食提出了挑战；保持传统文化，在家吃饭最容易做到平衡膳食。经常在外就餐或选购外卖食品的人，油、盐、糖摄入量相对较高，长期高频率下，超重、肥胖发生风险增加。学习食物知识，强化预包装食品营养标签和标识的学习和使用，是促成健康选择食品的有效手段。

8. 公筷分餐，杜绝浪费

（1）选择新鲜卫生的食物，不食用野生动物；

（2）食物制备生熟分开，熟食二次加热要热透；

（3）讲究卫生，从分餐公筷做起；

（4）珍惜食物，按需备餐，提倡分餐不浪费；

（5）做可持续食物系统发展的践行者。

饮食卫生是预防食源性疾病发生的前提。我国食物浪费问题比较突出，减少食物浪费是食物系统可持续发展的需要。良好健康饮食行为的培养，有助于平衡膳食和传承新时代健康饮食文化。

（三）中国居民膳食宝塔（图9-1）

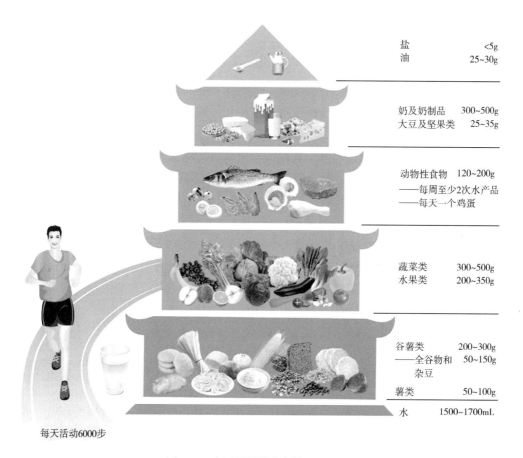

盐	<5g
油	25~30g
奶及奶制品	300~500g
大豆及坚果类	25~35g
动物性食物	120~200g
——每周至少2次水产品	
——每天一个鸡蛋	
蔬菜类	300~500g
水果类	200~350g
谷薯类	200~300g
——全谷物和杂豆	50~150g
薯类	50~100g
水	1500~1700mL

每天活动6000步

图9-1　中国居民膳食宝塔（2022）

（图片来源：中国营养学会）

1. 膳食宝塔结构

膳食宝塔共分五层，包括每天应摄入的主要食物种类。膳食宝塔各层位置和面积不同，这在一定程度上反映出各类食物在膳食中的地位和应占的比重。谷薯类位居底层，其中谷类每人每天应该摄入 200～300g；薯类每人每天应该摄入 50～100g；膳食宝塔的第二层是蔬菜和水果，每人每天应该摄入蔬菜 300～500g 和水果 200～350g；膳食宝塔的第三层是动物性食物，每人每天应摄入 120～200g，要求每周至少两次水产品，每天一个鸡蛋。膳食宝塔的第四层是奶及奶制品和大豆及坚果，每人每天应该摄入奶和奶制品 300～500g，摄入大豆及坚果类 25～35g；膳食宝塔最顶层是盐和油，其中每人每天建议摄入小于 5g 的盐和 25～30g 的油。除此之外，膳食宝塔还建议每天饮用 1500～1700mL 的水，并进行 6000 步的适量运动。

2. 膳食宝塔建议的食物量

膳食宝塔建议的各类食物摄入量都是指食物可食部分的生重。各类食物的重量不是指某一种具体食物的重量，而是一类食物的总量，因此在选择具体食物时，实际重量可以在互换表中查询。

（1）谷类。谷类包括小麦（面粉）、大米、玉米、高粱等及其制品，如米饭、馒头、烙饼、玉米面饼、面包、饼干、麦片等。薯类包括红薯、马铃薯等，可替代部分粮食。杂豆包括大豆以外的其他干豆类，如红小豆、绿豆、芸豆等。谷类、薯类及杂豆是膳食中能量的主要来源。建议量以原料的生重计算，如面包、切面、馒头应折合成相当的面粉量来计算。谷类、薯类及杂豆食物的选择应重视多样化，粗细搭配，适量选择一些全谷制品、其他谷类、杂豆及薯类。

（2）蔬菜。蔬菜包括嫩茎、叶、花菜类、根菜类、鲜豆类、茄果、瓜菜类、葱蒜类及菌藻类，深色蔬菜是指深绿色、深黄色、紫色、红色等颜色深的蔬菜，一般含维生素和植物化学物质较丰富，因此在每日建议的 300～500g 新鲜蔬菜中，深色蔬菜最好占一半以上。

（3）水果。建议每天吃新鲜水果 200～350g。在鲜果供应不足时可选择一些含糖量低的纯果汁或干果汁制品。蔬菜和水果各有优势，不能完全互相替代。

（4）肉类。肉类包括猪肉、牛肉、羊肉、禽肉及动物内脏类。目前我国居民的肉类摄入以猪肉为主，但猪肉含脂肪较高，应尽量选择猪瘦肉和（或）禽肉。动物内脏有一定的营养价值，但因胆固醇含量较高，不宜过多食用。

（5）水产品类。水产品包括鱼类、甲壳类和软体类动物性食物，其特点是脂肪含量低，蛋白质丰富且易于消化，是优质蛋白的良好来源。

（6）蛋类。蛋类包括鸡蛋、鸭蛋、鹅蛋、鹌鹑蛋、鸽蛋及其加工制成的咸蛋、松花蛋等，蛋类的营养价值较高。

（7）乳类。乳类有牛奶、羊奶和马奶等，最常见的为牛奶。乳制品包括奶粉、酸奶、奶酪等，不包括奶油、黄油。婴幼儿要尽量选用符合国家标准的配方奶制品；饮奶多者、中老年人、超重者和肥胖者建议选择脱脂或低脂奶；乳糖不耐受的人可以食用酸奶或低乳糖奶及奶制品。

（8）大豆及坚果类。大豆包括黄豆、黑豆、青豆，最常见的制品包括豆腐、豆浆、豆腐干及千张等。坚果包括花生、瓜子、核桃、杏仁、榛子等，由于坚果的蛋白质与大豆相似，有条件的居民可吃 5～10g 坚果替代相应量的大豆。

（9）烹调油。烹调油包括各种烹调用的动物油和植物油，植物油包括花生油、豆油、菜籽油、芝麻油等，动物油包括猪油、牛油、黄油等。每天烹调油建议量不超过30g，尽量少食用动物油。烹调油也应多样化，应经常更换种类，食用多种植物油。

（10）食盐。健康成年人一天食盐（包括酱油和其他食物中的食盐）的建议摄入量为不超过5g。一般20mL酱油中含3g食盐，10g黄酱中含1.5g食盐，如果菜肴需要用酱油和各种酱类，应按此比例减少食盐用量。

任务三　营养配餐

一、营养配餐概念

营养配餐指为了合理搭配食物以达到平衡膳食要求和合理营养目的，根据用餐者营养需求、饮食习惯和食物供应情况，而制订一定时间内每日各餐中膳食计划，即科学安排每餐用量和菜肴配置计划，包括搭配主、副食品种类、数量和烹调方法等。

二、营养配餐设计原则

（一）熟悉中国居民膳食营养素参考摄入量（DRIs）

中国居民膳食营养素参考摄入量（DRIs）是一组每日平均膳食营养素摄入量参考值，包括平均需要量（EAR，满足群体中50%个体）、推荐摄入量（RNI，满足群体中97%～98%个体）、适宜摄入量（AI，健康人群营养素摄入量）、可耐受最高摄入量（UL，营养素最高量）。营养配餐过程中，中国居民膳食营养素参考摄入量数据对食谱制定合理性及营养分析较为重要。

（二）熟悉能量换算与生热营养素比例及系数

能量单位包括焦耳（J）、千焦（kJ）、卡（cal）、千卡（kcal）、兆焦（MJ），常用单位为千焦（kJ）、千卡（kcal）。换算关系为1kcal＝4.184kJ；1kJ＝0.239kcal。营养配餐过程中，能量单位换算对于计算食物成分表中某个食物能量数据较为重要。

生热营养素包括蛋白质、脂肪、碳水化合物，蛋白质占总能量比例为12%～15%；脂肪占总能量比例为20%～30%；碳水化合物占总能量比例为55%～65%。生热营养素系数（指生热营养素其中任何一个，每克在体内释放能量）为蛋白质4kcal/g；脂肪9kcal/g；碳水化合物4kcal/g。营养配餐过程中，生热营养素比例及系数对于计算一日生热营养素数量及某一个生热营养素所占能量百分比数据较为重要。

（三）熟悉食物成分表及三餐比例

食物成分表目前最权威为杨月欣编写的中国食物成分表2004与中国食物成分表2009。除此之外，还有一些简易食物成分表。食物成分表内容包括某一种食物可食部分、能量、生热营养素、维生素、矿物质等数据。营养配餐过程中，熟悉食物成分表对于营养素需要量转换食物需要量及食物需要量转换营养素数据较为重要。

三餐比例也是合理膳食重要组成部分，通常早餐提供能量占全天总能量 25%～30%；午餐提供能量占全天总能量 30%～40%；晚餐提供能量占全天总能量 30%～40%。营养配餐过程中，三餐比例直接影响每餐食物种类及数量，对合理分配膳食均衡营养较为重要。

三、带量食谱设计

编制步骤如下：

（1）确定能量需要量。根据用餐者的年龄、性别、劳动的性质和强度、身体健康状况和其他有关因素，确定能量需要量标准。

通过查表后即可得到一日需要能量，能量和蛋白质的 RNIs 及脂肪供能比见表 9-1。

表 9-1　能量和蛋白质的 RNIs 及脂肪供能比

年龄（岁）	能量 Energy[#]		蛋白质 Protein		脂肪 Fat
	RNI（kcal）		RNI（g）		占能量百分比（%）
	男	女	男	女	
0～	90kcal/kg[*]		9	9（AI）	45～50
0.5～	80	80	20	20	35～40
1～	900	800	25	25	
2～	1100	1000	25	25	30～35
3～	1250	1200	30	30	
4～	1300	1250	30	30	
5～	1400	1300	30	30	
6～	1600	1450	35	35	
7～	1700	1550	40	40	25～30
8～	1850	1700	40	40	
9～	2000	1800	45	45	
10～	2050	1900	50	50	
11～	2350	2050	60	55	
14～	2850	2300	75	60	25～30
18～			65	55	20～30
体力活动 PAL▲					
轻	2250	1800			
中	2600	2100			
重	3000	2400			
孕早期	+0	+0	+0	+0	+0

续表

年龄（岁）	能量 Energy#		蛋白质 Protein		脂肪 Fat
	RNI（kcal）		RNI（g）		占能量百分比（%）
	男	女	男	女	
孕中期	+0	+300	+0	+15	+0
孕晚期	+0	+450	+0	+30	+0
乳母	+0	+500	+0	+25	+0
50~			65	55	20~30
体力活动 PAL▲					
轻	2100	1750			
中	2450	2050			
重	2800	2350			
65~			65	55	20~30
体力活动 PAL▲					
轻	2050	1700			
中	2350	1950			
80~			65	55	20~30
体力活动 PAL▲					
轻	1900	1500			
中	2200	1750			

注：#各年龄组能量 RNI 值与其 EAR 值相同；＊为 AI，非母乳喂养应增加 20%；PAL▲，体力活动水平；凡表中数字空缺之处表示未制定该参考值。

（2）确定每日产能营养素需要量。产能营养素需要量包括蛋白质、脂肪、碳水化合物，计算时要考虑到每种产能营养素比例及每种产能营养素在体内氧化所释放能量值。具体计算公式为：

$$蛋白质需要量（g）= 总能量×15\%÷4$$
$$脂肪需要量（g）= 总能量×25\%÷9$$
$$碳水化合物需要量（g）= 总能量×60\%÷4$$

（3）确定主食品种与数量。主食品种与数量在每餐当中相对比较单一，而菜肴品种及原料组成与主食相比较就相对较多。因此，先计算主食品种与数量。

主食品种与数量计算要考虑两个方面内容，一是生料，二是熟制品，谷类及制品碳水化合物含量见表 9-2。

表 9-2 谷类及制品碳水化合物含量

食物名称	可食部（%）	碳水化合物（g）	食物名称	可食部（%）	碳水化合物（g）
大黄米（黍）	100	67.6	米饭（蒸，籼米）	100	25.6
大麦（元麦）	100	63.4	米饭（蒸，粳米）	100	26
稻谷（早籼）	64	74.8	米粉（干，细）	100	78.2
稻米（大米）	100	77.2	糯米（粳糯）	100	76
稻米（香大米）	100	71.8	糯米（江米）	100	77.5
方便面	100	60.9	糯米（籼）	100	77.5
麸皮	100	30.1	荞麦	100	66.5
高粱米	100	70.4	青稞	100	61.6
挂面（赖氨酸）	100	74.5	通心面（通心粉）	100	75.4
谷子（龙谷）	100	84.8	五谷香	100	78.4
黑米［稻米（紫）］	100	68.3	小麦（龙麦）	100	76.1
花卷	100	45.6	小麦粉（特二粉）	100	74.3
黄米	100	72.5	小麦粉（标准粉）	100	71.5
煎饼	100	74.7	小米	100	73.5
烤麸	100	9.1	小米粥	100	8.4
苦荞麦粉	100	60.2	燕麦片	100	61.6
烙饼（标准粉）	100	51	薏米	100	69.1
馒头（蒸，标粉）	100	48.3	油饼	100	40.4
面筋（油）（油面筋）	100	39.1	莜麦面	100	67.8
面条（干）	100	77.5	玉米（白，包谷）	100	66.7
面条（煮，富强粉）	100	24.2	玉米粥（即食）	100	81.9

具体计算公式为：

主食数量＝碳水化合物数量÷主食中所含碳水化合物比例÷可食部分

主食（谷类及制品）所含碳水化合物较多。因此，计算主食数量时要以碳水化合物确定主食品种与数量。另外，公式当中主食可食部分都是100%，可以省略不计，但是在计算其他原料时还应考虑到可食部分。

（4）确定副食品种与数量。副食包括了肉、蛋、乳及豆制品，所含蛋白质较多。因此，计算副食需要量主要以蛋白质确定副食品种与数量。另外，在计算过程中应考虑到主食当中还含有一部分蛋白质，只有将主食中含有蛋白质用总蛋白质减去后，剩余才是副食中蛋白质需要量，再确定副食品种与数量。计算方法为：

副食蛋白质需要量＝总蛋白质需要量−（每种主食数量×每种主食中所含蛋白质比例）

副食中蛋白质需要量确定后就要确定副食品种，通常副食品种为：动物性原料（肉、蛋、乳）占副食中蛋白质数量2/3；植物性原料（豆制品）占副食中蛋白质数量1/3。

这两个比例相比较，动物性原料占蛋白质比例多是因为动物性原料所含蛋白质更容易被人体吸收，植物性原料中也含有较多蛋白质，但不如动物性原料蛋白质吸收率高。

肉、蛋、乳与豆制品所含蛋白质分别计算后，副食品种确定就容易得多。可将肉、蛋、乳或者豆制品看作一个整体，在每个整体当中选择适合原料并给予一定比例分配，比例分配可根据个人对食物喜好，这样就很容易计算出副食品种与数量。

（5）确定蔬果品种与数量。按照平衡膳食宝塔的要求，蔬菜全天 300～500g、水果 200～350g。蔬菜可与副食进行搭配，搭配数量要根据三餐比例，即早、晚餐各占 30%，午餐占 40% 要求合理分配。水果要结合午餐与晚餐进行搭配。

（6）列出膳食食物组成。将配餐后菜肴与食物种类和数量分别列出，防止个别环节遗漏，造成数据不精确。

（7）进行营养分析。营养分析是对配餐一个验证，营养素分析项目越多，验证时发现问题就越容易。通过查阅中国居民营养素参考摄入量相关数据作为参考值。配餐食物结合食物成分表，将所含营养素计算数据作为实际值，用实际值÷参考值×100% 最终得出百分比，以百分比大小作为评价营养素含量高低依据，营养分析见表 9-3。

表 9-3　营养分析

营养素	能量（kcal）	蛋白质（g）	脂肪（g）	碳水化合物（g）	维生素 A（μgRE）	维生素 B$_1$（mg）	钙（mg）
实际值	1099	35	32	166	90.4	0.7	153.1
参考值	1060	33	32	159	300	0.5	400
比例（%）	104	106	100	104	30	140	38

若能量相差在 ±10%、营养素相差在 ±5% 以内，即可以认定该食物组成符合营养要求；若相差较大，则可以根据主要相差较大营养素，有目的地进行食物品种互换。

（8）调整膳食设计。通过营养素分析后，把比例过高或过低营养素重新选择食物搭配以满足营养素需求。

四、食物交换份法

食物交换份法是将已计算好的所含营养素相似的常用食物进行互换，通过交换达到营养平衡的配餐方法。食物交换份法最早用于糖尿病食物配膳，方法简单易行，也广泛地用于健康人群配餐设计，但食物交换份法不如食物带量搭配法精确。各类食物的等值交换见表 9-4～表 9-12。

表 9-4　每一交换份食品的产能营养素含量表

组别	食品类别	每份质量（g）	能量（kcal）	蛋白质（g）	脂肪（g）	碳水化合物（g）	主要营养素
一、谷薯组	1. 谷薯类	25	90	2	—	20	碳水化合物、膳食纤维

续表

组别	食品类别	每份质量（g）	能量（kcal）	蛋白质（g）	脂肪（g）	碳水化合物（g）	主要营养素
二、水果组	2. 蔬菜类	500	90	5	—	17	矿物质、维生素、膳食纤维
	3. 水果类	200	90	1	—	21	
三、肉蛋组	4. 大豆类	25	90	9	4	4	蛋白质
	5. 奶类	160	90	5	5	6	
	6. 肉蛋类	50	90	9	6	—	
四、油脂组	7. 坚果类	15	90	4	7	2	脂肪
	8. 油脂类	10	90	—	10	—	

注：①食品交换份分为四大类（八小类），表中列出了有关名称和三大产能营养素。②90kcal 约合 376kJ。

表 9-5 谷薯类食品的能量等值交换份表

食品名称	重量（g）	食品名称	重量（g）
大米、小米、糯米、薏米	25	干粉条、干莲子	25
高粱米、玉米碴	25	油条、油饼、苏打饼干	25
面粉、米粉、玉米面	25	烧饼、烙饼、馒头	35
混合面	25	咸面包、窝窝头	35
燕麦片、莜麦面	25	生面条、魔芋生面条	35
荞麦面、苦荞面	25	马铃薯	100
各种挂面、龙须面	25	湿粉皮	150
通心粉	25	鲜玉米（1个，带棒心）	200
绿豆、红豆、芸豆、干豌豆	25		

注：每份谷薯类食品提供蛋白质2g，碳水化合物20g，能量376kJ（90kcal）。根茎类一律以净食部分计算。

表 9-6 蔬菜类食品的能量等值交换份表

食品名称	重量（g）	食品名称	重量（g）
大白菜、圆白菜、菠菜、油菜	500	白萝卜、青椒、茭白、冬笋	400
韭菜、茴香、茼蒿	500	倭瓜、南瓜、菜花	350
芹菜、苤蓝、莴苣笋、油菜薹	500	鲜豇豆、扁豆、洋葱、蒜苗	250
西葫芦、西红柿、冬瓜、苦瓜	500	胡萝卜	200
黄瓜、茄子、丝瓜	500	山药、荸荠、藕、凉薯	150
芥蓝菜、瓢菜	500	慈菇、百合、芋头	100
蕹菜、苋菜、龙须菜	500	毛豆、鲜豌豆	70

食品名称	重量（g）	食品名称	重量（g）
绿豆芽、鲜蘑、水浸海带	500		

注：每份蔬菜类食品提供蛋白质 5g，碳水化合物 17g，能量 376kJ（90kcal）。每份蔬菜一律以净食部分计算。

表 9-7　肉、蛋类食品能量等值交换份表

食品名称	重量（g）	食品名称	重量（g）
热火腿、香肠	20	鸡蛋（1 大个，带壳）	60
肥瘦猪肉	25	鸭蛋、松花蛋（1 大个，带壳）	60
熟叉烧肉（无糖）、午餐肉	35	鹌鹑蛋（6 个带壳）	60
熟酱牛肉、熟酱鸭、大肉肠	35	鸡蛋清	150
瘦猪、牛、羊肉	50	带鱼	80
带骨排骨	50	草鱼、鲤鱼、甲鱼、比目鱼	80
鸭肉	50	大黄鱼、黑鲢、鲫鱼	80
鹅肉	50	对虾、青虾、鲜贝	80
兔肉	100	蟹肉、水发鱿鱼	100
鸡蛋粉	15	水发海参	350

注：每份肉、蛋类食品提供蛋白质 9g，脂肪 6g，能量 376kJ（90kcal）。除蛋类为市品重量，其余一律以净食部分计算。

表 9-8　大豆类食品能量等值交换份表

食品名称	重量（g）	食品名称	重量（g）
腐竹	20	北豆腐	100
大豆	25	南豆腐（嫩豆腐）	150
大豆粉	25	豆浆	400
豆腐丝、豆腐干、油豆腐	50		

注：每份大豆及其制品提供蛋白质 9g，脂肪 4g，碳水化合物 4g，能量 376kJ（90kcal）。

表 9-9　奶类食品能量等值交换表

食品名称	重量（g）	食品名称	重量（g）
奶粉	20	牛奶	160
脱脂奶粉	25	羊奶	160
乳酪	25	无糖酸奶	130

注：每份奶类食品提供蛋白质 5g，脂肪 5g，碳水化合物 6g，能量 376kJ（90kcal）。

表 9-10　水果类食品能量等值交换份表

食品名称	重量（g）	食品名称	重量（g）
柿子、香蕉、鲜荔枝	150	李子、杏	200
梨、桃、苹果	200	葡萄	200
橘子、橙子、柚子	200	草莓	300
猕猴桃	200	西瓜	500

注：每份水果提供蛋白质1g，碳水化合物21g，能量376kJ（90kcal）。每份水果一律以市品质量计算。

表 9-11　油脂类食品能量等值交换份表

食品名称	重量（g）	食品名称	重量（g）
花生油、香油（1汤匙）	10	猪油	10
玉米油、菜籽油（1汤匙）	10	牛油	10
豆油（1汤匙）	10	羊油	10
红花油（1汤匙）	10	黄油	10

注：每份油脂类食品提供脂肪10g，能量376kJ（90kcal）。

表 9-12　不同能量所需的各类食品交换份数

能量（kcal）	交换单位（份）	谷薯类 质量（g）	谷薯类 单位（份）	蔬果类 质量（g）	蔬果类 单位（份）	肉蛋类 质量（g）	肉蛋类 单位（份）	豆乳类 豆浆（g）	豆乳类 牛奶（g）	豆乳类 单位（份）	油脂类 质量（g）	油脂类 单位（份）
1200（1287）	14	150	6	500	1	150	3	200	250	2	2汤匙	2
1400（1463）	16	200	8	500	1	150	3	200	250	2	2汤匙	2
1600（1639）	18	250	10	500	1	150	3	200	250	2	2汤匙	2
1800（1815）	20	300	12	500	1	150	3	200	250	2	2汤匙	2
2000（1991）	22	350	14	500	1	150	3	200	250	2	2汤匙	2

注：①表中括号内的数字为计算所得值，所列的数据取整数，以便于计算。②本表所列饮食并非固定模式，可根据就餐的饮食习惯，并参照有关内容加以调整。③配餐饮食可参看各类食物能量等值交换表，作出具体安排。瘦肉50g=鸡蛋1个=豆腐干50g=北豆腐100g；牛奶250g=瘦肉50g+谷类（10~12g）或豆浆400g；水果1交换单位换成谷类1交换单位。

编制步骤如下：

（1）确定标准体重。根据身高计算标准体重。公式为：

男性标准体重（kg）＝身高（cm）－105

女性标准体重（kg）＝身高（cm）－100

（2）确定体质质数（BMI）。体质指数是判断属于正常、肥胖还是消瘦。公式为：

体质指数（BMI）＝体重（kg）÷［身高（m）］^{2}

亚太地区成年人BMI正常值为18.5～23，＞23属超重，25～30属肥胖，＞30属极度肥胖，BMI＜18.5属消瘦。

（3）确定能量供给量。根据体力活动与体质指数的确定，参照日能量供给量确定能量供给量。公式为：

全日能量供给量（kcal）＝标准体重（kg）×单位标准体重能量需要量（kcal/kg）

成年人每日能量供给量见表9-13。

表9-13　成年人每日能量供给量（kcal/kg 标准体重）

体型	体力活动量			
	极轻体力活动	轻体力活动	中等体力活动	重体力活动
消瘦	30	35	40	40～45
正常	20～25	30	35	40
肥胖	15～20	20～25	30	35

注：①年龄超过50岁者，每增加10岁，比规定值酌减10%左右。②1kcal＝4.184kJ。

（4）确定食物交换份数。如果一日需要能量1500kcal，交换单位为17份，谷薯类9份，蔬果类1份，肉蛋类3份，豆乳类2份，油脂类2份。

需要注意在交换份数中，谷薯类按照三餐比例早、午、晚各占30%、40%、30%计算，午餐会出现带小数点数值，而所有表格都没有带小数点交换份数。因此，为了既简便，又能够突出午餐所占能量40%，可将谷薯类9份分成早3份、午4份、晚2份或者早2份、午4份、晚3份为宜。

（5）确定食谱。每一类的交换单位确定后，根据上述表找出相对食谱进行配餐。

复习巩固

1. 什么是膳食结构？

2. 什么是平衡膳食？

3. 中国居民膳食指南8原则的主要内容是什么？

4. 膳食宝塔的主要内容是什么？

实践实训

营养配餐

一、实训目的

二、实训内容及要求

用计算法为一女大学生配餐，配午餐。

女大学生，身高158cm，体重52kg。

午餐：

（1）主食：米饭。

（2）副食：西兰花炒牛肉、清炒豆腐、菠菜。

相关食物部分成分表见表9-14。

表9-14　相关食物部分成分表

食物	可食部分	能量/kJ	蛋白质/g	脂肪/g	碳水化合物/g
米饭	100	114	2.5	0.2	25.6
牛肉	100	106	20.2	2.3	1.2
豆腐	100	81	8.1	3.7	3.8
西兰花	82	24	2.1	0.2	3.4
菠菜	89	24	2.6	0.3	2.8

"思政"小课堂

"双创"小课堂

"三新"小课堂

项目十　食品污染及其预防

项目十课件

学习目标：

1. 掌握食品污染物的概念和种类；

2. 熟悉生物性污染、化学性污染和物理性污染的特点及预防措施；

3. 了解食品加工过程的卫生与管理，包括食品添加剂卫生、食品包装材料及食品加工用具与设备的卫生。

任务一　概述

工业生产和人居生活产生的废气、废水、废渣造成大气污染、水体污染和土壤污染，大量的多样的污染物通过种植和养殖等环节多途径进入了我们的食物链而污染食品；随着化学工业的进步，人工合成的化学物质继续不断增加，这些农药、兽药、食品添加剂等应用后，如管理不当，可直接或间接污染食品及环境，危害人体健康。

一、食品污染的概念

食品污染（food contamination）是指在各种条件下，导致外源性有毒有害物质进入食品，或食物成分本身发生化学反应而产生有毒有害物质，从而造成食品安全性、营养性和（或）感官性状发生改变的过程。食品污染的原因主要有两方面：一方面是由于人的生产或生活活动使人类赖以生存的环境介质（水体、大气、土壤等）受到不同程度和不同状况的污染，各种有害污染物被动、植物吸收、富集、转移，造成食物或食品的污染；另一方面是食物在养殖、种植、生产、包装、运输、储存、销售等过程中造成的污染。

二、食品污染的分类

污染食品的有害物质，按其性质可分为生物性污染、化学性污染和物理性污染三大类。

（一）生物性污染

食品的生物性污染是食品污染中最常见的一种，包括有害微生物及其毒素、寄生虫及其虫卵、昆虫及其排泄物等对食品的污染造成的食品安全问题。造成食品生物性污染常见的原因包括：污染的手接触食物造成污染；加工过程生熟不分造成交叉污染；用污染的水洗涤瓜果、蔬菜、餐具造成污染；空气、飞沫、尘埃等造成食物污染；携带病原体的昆虫（苍蝇、蟑螂等）、老鼠等及其排泄物造成食物污染等。

1. 微生物污染

微生物污染包括细菌及其毒素、真菌及其毒素以及病毒等的污染，其中细菌、真菌及其毒素对食品的污染最常见最严重。出现在食品中的细菌包括可引起食物中毒、人畜共患传染病的致病菌和能引起食品腐败变质的非致病菌。霉菌在自然界分布广泛，有病害的农作物、空气、土壤及容器都可以使食品受到霉菌污染。病毒污染源主要包括肝炎病毒、脊髓灰质炎病毒和口蹄疫病毒等。近年来病毒污染食品事件也日益受到人们的关注，如轮状病毒、诺如病毒和禽流感病毒等。

2. 寄生虫和虫卵污染

寄生虫和虫卵污染包括蛔虫、绦虫、囊虫、中华枝睾吸虫等，可通过病人、病畜直接污染食品，还可通过其粪便经水体、土壤间接污染食品或直接污染食品。各种食品特别是肉类及水产品有可能受到寄生虫及其虫卵的污染，从而使人致病，如畜肉中的寄生虫猪囊尾蚴，对人体的危害非常大。预防这类疾病的发生，不但需要注意环境卫生和个人卫生，防止病原体传播，还要注意不生吃食品尤其是生肉、生海产品等。

3. 昆虫污染

昆虫污染源主要包括粮食中的甲虫、螨类、蛾类以及动物食品和发酵食品中的蝇、蛆等。昆虫除作为病原体和中间宿主外，由于多数有翅膀会飞行，所以在传播疾病中更具有独特的作用。当食品贮藏条件不良，缺少防蝇、防虫设备时，食品很容易遭到昆虫污染，如粮食中的甲虫类、蛾类；肉、鱼、酱等中的蝇蛆，蝇类携带的病原体和其呕吐物可污染食物，被人类摄食后将病原体传播给人类，如病毒、细菌、霉菌等。

（二）化学性污染

食品的化学性污染是指由各种有毒金属与非金属、有机物、无机物对食品污染而造成的食品安全问题。食品的化学性污染涉及范围较广，来源种类多，主要包括以下几类：

1. 农药、兽药的污染

农药、兽药的不合理使用而残留在食品中；毒性大、残留时间长，对人体健康产生诸多不良影响。

2. 有毒重金属以及其他有机和无机化合物的污染

工业"三废"，如有毒重金属（汞、铜、镍、砷、氟等元素）、有机污染物（氰化物、含酚、胺等急性有毒物质）等，污染农作物、鱼类和周围水系，并通过食物链污染食品。

3. 食品包装材料、运输工具等接触污染

食品容器、包装材料、运输工具等接触食品时溶入食品中的有毒有害物质，如陶瓷中的铅、某些塑料中的单体、颜料中的多氯联苯等。

4. 食品添加剂的滥用

在食品加工过程中人为添加的食品添加剂，除少数为天然食品添加剂外，绝大多数为人工合成食品添加剂，部分可能有一定的毒性，在食品生产加工中超量、超范围滥用食品添加剂或使用违禁食品添加剂对人体健康造成极大危害。

5. 食品加工、储存过程中产生有毒有害物质

在食品加工、储存过程中产生的物质，如腌制烟熏、烘烤类食物产生的亚硝胺、多环芳烃、杂环胺、丙烯酰胺等以及酒中有害的甲醇等。

6. 人为加入有毒有害物质

掺假、制假过程中加入的物质，如在辣椒粉中掺入化学染料苏丹红、在乳粉中加入三聚氰胺。

（三）物理性污染

物理性污染一般有以下几种来源：

（1）食品加工、储运、销售过程中的污染物，如粮食收割时混入的草籽、液体食品容器池中的杂物、食品运销过程中的灰尘及苍蝇污染等。

（2）食品掺假，如粮食中掺入的沙石、肉中注入的水、奶粉中掺入大量的糖等。

（3）食品的放射性污染，主要指来自放射性物质的开采、冶炼、生产、应用及意外事故造成的污染。

物理性污染主要是来源于复杂的多种非化学性的杂物，污染物来源复杂，并存在偶然性。虽然有的污染物可能并不威胁消费者的健康，但严重影响了食品应有的感官性状或食品质量，大多数的物理性污染物是肉眼可见的，会破坏产品和企业的形象，所以食品物理性污染物的检测是食品企业自身卫生管理的重要内容。

三、食品污染对人体健康和安全的影响

食品污染及其对人体健康和安全的危害，涉及面相当广泛。如果病原微生物污染食品而在食品中大量繁殖并产生毒素时，可引起食源性疾病或食物中毒。如果食品被某些有害化学物质污染，含量虽少，但当有害物质长期连续地通过食物作用于人体，可表现为急性或慢性中毒、致畸、致突变、致癌等潜在性危害。

（一）急性中毒

污染物随食物进入人体，在短时间内造成肌体损害，出现临床症状（如急性胃肠炎、痢疾等），称为急性中毒，如含有龙葵碱糖苷的发芽马铃薯、细菌性食物中毒等。

（二）慢性中毒

长期摄入少量被有毒有害物质污染的食物，可对肌体造成损伤，引起慢性中毒。例如，慢性铅中毒可抑制血红素的合成，出现贫血现象，诱发多发性神经炎，严重时为肾衰竭、痉挛、昏迷甚至死亡；长期摄入微量受黄曲霉毒素污染的粮油，能引起肝功能异常和肝脏组织病理变化。由于慢性中毒的症状较难发现，容易被人们忽视，应给予足够的

重视。

（三）致畸作用

摄入食物中的有毒有害污染物，可以通过母体作用于胚胎，引起形态和结构上的异常而导致畸胎、死胎或胚胎发育迟缓。例如，吃了含亚硝胺、甲基汞、咖啡碱等的食物可引起畸胎或胚胎变异。

（四）致突变作用

所谓突变，是指生物在某些诱变因子作用下，细胞中的遗传物质结构发生突然的、根本的改变，并在细胞分裂过程中被传给后代细胞，使新的细胞获得新的遗传特性。这种正常增殖的细胞如果损害或取代了正常组织，可引起癌症。

（五）致癌作用

根据试验和临床调查，已知不少污染食品的化学物质和霉菌毒素有致癌作用。例如，过量使用着色剂对肉类进行加工处理可形成强致癌物，黄曲霉毒素、苯并芘等能使动物和人发生肿瘤。因此，对于那些被能致癌的污染物所污染的食品要引起重视，采取措施进行处理或禁止食用。

任务二　食品生物性污染及其预防

食品生物性污染是影响其安全性的重要因素。食品在加工、贮存、运输和销售过程中，都有可能受到生物性污染，它一方面降低了食品的卫生质量和食用价值，另一方面对食用者的健康可能造成不同程度的危害。食品生物性污染是指微生物、寄生虫、昆虫等生物对食品的污染。在生物性污染引起的食源性疾病中，细菌或其产生的毒素是最常见的原因，其次是病毒和寄生虫。

引起食品生物性污染的因素很多，常见的原因是食品原料污染严重、操作人员个人卫生不良、设备受到污染、烹调时间不足以及食品贮藏温度不合理等。其中，食品贮藏温度不合理是主要因素，它决定着初始污染的病原微生物能否存活下来，一旦发生污染，并且使病原微生物繁殖到一定数量就会引起疾病。

一、细菌对食品的污染及预防

食品的细菌污染发生在食品生产、加工、运输、销售的各个环节，如食品生产原料污染、从业人员带菌、生产环境细菌超标、生产用具污染以及加工时的交叉污染。细菌污染是食品卫生中最常见的有害因素之一，是用于衡量食品污染程度，间接估测食品变质可能性及评估食品卫生质量的重要指标，是研究食品腐败变质的原因、过程和控制措施的主要对象。

（一）常见细菌性污染的菌属及其危害

食品中存活的细菌只是自然界细菌的一部分，引起食品污染的细菌有多种，包括致病菌、条件致病菌、非致病菌 3 类。食品中的细菌，绝大多数是非致病菌。被细菌污染的食品由于食品自身的特性、细菌的种类不同、周围环境差异，其结果也不尽相同。

1. 致病菌

能够引起人类疾病的细菌。致病菌对食品的污染，一是动物生前感染，如蛋、乳、肉及动物内脏在畜禽宰杀前已潜存着致病菌，主要有引起食物中毒的肠炎沙门菌（*Sallmonella enteritidis*）、猪霍乱沙门菌（*S. suipestifer*）等沙门菌，能引起人畜共患结核病的结核杆菌（*Bacillus tuberculosis*）、布氏病（波状热）的布鲁杆菌（*Brucella*）、炭疽病的炭疽杆菌（*B. anthracis*）；二是外界环境污染，致病菌来自外环境，如通过带菌者粪便、病灶分泌物、苍蝇、工（用）具、容器、水、工作人员的手等途径传播，造成食品的污染，主要有痢疾杆菌（*B. dysenteriae*）、副溶血性弧菌（*Vibrio parahemolyticus*）、致病性大肠杆菌（*Pathogenic B. coli*）、伤寒杆菌（*S. enterica*）、肉毒梭菌（*Clostridium botulinum*）等。

2. 条件致病菌

条件致病菌在通常情况下不致病，但在一定的特殊条件下才有致病能力，引起食物中毒的发生。常见的有葡萄球菌（*Staphylococcus*）、链球菌（*Streptococcus*）、变形杆菌（*Proteus*）、韦氏梭菌（*Clostridium welchii*）、蜡样芽孢杆菌（*B. cereus*）等。

3. 非致病菌

非致病菌在自然界分布极为广泛，在土壤、水体、食物中更为多见，食物中细菌大部分属于非致病菌。这些非致病菌中，有许多都与食品腐败变质有关。能引起食品腐败变质的细菌，称为腐败菌，是非致病菌中最多的一类。

（二）食品细菌污染的来源

1. 食品加工的原料污染

一般天然食品内部是没有或很少有细菌的，但在采集、加工前食品原料已被环境中的细菌污染，如原料破损，细菌则尤其多。

2. 食品生产经营者的污染

食品生产经营者未严格执行操作规程的卫生要求，以致存在于生产经营者鼻腔、口腔、手和皮肤的细菌等微生物通过不卫生的操作而污染食品。

3. 食品在加工、贮存、运输、销售过程中的污染

由于环境不良、管理不善而导致食品被环境、设备、容器和工具中的细菌污染；食品加工用水不符合水质卫生标准；食品加工过程中未能做到烧熟煮透、生熟分开等卫生要求，造成食品交叉污染。

（三）食品细菌污染的指标与食品卫生学意义

食品的细菌污染引起的腐败变质是食品卫生中最常见的有害因素之一。食品腐败变质表现出的特征不同，说明食品中的细菌种类不同。例如，有些细菌可产生色素而使受污染的食品带有特异色，红色主要来自黏质沙雷菌、粉红微球菌，黄色与黄绿色来自微球菌、黄杆菌、假单胞菌等，黑色来自产黑梭菌、变形杆菌及假单胞菌等。通常我们把共存于食品中的细菌种类及其相对数量的构成称为食品的细菌菌相，其中相对数量较大的细菌称为优势菌。

在食品细菌污染中，反映食品卫生质量的细菌污染主要指标，一是菌落总数，是食品的一般卫生指标；二是大肠菌群，是食品被粪便污染的指标；三是致病菌。

1. 菌落总数

菌落总数是指在被检样品单位质量（g）、单位容积（mL）或单位表面积（cm²）内，所含能在严格规定条件下（培养基、pH 值、培养温度及时间、计数方法等）培养所能生长的细菌菌落总数，常用菌落形成单位（Colony Forming Units，CFU）表示菌落总数。

菌落总数是食品卫生标准中的重要指标，其卫生学意义：一是菌落总数可作为食品被细菌污染程度即食品清洁状态的标志，作为控制食品污染的容许限度，起到监督食品清洁状态的作用；二是菌落总数可用来预测食品的耐储藏性，即可作为评定食品腐败变质程度和新鲜程度的指标。菌落总数对食品卫生质量的影响比菌相更为明显，食品细菌总数越大，食品就越不新鲜，食品腐败变质的速度就越快。

2. 大肠菌群

大肠菌群是指在一定培养条件下能发酵乳糖、产酸产气的需氧和兼性厌氧革兰氏阴性无芽孢杆菌，包括肠杆菌科的埃希氏菌属、柠檬酸杆菌属、肠杆菌属和克雷伯菌属。大肠菌群一般都是直接或间接来自人与温血动物的粪便，其中埃希氏菌属为主，俗称典型大肠杆菌。食品中大肠菌群数量以每 100g、100mL 或 100cm² 食品检样中大肠菌群的最近似数来表示，简称大肠菌群最近似值（Most probable Number，MPN）。

大肠菌群被多数国家，包括我国用作食品卫生质量的鉴定指标，其卫生学意义：一是作为食品受到粪便污染的指标菌，若食品中如检出大肠菌群即表示食品曾受到人与温血动物粪便的污染；二是可作为肠道致病菌污染食品的指示菌，因为大肠菌群与肠道致病菌来源相同，且在一般条件下大肠菌群在外界生存时间与主要肠道致病菌是一致的。但由于大肠菌群是嗜中温菌，在 5℃ 下难以存活，低温的水产品特别是冷冻食品未必适用。因此，近年来用肠球菌作为食品粪便污染的指示菌。

3. 致病菌

致病菌是指肠道致病菌和致病性球菌，是严重危害人体健康的一类指标菌。此类细菌随食物进入人体后可引起食源性疾病，一旦进入人体，可造成食品中毒及慢性危害等。因此食品中不允许有任何致病菌，如若检出，则该食品卫生质量不合格。目前食品中经常检验的致病菌有沙门氏菌、副溶血性弧菌、致病性大肠杆菌、金黄色葡萄球菌以及志贺氏菌等。在实际工作中，常根据具体情况，有针对性地检验某种致病菌。例如，对于罐头食品，常检验肉毒梭菌，对于肉禽蛋类食品，常检验沙门氏菌。

（四）防止细菌污染的措施

1. 严格选择食品原料

食品存放时间越长，细菌繁殖越多，因此往往新鲜的食品含细菌较少。因此，对食品原料要严格选择，购买新鲜食品，提高原料的卫生质量并加强卫生管理工作。食品原料使用前必须彻底清洗与认真挑选，剔除腐烂、变质及污秽不洁的原料。严禁食用病死牲畜。

2. 加强过程卫生管理

加强对食品生产、贮、运、销过程中的卫生防护，是防止细菌污染、保证食品卫生质量的关键。严格遵守杀菌规程，食品加工间保持洁净无尘，通风良好，确保器具洁净，必要时进行灭菌处理，有防尘、防蝇设备，以减少细菌对食品的污染。

3. 制定科学的加工流程

食品在加工过程中要科学地制定加工流程，尽量缩短工艺操作时间，注意防止原料、再制品、外来物等的交叉污染，做到烧熟煮透、生熟分开，加强生产过程的在线检测，最大限度地减少生产过程中的细菌污染。

4. 做好从业人员卫生管理

食品企业中的从业人员是食品污染、疾病传播的重要途径。要有健全的卫生组织管理制度，在生产加工过程中，严格执行各项卫生操作规程。从业人员必须每年进行一次健康检查，取得健康合格证后方可上岗，并采取相应的卫生防护措施。从业人员手的冲洗和消毒极为重要，接触熟食品的从业人员更应注意。

二、真菌及其毒素对食品的污染及预防

真菌在自然界分布很广，种类繁多，数量庞大。与人类关系十分密切，有些真菌对人类是有益的，如在发酵酿造工业和抗生素医药制造等方面起着重要的作用；而有些真菌对人类有害，会导致食品腐败变质，失去食用价值，甚至在一定条件下会产生毒素，使人和畜中毒。真菌中对食品安全威胁最大的是霉菌，与食品卫生关系密切的霉菌大部分属于半知菌纲中曲霉菌属、青霉菌属和镰刀霉菌属。食品中的霉菌一般并不引起霉菌病，而由霉菌产生的毒素则可引起人的急、慢性中毒，甚至产生致癌、致畸和致突变作用。对人类危害严重的真菌毒素主要有十几种，其中包括黄曲霉毒素、赭曲霉毒素、展青霉素、玉米赤霉烯酮和脱氧雪腐镰刀菌烯等。

此外，真菌中的大型真菌（蘑菇）可以因误食而引起食源性疾病。由于藻类很少直接作为人类的食品，由藻类引起的食源性疾病较少，一些藻类可产生毒素，藻类毒素可以蓄积在以这些藻类为食物的贝类中，人可因食入这些贝类而引起疾病。

（一）霉菌与霉菌毒素

霉菌是真菌的一类，广泛分布于自然界，大多数对人体无害，有些霉菌可用于食品生产，如制作乳酪、豆腐乳，但也有些霉菌污染食品后会造成食品腐败变质，还会产生有毒害作用的代谢物质，称为霉菌毒素，当人体进食被霉菌毒素污染的食品后，健康便受到

损害。

1. 霉菌的发育和产毒条件

霉菌产生毒素需要一定的条件，影响霉菌产毒的条件主要是基质、水分、湿度、温度及通风等情况。

（1）基质：霉菌在天然食品上比在人工合成的培养基上更易繁殖。但不同的霉菌菌种易在不同的食品中繁殖，即各种食品中出现的霉菌以一定的菌种为主，如玉米与花生中黄曲霉及其毒素检出率高，小麦和玉米以镰刀菌及其毒素污染为主，青霉及其毒素主要在大米中出现。

（2）水分：食品中的水分对霉菌的繁殖与产毒特别重要。以最易受霉菌污染的粮食为例，粮食水分为17%～18%是霉菌繁殖产毒的最佳条件。食品中水分含量是影响微生物菌相及其增殖以及食品腐败变质的重要因素，但在这方面起作用的并非食品中全部水分含量，而仅限于能供微生物利用的一部分水分，也称为水分活性。

（3）湿度：在不同的相对湿度中，易于繁殖的霉菌也不同。例如相对湿度在80%以下时，主要是干生性霉菌繁殖，如灰绿曲霉、局限青霉、白曲霉等；相对湿度为80%～90%时，主要是中生性霉菌繁殖，如大部分曲霉、青霉、镰刀菌属等；而相对湿度在90%以上时，主要为湿生性霉菌繁殖，如毛霉、酵母霉等。一般在非密闭状态下，粮食中水分与环境相对湿度可逐渐达到平衡，在相对湿度为70%时粮食达到平衡水分的条件，霉菌即不能产毒。

（4）温度：外界温度对霉菌的繁殖与产毒也有重要的影响。大多数霉菌繁殖适宜的温度为25～30℃，在0℃以下或30℃以上时，不能产毒或产毒能力减弱。但梨孢镰刀菌、尖孢镰刀菌、拟枝镰刀菌和雪腐镰刀菌，适宜的产毒温度为0℃或-2～-7℃；而毛霉、根霉、黑曲霉、烟曲霉繁殖的适宜温度为25～40℃。

（5）通风情况：大部分霉菌繁殖和产毒需要有氧条件，但毛霉、庆绿曲霉是厌氧并可耐受高浓度二氧化碳。

2. 主要产毒霉菌

霉菌产毒只限于产毒霉菌，而产毒霉菌中也只有一部分毒株产毒。目前已知具有产毒株的霉菌主要有以下四类：

（1）曲霉菌属：黄曲霉、赭曲霉、杂色曲霉、烟曲霉、构巢曲霉和寄生曲霉等；

（2）青霉菌属：岛青霉、橘青霉、黄绿青霉、扩展青霉、圆弧青霉、皱褶青霉和荨麻青霉等；

（3）镰刀菌属：犁孢镰刀菌、拟枝孢镰刀菌、三线镰刀菌、雪腐镰刀菌、粉红镰刀菌、禾谷镰刀菌等；

（4）其他菌属：绿色木霉、漆斑菌属、黑色葡萄状穗霉等。

产毒霉菌所产生的霉菌毒素没有严格的专一性，即一种霉菌或毒株可产生几种不同的毒素，而一种毒素也可由几种霉菌产生。如黄曲霉毒素可由黄曲霉、寄生曲霉产生，岛青霉可产生黄天精、红天精、岛青霉毒素及环氯素等。目前已知的霉菌毒素有上百种，比较重要的有黄曲霉毒素、赭曲霉毒素、杂色曲霉毒素、岛青霉素毒素、展青霉素、橘青霉素等，以黄曲霉毒素危害最大。

3. 霉菌污染食品质量的评定与其食品卫生学意义

霉菌污染食品质量的评定主要从以下两个方面进行：一是霉菌污染度，即单位质量或容积的食品污染霉菌的量，一般以 cfu/g 计；二是检测食品中霉菌菌相的构成。

我国已制定了一些食品中霉菌菌落总数的国家标准，其卫生学意义：霉菌污染食品可使食品的食用价值降低，甚至不能食用；同时霉菌在各种食品或饲料中产生霉菌毒素引起人畜霉菌毒素中毒。霉菌毒素中毒的临床症状表现多种多样，较为复杂。有因短时间内摄入大量霉菌毒素引起的急性中毒，也有因长期少量摄入含有霉菌毒素的食品而引起的慢性中毒，表现为诱发肿瘤，造成胎儿畸形和引起体内的遗传物质发生突变等。

（二）黄曲霉毒素

黄曲霉毒素（AFT）是由黄曲霉和寄生曲霉产生的一类结构相似的化合物，1962 年被命名为黄曲霉毒素，具有极强的致癌性和毒性作用，是食品霉菌毒素污染中最为严重的一种。黄曲霉产毒的必要条件为湿度 80%~90%，温度 25~30℃，氧气 1%，此外，天然基质培养基（如玉米、大米和花生粉）比人工合成培养基产毒量高。目前黄曲霉毒素已分离鉴定出 20 余种，均属二呋喃香豆素衍生物，包括 B 系、G 系、M 系，其中最重要的黄曲霉毒素成分为 B_1、B_2、G_1、G_2，它们在结构上十分相似，粮油食品中以黄曲霉毒素 B_1 最多见，且毒性和致癌性最强，食品卫生监测中常以黄曲霉毒素 AFB_1 作为污染指标。

黄曲霉毒素耐热，一般的烹调加工很难将其破坏，在 280℃时毒性才被破坏，裂解为无毒性物质。黄曲霉毒素在中性和酸性环境中稳定，在碱性条件下（加 NaOH）可形成香豆素钠盐，溶于水，可以通过水洗去除。黄曲霉毒素能溶于氯仿、甲醇、乙醇等有机溶剂，而不溶于水、正己烷、石油醚及乙醚中。在紫外光下可产生荧光，利用这一特性可鉴别不同种类的黄曲霉毒素。现国内检测 AFB_1 采用薄层层析法。

1. 黄曲霉毒素毒性

黄曲霉毒素有很强的急性毒性，也有明显的慢性毒性和致癌性。它是一种剧毒物质，其毒性比氰化钾还高。人摄入大量黄曲霉毒素可发生急性中毒，导致肝脏损害并死亡。

（1）急性毒性：黄曲霉毒素是一种剧毒物质，其毒性为氰化钾的 10 倍。对人以及各种动物都具有极强的毒性。食用后会对肝脏产生明显损伤，导致急性病变。黄曲霉素也可引起人的急性中毒，导致黄曲霉毒素中毒性肝炎，症状为发烧、腹痛、厌食、黄疸，后期出现腹水、浮肿，甚至死亡。

（2）慢性毒性：长期小剂量摄入黄曲霉毒素会产生慢性毒性，可造成慢性损害，从实际意义出发，它比急性中毒更为重要。主要表现为生长障碍，肝脏出现亚急性和慢性中毒。其他症状表现为体重减轻，生长发育迟缓，食物利用率下降等。

（3）致癌性：黄曲霉毒素是目前发现的最强的化学致癌物质。动物试验证明，长期摄入低浓度的黄曲霉毒素或短期摄入高浓度的黄曲霉毒素可诱发肝癌，还可诱发其他部位肿瘤，如肾癌、直肠癌以及乳腺、卵巢、小肠等部位的肿瘤。

2. 黄曲霉毒素对食品的污染及预防措施

黄曲霉毒素在自然界广泛存在，主要污染粮油及其制品。对于食品污染最严重的是花生、玉米和棉籽，大米、小麦、面粉较轻，豆类很少受污染，在我国黄曲霉毒素污染较严重的地区主要是长江流域以及长江以南的广大高温高湿地区，北方各地污染较轻。

预防黄曲霉毒素危害人类健康的措施是加强对食品的防霉、去毒和严格执行最高允许量标准的食品卫生监测。

（1）防霉：对食品的防霉是最根本的措施。食品中霉菌生长繁殖的条件，主要是有适宜的湿度、温度和氧气，其中以湿度最为重要。所以控制粮食中的水分是防霉的关键。在粮食收获后，必须迅速将水分含量降至安全水分以下，所谓安全水分，就是使粮食不易发霉的最高水分含量。不同的粮粒其安全水分不同，如一般粮粒含水分在13%以下，玉米在12.5%以下，花生在8%以下，真菌不易生长繁殖。粮食入仓之后应注意通风，保持粮库内干燥。采用除氧充氮的方法对防霉也有较好的效果。

（2）去毒：粮食污染黄曲霉毒素后，可采用下列方法去毒：剔除霉粒；碾压加工；加水反复搓洗；高温高压处理；植物油加碱破坏去毒；加入活性白陶土或活性炭等物理吸附去毒；微生物解毒；紫外线照射等。

（3）严格的食品安全监测：根据国家有关的食品标准要求和规定，加强食品安全监测，限制各种食品中黄曲霉毒素含量，是控制黄曲霉毒素对人体危害的重要措施。

（三）赭曲霉毒素

赭曲霉毒素是由曲霉属和青霉属中的某些真菌产生的有毒代谢产物，包括赭曲霉毒素A、B、C和D，以赭曲霉毒素A毒性最强，对人体健康影响最大。赭曲霉毒素A耐热，在正常烹调条件下不能被破坏，微溶于水，在紫外光照射下可产生微绿色荧光。该毒素相当稳定，溶于乙醇后在冰箱里避光可保存1年。赭曲霉毒素A在30℃、水分活度0.9时生成量最多。它主要污染玉米、大豆、花生、可可豆、棉籽、大麦、柠檬类水果，以及腌制火腿、鱼制品、咖啡豆、面包等。

1. 毒性

赭曲霉毒素A的急性毒性很强，是一种肾脏毒素，可导致肾脏、肝脏中毒并发生病变，可见到肾曲管上皮细胞萎缩、间质细胞纤维化及肾小球透明变性等；肝脏可见脂肪变性及肝细胞透明样变、点状坏死及灶性坏死等。大鼠和仓鼠试验发现赭曲霉毒素还有胚胎毒性和致畸性，如吸收胎增加、胎仔发育迟缓或者脑积水、额小及心脏缺损等。

2. 预防措施

预防赭曲霉毒素污染食品首先是对食品采取防霉去毒措施，其次，限制食品中赭曲霉毒素A的含量。烹调过程只能减少部分赭曲霉毒素，该毒素能渗入面包深层，故切除霉变面包的表层，仍不能除去该毒素。

（四）展青霉素

展青霉素是一种可由多种霉菌产生的有毒代谢产物，如扩展青霉、荨麻青霉、细小青霉等。展青霉素为无色结晶，熔点约110℃，在70~100℃可真空升华，可溶于水和乙醇。在碱性溶液中展青霉素不稳定，可丧失其生物活性；在酸性溶液中较稳定。展青霉素可存在于霉变的面包、香肠、水果（包括香蕉、梨、菠萝、葡萄和桃子）、苹果汁、苹果酒和其他产品中。

1. 毒性

展青霉毒素是一种有毒内酯，雄性大鼠经口 LD_{50} 为 30.5~55mg/kg，雌性大鼠为 27.8mg/kg。大鼠经口投予 30mg，共 3 次即可引起死亡。展青霉素会危害肺、肝、脾、肾、中枢神经系统并使其出现水肿、出血、麻痹等病变。日本曾发生展青霉素污染饲料引起的乳牛中毒事件，主要表现为上行性神经麻痹、脑水肿和灶性出血。

2. 预防措施

展青霉素预防的首要措施仍然是防霉，并制定食品限量标准。国外对多数食品制定的展青霉素限量标准为 50μg/kg。我国现有的限量标准是原料果汁和果酱为 100μg/kg，果汁、果酱、果酒、罐头及果脯为 50μg/kg。

（五）与食品污染关系密切的其他真菌毒素

与食品污染关系密切的霉菌毒素除前述几种外，还有杂色曲霉毒素、橘青霉素、黄绿青霉素、皱褶青霉素、环氯素、串珠镰刀菌素等，这些真菌毒素易污染谷类、大米、大麦、玉米等作物，对动物均有较强的毒性，尤其是以下几种。

1. 杂色曲霉毒素

杂色曲霉毒素是一类结构近似的化合物，目前有十多种已确定结构。结构中基本都有两个呋喃环，与黄曲霉毒素结构近似。生物体可经多部位吸收杂色曲霉毒素，并可诱发不同部位癌变。其二呋喃环末端双键的环氧化与致癌性有关，在生物体内转运可能有两条途径：一是与血清蛋白结合后随血液循环到达实质器官；二是被巨噬细胞转运到靶器官，杂色曲霉毒素引起的致死病变主要为肝脏病变。

2. 玉米赤霉烯酮

玉米赤霉烯酮主要由禾谷镰刀菌、黄色镰刀菌、木贼镰刀菌等产生，是一类结构相似具有二羟基苯酸内酯化合物。玉米赤霉烯酮具有类雌激素样作用，其毒性作用主要表现为雌激素中毒症，可使畜禽及啮齿动物发生雌性激素亢进症，还可引起牛不孕和孕猪流产。

3. 伏马菌素

伏马菌素（FB）是最近受到发达国家极大关注的一种霉菌毒素，由串珠镰刀菌产生，可分伏马菌素 B_1（FB_1）和伏马菌素 B_2（FB_2）两类。FB_1 为水溶性霉菌毒素，对热稳定，不易被蒸煮破坏，所以同黄曲霉毒素一样，控制农作物在生长收获和储存过程中产生的霉菌污染仍然至关重要。食品中以 FB_1 污染为主，主要污染玉米和玉米制品。目前已知 FB 最主要的毒作用是神经毒性，可引起马的脑白质软化；此外 FB 还具有慢性肾脏毒性，可引起羊的肾病变；另外还可以引起动物试验性的肝癌，是一个完全的致癌剂。

三、病毒对食品的污染及预防

病毒也是微生物中的一个类群，没有细胞结构，不能靠自身进行复制繁殖，只能在宿主的活细胞中复制，不能在人工培养基上繁殖。因此人和动物是病毒复制的主要宿主和传播的主要来源。病毒性疾病既可以通过食物、粪便传染，也可以通过衣物、接触、空气等感染，这说明病毒的存在和传染具有普遍性。研究表明，无论在哪种食品上残存的病毒，一旦遇到相应的宿主，病毒到达宿主体内即可产生暴发性的繁殖引起相应的病毒病。病毒宿生在动植物体内并繁殖，可使昆虫、鱼类、畜禽类、植物、细菌和人类致病，与细菌真菌引起的病变相比，病毒病多难以有效治疗，更容易暴发性流行。常见食源性病毒主要有甲型肝炎病毒、轮状病毒、朊病毒、禽流感病毒、SARS病毒等，这些病毒曾经或仍在肆虐，造成许多重大的疾病事件。

（一）甲型肝炎病毒

肝炎病毒是指引起病毒性肝炎的病原体。引起的病毒性肝炎分甲乙丙丁戊等，乙型、丙型、丁型主要为血液传播，甲型、戊型为粪口传播。甲型肝炎病毒（HAV）是一种感染性很强的食源性病毒，污染水源及水生贝类动物可引起暴发流行。甲型肝炎病毒在低温下可长期保存，但在高温下可被破坏，98~100℃ 1min 可完全灭活。甲型肝炎多发于冬季和早春，潜伏期为10~50d，平均为1个月。当感染病毒量大，则潜伏期可较短，暴发型甚至少于14d，初发病例较续发病例短。发热常常是患者最早的临床症状，体温达38~39℃，伴有全身不适、疲乏、肌痛、头痛、食欲不振、恶心和呕吐，这些症状通常突然发生，由于食欲丧失使体重下降，常伴有上腹或右上腹疼痛。儿童多数有成人不常见的腹泻。

病毒主要的传播方式是"粪-口传播"，病毒从肝炎病人或隐性感染者的大便中排出，再经不同的途径污染食物或用具，最后通过口侵入人体而患病。传播感染途径有两种可能性：一种是食品生产经营人员处无症状的感染或潜伏期，污染食品造成传播；另一种是通过被污染的水产品，如生的或未加工熟的蛤类、毛蚶、牡蛎、泥螺、蟹等引起甲肝暴发流行，因为贝类经常受污水排放的影响，它们能够富集甲肝病毒。最典型的是1988年上海居民因食用了污染而又未经过彻底加热消毒的毛蚶引起了甲型肝炎大流行，造成全市约30万人感染，其经济损失惨重。

甲型肝炎病毒主要通过粪便污染食品和水源，并经口传染，因此加强饮食卫生、保护水源是预防的主要环节。预防甲型肝炎病毒的措施有：对食品生产、加工人员定期体检；购买合格的餐饮原料；正确处理和烹饪食物，不生食海鲜产品，防止其在加热后发生交叉污染；切断传播途径，严防水污染；保持良好的卫生操作环境、用水卫生。

（二）禽流感病毒

禽流感病毒是导致禽流行性感冒的一种病毒，可发生变异，根据致病性不同，可以分为高致病性禽流感病毒、低致病性禽流感病毒和无致病性禽流感病毒。病毒存在于病禽的所有组织、体液、分泌物和排泄物中，常通过消化道、呼吸道、皮肤损伤和眼结膜等多种途径传播并感染人类。家禽及其尸体是该病毒的主要传染源。吸血昆虫也可传播病毒。病禽肉和蛋也可带毒。禽流感病毒对于温度非常敏感，-20℃左右可能存活几年，20℃条件下只能存活 7d，食品中的禽流感病毒在 56℃ 10min 就能灭活，70℃ 2min 即可灭活。普通消毒剂能很快将其杀死。

禽流感病毒通常不感染除禽类和猪以外的动物，但人偶尔可以被感染。人感染后，潜伏期 3~5d，表现为感冒症状，呼吸不畅，呼吸道分泌物增加。病毒可通过血液进入全身组织器官，严重者可以引起内脏出血、坏死，造成机体功能降低，甚至引起死亡。近来国内外发生的禽流感致病病毒均为 H5N1 型甲型流感病毒，属于高致病性禽流感。

禽流感多发生于从事禽的饲养、屠宰、加工和相关实验室工作人员。控制禽类发生禽流感的具体措施主要是做好禽流感疫苗预防接种，防止禽类感染禽流感病毒；一旦发生疫情，应将病禽及时捕杀，对疫区采取封锁和消毒等措施；感染禽类的分泌物、污染的饲料、设备和人都是禽流感病毒的携带者，应采取适当措施切断这些传染源；饲养人员和与病禽接触的人员应采取相应防护措施，以防发生感染；注意饮食卫生，食用可疑的禽类食品时，要加热煮透；对可疑餐具要彻底消毒，加工生肉的用具要与熟食分开，避免交叉污染。

（三）疯牛病朊病毒

疯牛病也称为牛脑海绵状病（Bovine Spongiform Encephalopathy，简称 BSE），是一种重要的食源性疾病。目前认为引起该病的病毒是一种类病毒，称为朊病毒，它大小像病毒，可通过细菌滤器，但又有许多与病毒不一致的地方。朊病毒对理化因素具有很强的抵抗力，对强酸强碱有很强的抵抗力，121℃中能耐热 30min 以上，对于加热、紫外线、辐射和许多化学消毒剂有极强的抵抗能力，所以常用的食品加工工艺如烹调、巴氏灭菌法、冷冻、曝晒和腌渍都不能消灭它。其次，机体对感染不产生免疫应答并且潜伏期很长，所以还无法检测人或动物是否已经感染该病。一旦发病，病情发展极快，患者的思维、视觉、语言和行动能力都急剧下降，肌肉抽搐、变硬并出现痉挛，平衡能力完全丧失。该病潜伏期长，病程短，死亡率 100%。

疯牛病可以通过受孕母牛经胎盘传染给犊牛，也可经患病动物的骨肉粉加工的饲料传播到其他的牛。疯牛病多发生于 4 岁左右的成年牛，大多表现为烦躁不安、行为反常，对声音和触摸极度敏感，常由于恐惧、狂躁而表现出攻击性。如果人与患病牛接触或食用病牛肉及其制品，就有可能被感染。人患病后，长期昏睡或变成痴呆，解剖死者大脑发现进行性淀粉样病变，脑内的灰质和白质逐渐消失，脑子变成海绵状，因而脑功能消失，所以此病又称"海绵状脑病"。人类至今还没有找到预防和治疗疯牛病的有效方法，也无法在人或牛活着的时候确诊其是否得了疯牛病，只能在其死亡后检测其脑组织确诊。

疯牛病控制措施以预防为主，目前采取的主要措施有：禁止将患病动物骨肉粉等产品作为饲料，以防通过饲料造成疾病在牛群中的流行；发现患畜立即按有关规定宰杀、焚烧并掩埋；禁止将病牛的脑、脊髓、牛肉等加工成任何种类的食品；禁止进口和销售以来自发生疯牛病国家的牛肉、牛组织、脏器等为原料生产制成的食品和饲料产品。

（四）SARS 冠状病毒

SARS 病毒属于冠状病毒科（coronavirus），病毒粒子多呈圆形，有囊膜，外周有冠状排列的纤突。在 2002 年冬到 2003 年春肆虐全球的严重急性呼吸综合征的元凶就是这种冠状病毒。2003 年 4 月 16 日，世界卫生组织宣布，正式确认冠状病毒的一个变种是引起非典型肺炎的病原体。科学研究表明，变种冠状病毒与流感病毒有亲缘关系，但它非常独特，以前从未在人类身上发现，将其命名为"SARS 病毒"。迄今，专家们从蝙蝠、猴、果子狸和蛇等数种野生动物体内检测到冠状病毒基因，已测出的病毒基因序列与 SARS 病毒基因序列完全一致。据此，调查组认为 SARS 病毒或类 SARS 冠状病毒可能存在于部分野生动物体内。

SARS 是一种起病急、传播快、病死率高的传染病，SARS 冠状病毒可以随粪便、呼吸道分泌物和尿液排出，被传染的病人多数都与患者直接或间接接触，或生活在流行区内。临床上表现为缺氧、紫绀、38℃ 以上高热、呼吸加速或呼吸窘迫综合征、气促等，X 片表现为肺部不同程度改变。儿童感染率较高，主要是上呼吸道感染，一般很少波及下呼吸道。

SARS 病毒主要经过紧密接触传播，以近距离飞沫传播为主，也可通过手接触呼吸道分泌物，经口鼻眼传播，另有研究发现存在粪-口传播的可能，是否还有其他传播途径尚不清楚。与其他传染病一样，SARS 的流行必须具备三个条件，即传染源、传播途径和易感人群，统称流行过程三环节，如采取有效措施，切断其中任一环节，其流行过程即告终止。隔离与防护是目前防护 SARS 病毒最好的措施。

四、寄生虫对食品的污染及预防

食源性寄生虫病在公共卫生中占有重要地位，严重地影响着人类健康。它们不能独立生存或不能完全独立生存，只在另一生物的体表或体内才能生存并使后者受到危害，受到危害的生物称为宿主。成虫和有性繁殖阶段的宿主称为终宿主，幼虫和无性繁殖阶段的宿主称为中间宿主。寄生虫寄生于人及畜禽等宿主时，由于吸收宿主营养或阻塞管腔，穿破肠胃，在人畜器官组织内移行或寄生，破坏器官组织而危害人畜安全。寄生虫及其虫卵可直接污染食品，也可经含寄生虫的粪便污染水体和土壤等环境，再污染食品，人经口食入这种食品后发生食源性寄生虫病。

（一）囊尾蚴

囊尾蚴是绦虫的幼虫，寄生在宿主的横纹肌及结缔组织中，呈包囊状，故俗称"囊虫"。在动物体内寄生的囊尾蚴有多种，其中最常见的是猪囊尾蚴和牛囊尾蚴，被感染的猪肉俗称"米猪肉"和"痘猪肉"。人是猪肉绦虫和牛肉绦虫的唯一终宿主，猪是主要的中间宿主。人食用米猪肉后，囊尾蚴在肠道内发育为成虫并长期寄生在肠道内，引起人的绦虫病。人患绦虫病时出现食欲减退、体重减轻、慢性消化不良、腹痛、腹泻、贫血、消瘦等症状，患囊尾蚴时，如侵害皮肤，表现为皮下有囊尾蚴结节；侵入肌肉引起肌肉酸痛、僵硬；侵入眼中影响视力，严重的导致失明；侵入脑内出现精神错乱、幻听、语言障碍、头痛、呕吐、抽搐、瘫痪等神经症状，甚至突然死亡。目前尚无治疗囊尾蚴病的特效药物。感染者通过粪便排出猪肉绦虫或牛肉绦虫卵，污染饲料或饮水，分别使猪或牛感染囊尾蚴。预防囊尾蚴的措施包括：加强肉品卫生检验防止患囊尾蚴的猪肉或牛肉进入消费市场；消费者不应食用生的或未煮熟的肉；对切肉的刀具、案板、抹布等及时清洗，坚持生熟分开的原则，防止发生交叉污染；注意饮食卫生；生食的水果和蔬菜要清洗干净。

（二）旋毛虫

旋毛虫即旋毛形线虫，雌雄异体。成虫寄生在宿主的小肠内，幼虫主要寄生在动物的隔肌、舌肌和心肌，形成包囊，当人或动物吃了含幼虫包囊的肉品后，幼虫由囊内逸出并在肠道发育成虫，并产生大量新幼虫进入肠壁，随血液循环被带到宿主全身肌肉内。人感染旋毛虫病后会出现头晕、头痛、腹痛、腹泻、发烧等症状，轻者出现肌肉酸痛、眼睑和下肢浮肿，重者出现神经症状，呼吸、咀嚼及语言障碍、头昏眼花、局部麻痹。旋毛虫病是一种危害很大的动物源性人兽共患寄生虫病，人和几乎所有的哺乳动物，猪、犬、猫、鼠、野猪等均能感染。人感染旋毛虫是由于吃了生的或未煮熟的猪肉或野猪肉，少数也有食入其他肉类而感染。预防旋毛虫感染的措施包括：加强肉品卫生检验与监督管理，严禁未经检验的肉和旋毛虫病肉上市销售；在肉品加工中，食具、容器等用具应生熟分开，防止交叉污染，肉和肉制品应烧熟煮透，使肉品中心温度达70℃以上；改变饮食习惯，不吃生肉和半生肉。

（三）肝片形吸虫

肝片形吸虫是寄生于家畜肝脏、胆管中的一种寄生虫，人类也能受其感染。其成虫在胆管里生长并堵塞胆管，导致黄疸和胆管发炎，也可导致肝硬化。肝片形吸虫需要经过其生活史的一定阶段后才能侵袭人类，所以，只要对检出受该寄生虫侵袭的内脏器官进行适当处理，就可以预防其伤害消费者。如果发现畜类肝脏损害轻微，只要割除感染部分即可，其他部分不受限制食用；如果损害严重，整个肝脏都应该销毁。

（四）弓形虫

弓形虫即刚地弓形虫，又称弓浆虫、弓形体。猫、猪、牛、羊、兔、禽等多种动物都可感染，病畜的肉、乳、泪、唾液、尿液中均含有虫体。弓形虫病是一种人畜共患原虫病，人可因接触患病动物或生食患本病的肉类而感染，但这些都是中间宿主，由于弓形虫在猫肠内进行一段有性繁殖，所以猫是终宿主。猫是某些家庭喂养的宠物，有可能引起主人患病。除消化道感染外，也可经伤口和呼吸道、皮肤接触侵入机体，造成感染。人患弓形体病多见于胎盘感染，并进入胎儿血循环，可导致流产、早产和生出先天性畸形胎儿。成人发病者极少，一般表现为无症状。

（五）华枝睾吸虫

华枝睾吸虫引起华枝睾吸虫病，它是一种雌雄同体的吸虫。虫体长、扁平，呈乳白色半透明，成虫寄生在人、猪、猫、犬的胆管里。成虫在人体内可存活20~30年，第一中间宿主为淡水螺，第二中间宿主为淡水鱼或虾。人因食入含有华支睾吸虫囊蚴的生鱼或未煮熟的鱼虾而感染，感染后出现腹部膨胀疼痛、肝肿大、黄疸、腹泻和浮肿等症状，重者可引起腹水。胆道内成虫死亡后的碎片和虫卵，又可形成胆石的核心而引起胆石症。不良的饮食习惯、居民抓鱼后不洗手、食品用具和容器生熟不分、食用生鱼虾蟹等，均可引起华支睾吸虫感染。广东人因吃生鱼虾、生鱼粥或烫鱼片，华东地区部分居民喜食醉虾蟹而发病率较高。

五、有害昆虫对食品的污染及预防

昆虫在食品的生物性污染中也是重要的污染源之一。它们在自然界中广泛分布，种类很多，可携带有毒的病原微生物，传播疾病。食用昆虫的虫卵、尸体，或者活虫引起人体过敏。引起过敏的昆虫，包括蟑螂、蝶蛾、蚂蚁、苍蝇、蚊子等12个纲目的昆虫，它们均有报道会引起人体的过敏反应。

（一）苍蝇

防蝇是食品卫生中的老问题和普遍存在的问题，但并未引起人们足够的重视。蝇的种类繁多，家蝇、大头金蝇和山蝇是传播疾病的主要蝇类。

苍蝇属双翅目昆虫，其繁殖生长要经过卵、蛆、蛹、成蝇四个阶段。当气温与滋生环境适宜时，一般只要10d左右。苍蝇的嗅觉发达，喜欢在粪便及腐败变质的食物、病人排泄物、痰迹上爬来爬去，蝇常排屎滴，边吃边拉，加上它有一身的细毛，全身和肚子里能携带各种微生物。据化验，一只苍蝇的肚子里可带有1.6万~2.8万个细菌，全身尤其是腿毛上可带有550万~660万个细菌，在有些苍蝇的身上还有伤寒、痢疾杆菌和蛔虫卵。由于苍蝇叮爬食物时，有边吃、边吐、边排泄的习性，所以苍蝇是各种肠道传染病、寄生虫病的重要传播媒介。当人们吃了被污染的食物或使用被污染的食具时，就可发生肠道传染病或寄生虫病。预防苍蝇传染疾病，以环境治理为主；食品企业的生产车间，不能有苍蝇的足迹；饭菜等各种食品及洗净后的碗筷等食具，不要让苍蝇停留；要用纱橱存放或用纱罩盖好，防止被苍蝇污染。

（二）蟑螂

蟑螂是一种油亮、棕褐色、行动敏捷的杂食性昆虫。蟑螂的繁殖发育过程分卵、幼虫和成虫三个阶段。蟑螂是杂食性昆虫，有咀嚼口器，可取食各种食物和动物饲料，也吃垃圾、粪便、泔脚、痰液等，对糖和发酵食物尤为喜食。蟑螂的活动温度在15℃以上，24~32℃时最活跃，喜欢生活在温暖、潮湿而又有食物的地方，白天隐藏在家具或墙壁缝隙里，夜里爬出来活动。蟑螂的体表和肠道可携带多种致病菌和钩虫、蛔虫等寄生虫卵及多种病毒，如痢疾杆菌、副伤寒杆菌、沙门氏菌等，除能造成食品、食具污染外，还可以传播肠道传染病和寄生虫病。如果人吃了被蟑螂污染的食物，就有可能感染它们所传播的疾病，危害身体健康，甚至造成严重后果。因此食品企业应当改善生产、加工、贮存条件，减少缝隙沟槽，以便于经常清洗消毒，建立严格的清扫、洗刷、消毒制度，不给蟑螂提供生活栖息觅食的场所。

六、食品腐败变质及其预防措施

食品的腐败变质是指在以微生物为主的各种因素作用下，食品的色、香、味、形及营养成分发生了从量变到质变的变化，从而使食品质量下降，以致完全不能食用的过程。例如，肉、鱼、禽、蛋的腐败，粮食的霉变，蔬菜水果的溃烂等。由于食品性质、来源和加工处理不同, 引起食品腐败的微生物也各有差异。通常细菌、霉菌、酵母都能引起食品腐败, 以细菌和霉菌引起的食品腐败最为常见。

(一) 食品腐败变质的原因

食品腐败变质是以食品本身的组成和性质为基础, 在环境因素影响下, 主要由微生物的作用而引起, 是食品本身、环境因素和微生物三者互为条件、相互影响、综合作用的结果。

1. 食品本身的组成和性质

食品的营养成分构成、水分含量、pH 及渗透压等这些条件是微生物增殖的必要条件, 也是食品腐败变质的重要因素。此外, 动植物食品本身含有各种酶类, 在适宜的环境下酶有催化作用, 可促使食品成熟、增加食品风味, 如新鲜的肉和鱼的后熟, 粮食、蔬菜、水果的呼吸作用。这些作用如果不加控制, 继续发展下去, 可引起食品组成成分分解, 加速食品的腐败变质。

2. 环境因素

无论是食品自身的性质变化还是微生物引起的变化导致的食品的腐败变质都与环境条件密切相关, 主要有温度、湿度、紫外线和氧等。环境温度不仅可加速食品内的化学反应过程, 而且有利于微生物的生长繁殖。水分含量高的食品易于腐败变质。紫外线和空气中的氧均有加速食品组成物质氧化分解的作用, 对油脂的作用尤为显著。

3. 微生物的作用

在食品的腐败变质过程中起主要作用的是微生物, 包括细菌、霉菌和酵母菌, 由于各类食品的组成及所处环境条件各异, 导致其变质的微生物种类也不相同。但一般情况下细菌常比酵母菌、霉菌占优势。罐藏食品的变质, 大多由细菌造成, 如芽孢杆菌属。果汁的变质通常是由酵母菌生长繁殖引起的。各种霉菌都有可能引起食品的霉变。

(二) 食品腐败预防措施

防止食品腐败变质, 要进行食品保藏。食品保藏的基本原理是通过一定的手段、方法和技术, 有效地控制环境的温度、湿度、pH、渗透压, 使其不适于微生物的生长繁殖; 抑制、杀灭微生物; 抑制和破坏食品和食品原料组织中酶的活性, 以控制其腐败变质。常用的食品保藏方法如下:

1. 低温保藏法

低温保藏是最普通、最常见的方法。低温能够抑制微生物的生长发育、减缓食品在酶的作用下所发生的各种变化, 从而在一定时间内防止了食品腐败变质。但低温对微生物的杀灭较困难, 也没有使酶失去活性, 故食品一旦离开低温环境或低温环境中保藏时间太久, 品质仍会受到影响。低温保藏有冷藏和冻藏两种方法。

2. 高温保藏法

高温能杀灭食品中的微生物, 并且破坏酶活性, 故能防止食品腐败变质。高温保藏按采用的温度不同, 可分为高温灭菌法和巴氏消毒法。前者主要用于罐头和蒸煮袋等食品的灭菌，后者主要用于不耐高温或储存时间不长的食品，如鲜乳、熟啤酒等。但是经高温处理的食品，其营养成分容易被破坏，原有风味也有所改变。高温处理后的食品还要注意防止被重新污染，否则仍会腐败变质。

3. 脱水干燥保藏法

脱水干燥保藏法就是通过一定的干燥方法，降低食品水分含量，使微生物不能生长和繁殖、酶的活性降低，而达到长久储存目的的一种方法。通常将含水量在15%以下或水分活度在0~0.6的食品称为干燥、脱水和低水分含量食品。食品水分含量在25%~50%称为半干燥食品。食品脱水的方法主要有传统的日晒、晾晒风干、加热烘干，工业化生产中常使用冷冻干燥、喷雾干燥、滚筒薄膜干燥、蒸发干燥等。脱水干燥保藏的方法一般适用于蔬菜、山珍、海味等原料。

4. 腌渍和烟熏保藏法

腌渍和烟熏一方面是加工制作食品的方法，可增加各种食品的风味特色；另一方面又能起到较长时间保藏的目的。常见的方法有以下几种：①盐腌保藏法，利用在盐腌原料的过程中所产生的高渗透压使原料中的水分析出，同时使微生物细胞原生质水分渗出、蛋白质成分变性，从而杀死微生物或抑制其生活活动及抑制酶的活力，达到保藏原料的目的的方法；②糖渍保藏法，原理、方法同盐腌相似，就是把原料浸在糖溶液中，利用糖溶液的渗透压作用，抑制微生物的生长繁殖活动，以达到保藏原料的目的，如蜜饯、果脯、炼乳果酱的制作；③酸渍保藏法，利用食用酸如醋酸、柠檬酸和乳酸等来提高原料的氢离子浓度，抑制腐败菌生长繁殖的保藏原料的方法，这种方法适用于新鲜蔬菜，如酸黄瓜、酸白菜等；④酒渍保藏法，利用酒精所具有的杀菌能力而保藏食品原料的方法；⑤熏制保藏法，用烟熏烤加工食品的方法，如熏鸡、熏火腿等。

5. 气调保藏法

气调保藏法主要是降低氧、增加二氧化碳或氮气的含量使水果、蔬菜等的呼吸作用控制在最低限度，也可以减少氧对各种食品引起的生化和化学变化，配合以低温，保藏效果更好。主要用于水果、蔬菜、原粮、鲜蛋、鲜肉等食品。

6. 密封保藏法

密封保藏祛是将原料或食品严密封闭在一定的容器或包装袋中，使其和日光、空气隔绝，以防止原料或食品被污染和氧化的方法。这种保藏方法可以延长食品的保藏期，如罐装的蘑菇、冬笋、芦笋等。有些食品经过一定时间的封闭，还可使其风味更佳，如陈酒、酱菜等。

7. 辐射保藏法

用一定剂量的穿透力极强的放射性元素产生的射线照射食品，杀死食品中的微生物、害虫及虫卵，延缓组织新陈代谢，起到杀虫防毒、防止腐败的作用，从而增加食品的保藏时间、提高保存质量。辐射食品一般无毒、无害、安全，但会使色泽变暗，酶、维生素等受到破坏，食品成分之间相互影响等，故还有待于进一步研究解决。

8. 化学保藏法

化学保藏法是指使用化学防腐剂来抑制微生物的生长繁殖，达到防止和延缓食品腐败变质的目的。防腐剂既可以直接加入食品中，也可以只对食品进行表面处理。应注意针对不同食品正确使用食品防腐剂，严格按照国家食品安全标准规定执行。

9. 微波灭菌法

微波灭菌法是利用一定频率的电磁波照射食品，使食品整体快速升温，在极短时间内杀灭食品中可能存在的微生物，从而使食品的色、香、味和营养成分得到保存的方法。该法适合液体、粉体、固体物料的灭菌，且对固体、粉体物料具有干燥作用，如粮食、豆粉、调味料等。

综上所述，食品原料贮存的方法很多，但必须根据不同原料的性质和引起原料腐败变质的原因，选择适宜的贮存方法，有效地杀死或抑制微生物的生长及酶的活性，保持原料的营养素和良好的感官性状，才能达到原料贮存的目的。

任务三　食品化学性污染及其预防

食品化学性污染种类繁多而且复杂，危害大涉及范围广，做好污染预防和控制对于保证食品卫生安全和人民健康有着十分重要的意义。食品化学污染主要有以下几方面：来自生产生活和环境中的污染物，例如农药和兽药残留、工业污染；来自食品加工烹调过程中的 N-亚硝基化合物污染、多环芳烃化合物污染、杂环胺污染、二噁英污染、三氯丙醇等。

一、农药残留对食品的污染及预防

农药是指在食品、农产品或饲料的生产、储存、运输、流通和加工过程中用于对有害生物进行杀灭、抑制和驱除的人工合成或天然的物质。农药包括生物性农药和化学性农药。生物性农药的优点是特异性强，急性毒性小，使用安全，对环境污染程度轻，但其生产规模和应用范围较小。目前使用的农药大多数是化学性农药，按其化学组成及结构可分为有机氯类、有机磷类、氨基甲酸酯类、拟除虫菊酯类、有机汞类、有机砷类和有机硫类等多种类型。按用途可分为杀虫剂、杀菌剂、除草剂、杀鼠剂、杀线虫剂、杀鼠剂、植物生长调节剂等。其中使用最多的是杀虫剂、杀菌剂和除草剂三大类。

目前农药已经成为防治农作物虫害，去除杂草，确保农作物稳产、高产的重要手段，可以减少农作物的损失，提高产量，提高生产效益和增加食物供应。但是，农药的大量和广泛使用，使环境中农药残留大大增加，对环境和食品造成污染，对人体造成多方面的危害，此外还严重污染环境，造成生物多样性减少，生态平衡被破坏。

由于使用农药而在食品、农产品和动物饲料中出现的特定物质，包括农药本身的残留以及被认为具有毒理学意义的农药衍生物，如农药转化物、代谢物、反应产物和杂质的残留，统称为农药残留。食用含有残留农药的食品，大剂量可能引起急性中毒，低剂量长期摄入可能有致畸、致癌和致突变作用。

（一）农药污染食品的途径

1. 农作物施药后的农药残留造成的直接污染

施用农药后，可直接污染农作物，农药被植物组织吸收后转运至各个部分而造成农药残留。农药对作物污染的程度，取决于农药品种剂型及施用方法、施药浓度、施药时间和次数，以及农作物品种、土壤、气象、生长发育阶段及食用部分。有机氯和有机汞农药等稳定性农药，在环境和作物中不易分解，其分解产物有时也具有毒性效应，易于形成残留毒性。直接施用于作物表面，施用浓度越高、次数越多，施药距收获期越近，农药残留量也越高。

2. 食物链的传递和生物富集作用

生物体经食物链将其生存环境中低浓度的化学物质，通过摄食、吸收、转运和蓄积达到高浓度，称为生物富集。某些化学农药与酶和蛋白质的亲和力较强，不易被生物排出体外，易蓄积于体内并通过食物链逐级浓缩，最终由污染的食物而危害人体。如畜禽食用被农药污染的饲料后，其体内农药量远较饲料高，若不易排出体外，则蓄积于体内，造成了肉乳、蛋等食品的污染，并转移给食用者。位于食物链最顶端的人类，接触的污染物越多，其危害性也越大。

3. 农作物从污染的环境中吸收农药的间接污染

农药施用时，大部分都通过各种途径向环境扩散，降落到土壤中，在土壤中残留。土壤中的农药又可通过植物的根系吸收转运到作物内部，根系发达的农作物对农药的吸收率较高，农药施用后，大量农药进入土壤、水和空气等环境中，农作物通过植物的根系吸收土壤和灌溉水中的农药而造成污染。蔬菜类作物对农药的吸收量，以根菜类最多，其次为叶菜和果菜，如花生、胡萝卜、豌豆等就较茄子、洋葱、辣椒等吸收率高得多。作物种子含脂量越多，脂溶性农药的吸收量也越多。同一种作物，部位不同，吸收量也不同，其顺序依次为根、茎、叶、果。

4. 其他来源的污染

食品中农药残留的其他来源还包括：粮库内使用熏蒸剂等对粮食造成的污染；畜禽饲养场所及畜禽身上施用农药对动物性食品的污染；粮食和果蔬在储存、加工、运输、销售过程中喷洒农药以防虫、防霉、保鲜造成的污染；事故性污染，如将拌过农药的种子误当粮食吃，误将农药加入或掺入食品中，施用时用错品种或剂量而导致农药高残留等。

（二）食品中常见农药残留及毒性

1. 有机氯农药

有机氯农药是一类最早使用的高效广谱杀虫剂。过去普遍使用的六六六、滴滴涕等杀虫剂具有化学性质稳定、高毒性高亲脂性特点，易于在生物体内富集，在环境和食品中残留期长，我国已于1983年停止生产，1984年停止使用。有机氯农药化学性质相当稳定，不溶或微溶于水，易溶于多种有机溶剂，在环境中残留时间长，不易分解，并不断地迁移和循环，从而波及全球的每个角落，是一类重要的环境污染物。

有机氯农药具有高度选择性，多蓄积于动植物的脂肪或含脂肪多的组织，因此目前仍是食品中最重要的农药残留物质之一。有机氯农药多数属于中等毒或低毒，通过食物链进入体内后，急性中毒主要表现为神经毒作用，如震颤抽搐和瘫痪等。有机氯农药的慢性毒性主要侵害肝、肾和神经系统等，损害生殖系统，使胚胎发育受阻，导致孕妇流产、早产和死产。人中毒后出现四肢无力、头痛、头晕、食欲不振、抽搐、肌肉震颤、麻痹等症状。

2. 有机磷农药

有机磷农药是使用量最大的一类杀虫剂，常用产品有敌百虫、敌敌畏、乐果、马拉硫磷等。有机磷农药大部分是磷酸酯类或酰胺类化合物，多为油状，难溶于水，易溶于有机溶剂，在碱性溶液中易水解破坏。生物半衰期短，不易在农作物、动物和人体内蓄积。由于害虫和杂草普遍产生了抗药性，使有机磷农药的使用量越来越大，并且反复多次用于田间农作物，因此这类农药对食品的污染比有机氯农药更严重。

有机磷属于神经性毒剂，可通过消化道、呼吸道、皮肤或随食物进入体内，经血液和淋巴转运至全身组织，以肝脏最多，其次为肾脏、骨骼、肌肉和脑组织。人大量接触或摄入后可导致急性中毒，主要出现中枢神经系统功能紊乱症状。轻者有头痛、恶心、呕吐、胸闷、视力模糊等，中度中毒时有神经衰弱、失眠、肌肉震颤、运动障碍等症状，重者表现为肌肉抽搐、痉挛、昏迷、血压升高、呼吸困难，并能影响心脏功能，最后因呼吸麻痹而死亡。

3. 氨基甲酸酯类农药

氨基甲酸酯类属中等毒农药，目前使用量较大，主要用作杀虫剂。该类农药的特点是药效快，选择性高，对温血动物、鱼类和人的毒性较低，容易被土壤中的微生物分解，在体内不蓄积。不过，此类农药在弱酸条件下可与亚硝酸盐结合生成亚硝胺，有潜在致癌性。

4. 拟除虫菊酯类农药

拟除虫菊酯类农药属于高效、低毒、低残留类农药，可用作杀虫剂和杀螨剂，在环境中的降解以光解为主，其次是水解和氧化反应。不仅常用于蔬菜、水果、粮食、棉花和烟草等农作物，也是家庭卫生灭虫的常用药剂。此类农药脂溶性较高，可以在植物表皮蜡质上滞留，挥发性低，半减期为14d。由于施用量小残留低，一般慢性中毒少见，急性中毒多由于误服或生产性接触所致。

（三）控制食品中农药残留的措施

1. 合理使用农药

农药种类选用要适当，尽量使用对虫害毒力强而对人畜毒性低的品种，剧毒农药严禁在蔬菜水果上使用；严格控制用量，根据虫害的危害程度及作物品种决定用药量；注意用药间隔周期，施药后间隔一定时间后方可收获，特别是严禁蔬菜水果上市前施用农药；健全农药管理使用操作制度，防止由于工作失误而导致农药污染食品对人体造成危害。

2. 进行合理的加工、烹调以减低农药残留量

食品的加工烹调可以不同程度地去除部分残留农药，这对于控制农药残留毒性有一定的实际意义。食物外表残留的农药可以用洗涤的方法部分地清除；水果和某些蔬菜去皮可以除去食物表面的农药，如梨和苹果削皮可以去除大部分的六六六、有机磷农药乐果和几乎全部的滴滴涕；加热对有机氯农药的效果较差，对某些遇热不稳定的农药有一定效果，如菠菜水煮7min，可破坏其中的马拉硫磷。

二、兽药残留对食品的污染及预防

兽药是指用于预防、治疗、诊断畜禽等动物疾病或者有目的地调节动物生理功能的物质（含饲料药物添加剂）。在降低发病率与死亡率、促进生产、提高饲料利用率和改善产品品质方面，兽药起到了十分显著的作用，已成为现代畜牧业不可缺少的物质。常见的兽药有抗生素类、磺胺药类、呋喃药类、激素药类和抗寄生虫药类。

兽药残留是指动物产品的任何可食部分所含兽药的母体化合物及（或）其代谢物，以及与兽药有关的杂质。兽药残留既包括原药，也包括药物在动物体内的代谢产物和兽药生产中所伴生的杂质。随着畜牧业和养殖业的迅速发展，药物添加剂的使用范围及用量不断增加，在提高了动物产品产量的同时，也带来了肉、乳、蛋及水产品、蜂产品的兽药残留，尤其是不遵守停药期规定、超量使用或滥用各种药物常导致动物产品中兽药残留量超标。

（一）兽药污染食品的主要途径

1. 预防和治疗畜禽疾病用药

在预防或治疗畜禽疾病的过程中，通过口服、注射、局部用药等方法可使药物残留于动物体内而污染食品。

2. 饲料添加剂中兽药的使用

为了治疗动物的某些疾病，在饲料中常添加一些药物，还可促进畜禽的生长。当这些药物以小剂量拌在饲料中，长时间地喂养动物时，药物便残留在动物体内，从而引起肉、乳、蛋等动物性食品的污染。

3. 食品保鲜中引入药物

为保鲜食品，加入某些抗生素等药物以抑制微生物的生长、繁殖，但这样会不同程度地造成对食品的药物污染。

（二）食品中常见兽药残留的危害

1. 抗生素类

抗生素是由细菌、放线菌、真菌等微生物经过培养后得到的产物，或用化学半合成方式获得的类似物，对细菌、真菌、病毒、立克次体、支原体和衣原体等微生物均有一定的抑制生长和杀灭作用。通常可分为两类：治疗动物临床疾病的抗生素；用于预防和治疗亚临床疾病的抗生素，即作为饲料添加剂低水平连续饲喂的抗生素。抗生素广泛应用于畜禽饲料添加剂以及畜禽疾病的预防和治疗中。例如，使用抗生素治疗奶牛乳腺炎，引起牛奶中抗生素的残留。抗生素类药物残留可引起人体肠道内菌群失调、耐药性及过敏反应等。

2. 驱寄生虫剂

在畜牧业特别是在大型集约化养殖场中，驱寄生虫剂作为畜禽保健药是饲料添加剂或饮水中必不可少的重要成分，用于防治畜禽寄生虫的感染和侵袭，达到促进动物生长、提高饲料效率的目的。常用的药物包括苯并咪唑类、吩噻嗪、哌嗪等。

3. 激素与催肥类饲料添加剂

激素药是一类用于刺激畜禽生长、提高畜禽增重速率、改善饲料转化效率、增进畜禽健康、提高养殖经济效益的非营养性饲料添加剂。食品中的激素残留和抗生素残留一样，可能引发较大的健康危害，其中以性激素和甲状腺素类危害最大，其引起的不良健康效应主要是内分泌干扰作用，可能带给人体出生缺陷、性早熟、生长发育障碍、内分泌肿瘤等各种不良后果。

此外，β-肾上腺素能受体兴奋剂类药物又称为 β 受体兴奋剂、瘦肉精，是一类具有促生长作用的药物。因其具有加强脂肪分解、促进蛋白质合成提高胴体瘦肉率、加快动物生长等作用而被不法商贩用于饲料添加物。国家明确规定动物饲料中不允许添加上述瘦肉精及其替代物。我国曾出现多起因食用被瘦肉精污染的动物性食物而发生的急性中毒事件，临床症状主要心动过速、心悸、肌肉震颤、强直性阵挛性抽搐等。

(三) 控制食品中兽药残留的措施

1. 加强药物的合理使用规范

严格执行我国的《兽药管理办法》，尽可能少用药或不用药，尽量使用高效低毒的兽药。

2. 严格执行休药期

抗生素在停止用药后一段时间（多数在 3~6d）就可以从体内消失，执行兽药在屠宰前或挤奶前的休药期至关重要。

3. 加强监督检测力度

兽药残留对人体的潜在危害是非常严重的，应加强食品安全执法部门对饲料和动物性食品的监督和检查，监测食品兽药最大残留限量，以确保消费者的利益。

三、有害金属对食品的污染及预防

食品中有害金属和非金属的污染主要来源就是工业生产中的废水、废气、废渣（简称"三废"）不经处理随便排放。"三废"中含有大量的汞、镉、砷、铅、镍、锑、锡、钴、铬、氟和硒等，可使水源和土壤遭到严重污染。通过灌溉、养殖和栽培，有害污染物经动、植物的吸收、富集，进入食物链，使鱼虾等水产品和粮食以及其他农副产品等受到严重污染。

（一）食品中有害金属危害人体的特点

摄入被有害金属污染的食品对人体可产生多方面的危害，其危害共同特点：

（1）进入人体后排出缓慢，生物半衰期较长，具有强蓄积性。

（2）通过食物链的生物富集作用而在生物体及人体内达到很高的浓度。如鱼、虾等水产品中，汞和镉等金属毒物的含量可能高达环境浓度的数百倍甚至数千倍。

（3）有毒有害金属污染食品对人体造成的危害常以慢性中毒和远期效应为主，如致畸、致癌、致突变作用。

（二）主要有害金属污染及毒性

1. 铅（Pb）

铅在环境中分布很广，铅可以通过冶炼、印刷、塑料、橡胶等工业"三废"污染农作物；也可以通过含铅的劣质陶瓷、生产设备、容器管道等来污染食品；汽车尾气中的铅扩散到农田也是铅污染的一个重要途径。铅对人体的毒性主要表现为神经系统、造血器官和肾脏等发生病变。症状为食欲不振、口有金属味、失眠、头昏、头痛、腹痛、腹泻或便秘、贫血等，过量的铅可造成儿童智力发育迟、癫痫、脑瘫痪和视神经萎缩等永久性后遗症。

2. 砷（As）

食品中砷污染的来源主要是工业"三废"的污染及农业上大量使用含砷农药，它们直接污染了大气、水、土壤，从而被动植物摄取、吸收，并在体内累积，产生生物蓄积效应。此外，在食品加工、贮运和销售过程中使用和接触的容器、包装材料以及因工艺需要加入的食品添加剂，也可造成砷对食品的污染。食品中砷的毒性与其存在的形式和价态有关。三价砷的毒性大于五价砷，无机砷的毒性大于有机砷，砷的氧化物和盐类毒性大。砷可以通过食物和饮水摄入、呼吸道吸入、皮肤接触和饮食等途径进入人体。慢性砷中毒表现为眩晕、食欲不振、呕吐、皮膜黏膜病变和多发性神经炎，严重时可导致中毒性肝炎、心肌麻痹。近年来还发现，与含砷物质经常接触的工人，皮肤癌和肺癌的发病率高于其他行业。

3. 汞（Hg）

进入人体的汞主要来自被污染的食品，被污染的鱼虾贝类更是人体食物中汞的主要来源；用含汞废水灌溉农田，农作物可以从中吸收汞并蓄积；畜禽食用含汞的饲料，又造成在肉、蛋、乳中含有汞。微量汞在正常人体内一般不致引起危害，进入体内的汞可以从尿、粪便、汗液中排出体外，而且基本保持平衡。无机汞的吸收率低，故毒性较小，而有机汞则毒性较大，尤其是甲基汞对人体的危害程度更甚。环境中的微生物群可以使毒性低的无机物转变成毒性高的甲基汞。甲基汞可分布于全身组织中，中毒的主要症状初为肢体末端和口唇周围麻木有刺痛感，出现手部动作、知觉视力等障碍，但主要作用部位是肝脏和肾，还可通过血液屏障进入脑组织，通过胎盘进入胎儿体内，引起胎儿先天性畸形。

4. 镉（Cd）

食品中镉主要来源于冶炼、化学工业、冶金业、电器电镀工业、陶瓷、印刷工业中等排出的"三废"。鱼类及其他水生生物生活在含镉工业废水中，其含镉量可增大到450倍；用含镉污水灌溉农作物也可使镉含量明显增加；有镀层的或合金材料制成的食品容器也可能释放出镉。镉中毒可造成肾功能损害、支气管炎以及高血压、贫血等病症。严重的可患"痛痛病"。患者以疼痛为主，初期腰背疼痛，以后逐渐扩展及全身，患者骨质疏松，极易骨折，往往轻微活动即可引起骨折。

（三）预防有害金属污染食品的措施

（1）消除污染源。

（2）制定各类食品中有毒有害金属的最高允许限量标准，并加强经常性的监督检测工作。

（3）妥善保管有毒有害金属及其化合物，防止误食误用或人为污染食品。

（4）对已污染的食品应根据污染物种类、来源、毒性大小、污染方式、程度和范围、受污染食品的种类和数量等不同情况作不同处理。处理原则是在确保使用安全性的基础上尽可能减少损失。

四、食品生产与加工过程中形成有害物质的污染及预防

在食品生产、加工过程中，不适当的加工方法或工艺如油炸、烧烤、腌制等都可产生某些有害物质，它们具有致癌、致畸、致突变的作用，如多环芳烃、杂环胺、丙烯酰胺、氯丙醇及亚硝基化合物等。

（一）N-亚硝基化合物的污染及其预防

N-亚硝基化合物是对动物具有较强致癌作用的一类化学物质，已研究的有300多种亚硝基化合物，其中90%具有致癌性。根据分子结构不同N-亚硝基化合物可分为N-亚硝胺和N-亚硝酰胺。N-亚硝胺化学性质比N-亚硝酰胺稳定，不易水解，在中性及碱性环境较稳定，在酸性条件及紫外线照射下可缓慢分解；N-亚硝酰胺化学性质活泼，在酸性和碱性条件下均不稳定。

1. 来源

N-亚硝基化合物是由其前体物在一定条件下合成的。形成N-亚硝基化合物的前体物包括N-亚硝化剂和可亚硝化的含氮化合物，前者包括硝酸盐、亚硝酸盐及其他氮氧化物；后者主要为胺、氨基酸、多肽、脲、脲烷、胍啶、酰胺等。

N-亚硝基化合物主要来源于蔬菜、肉制品和发酵制品，尤其是腌制和高温加热的食品。一般蔬菜中的硝酸盐含量较高，而亚硝酸盐含量较低。但在保存（如腌制的蔬菜）或处理不当时（如不新鲜或腐烂的蔬菜），会导致亚硝酸盐含量显著增加；动物性食品中含有丰富的蛋白质、脂肪和少量胺类物质，在煎炸、腌制、烘烤、烟熏等加工过程中，可产生较多的亚硝基化合物，如腌制和熏制的咸鱼、海米、虾皮、火腿、腊肉等；腐烂变质的鱼、肉类，也可产生大量胺类，并可与食品中的亚酸盐反应生成亚硝胺；在肉、鱼制品加工中常用硝酸盐或亚硝酸盐作为防腐剂和护色剂，以达到防腐和保持腌制品色泽的作用，但往往会生成亚硝胺和亚硝酰胺，目前尚无更好的替代品，故仍允许限量使用亚硝酸盐。

另外，胺类也是化妆品、药物、农药和一些化工产品的原材料（如大量的二级胺用于药物和工业原料）。

2. 毒性

N-亚硝基化合物是一类对健康有很大危害的化学物，主要是其急性毒性、致癌性、致畸作用、致突变作用，其中亚硝酰胺是直接致癌物，亚硝胺为间接致癌物。90%以上的亚硝基化合物对人和动物有不同程度的致癌作用，能诱发胃癌、食道痛、肝癌等多种疾病，并且尚未发现任何一种动物对 N-亚硝基化合物的致癌作用有抵抗力。

3. 预防措施

为防止亚硝基化合物对人体的危害，应从食品生产加工、储存和抑制体内合成等方面采取措施，具体有：

（1）防止食物霉变以及被其他微生物污染。这是降低食物中亚硝基化合物最主要的方法。因此，在食品加工时，应保证食品新鲜，防止食品被微生物污染。

（2）控制食品加工中硝酸盐和亚硝酸盐的用量。在加工工艺可行的前提下，尽量采用亚硝酸盐、硝酸盐的替代品。

（3）采用亚硝基化反应阻断剂。亚硝基化作用过程可被许多化合物与环境条件所抑制，如维生素 C、维生素 E、黄酮类和酚类化合物等能够抑制体内 N-亚硝基化合物的生成。因此应多食用富含维生素 C、维生素 E、多酚类物质的各类新鲜蔬菜、水果、茶叶、鲜葱蒜等。

（4）采用健康的食品加工方法和烹调方法。少用腌制、油炸、烟熏、烘烤等食品加工方式，以减少亚硝化反应各类前体物的生成。

（5）施用钼肥。钼肥可以增加植物对氮肥的利用率，因此有利于降低植物中硝酸盐和亚硝酸盐含量，如白萝卜和大白菜等施用钼肥后，亚硝酸盐含量平均降低 1/4 以上。

（二）苯并芘的污染及预防

苯并芘是多环芳香烃类化合物，具有强致癌性。溶于苯、甲苯和二甲苯，稍溶于甲醇和乙醇，在碱性条件下加热稳定，在酸性条件下不稳定，可被活性炭吸附。

1. 来源

苯并芘主要是由各种有机物不完全燃烧而来的。如食品在烘烤或熏制时直接受到污染；食品成分在烹调加工时发生高温裂解或热聚反应，这是食品中苯并芘的主要来源；直接从环境中受到污染，如大气飘尘、柏油路上晒粮食以及使用不良包装材料均可污染食品；植物直接从土壤、水中吸取；微生物、植物体内微量合成等。

2. 毒性

苯并芘可以通过皮肤、呼吸道及被污染的食品等途径进入人体，在肠道内被很快吸收，进入血液循环后很快分布于全身。苯并芘主要导致胃癌的发生。

3. 预防措施

（1）加强环境治理。控制煤炭、石油、生物材料、垃圾的燃烧，以降低环境中苯并芘的本底值。

（2）改进食品加工烹调方法。避免高温加工烹调食品，少采用油炸、烟熏、烘烤、煎炸等烹调方式，以降低苯并芘的形成。

（3）食品加工、贮藏、运输、销售过程中防止污染。如不在柏油路上晾晒粮食以减少沥青污染，食品生产过程中防止润滑油污染食品等。

（4）去毒。用吸附法可去除食品中部分装苯并芘，如用活性炭从油脂中去除苯并芘，此外用日光和紫外线照射食品也能降低苯并芘含量。

（三）杂环胺类化合物的污染及预防

杂环胺类化合物（HCA）是烹调和热加工高蛋白质食物时，由蛋白质和氨基酸热裂解产生的一类杂环芳烃类化合物，包括氨基咪唑氮杂芳烃（AIAs）和氨基咔啉两类。其中ALAs经体内代谢活化可转化为 N-羟基化合物，具有强致癌性和致突变活性，其致突变性的强度远远高于多环芳烃和黄曲霉毒素。

1. 来源

食品中的杂环胺类化合物主要产生于高温烹调加工过程，尤其是蛋白质含量丰富的鱼、肉类食品在高温烘烤、煎炸过程中更易产生。食品中杂环胺形成主要受烹调方式和温度、烹调时间、食物成分等因素的影响。加热温度是杂环胺形成的重要影响因素，当温度从200℃升到300℃时，杂环胺的生成量可增加5倍。烹调时间对杂环胺的生成也有一定影响，在200℃油炸温度时，杂环胺主要在前5min形成。食品中的水分是杂环胺形成的抑制因素，因此当长时间高温加热食物时，水分含量越少，食品中产生的杂环胺越多。故烧烤、煎炸烹调加工，由于食物水分很快丧失且温度较高，产生杂环胺的数量远远大于炖、焖、煨、煮及微波炉烹调等烹调方法。

2. 毒性

杂环胺类化合物可诱发小鼠肝脏肿瘤，也可诱发肺、前胃和造血系统的肿瘤，大鼠可发生肝、肠道、乳腺等器官的肿瘤，如可诱发雄性大鼠肠道肿瘤、雌性大鼠乳腺肿瘤、小鼠淋巴腺肿瘤等。

3. 预防措施

（1）选择科学的烹调方式。少用烧、烤、煎、炸的烹调方式，多用炖、焖、煨、煮及微波炉烹调等烹调方式。不要使烹调温度过高，特别是不要烧焦食物。高蛋白质食品采用较低温度、相对较长时间的烹调方式，这样形成的HCA较少。

（2）增加蔬菜、水果的摄入量。膳食纤维有吸附HCA并降低其活性的作用，蔬菜水果中的某些其他成分有助于抑制HCA的致突变性和致癌性。

（3）去毒。次氯酸、过氧化酶等处理可使HCA失活，亚油酸可降低其诱变性。

任务四　食品物理性污染及其预防

食品的物理性污染是指食品中非正常性出现，可能给食用者造成伤害或影响食品应有的感官性状，引起心理反感的物体或异物所造成的污染。物理污染的来源复杂，种类繁多，包括原料、水、原料处理设备、食物加工和服务器具、餐饮场所中的建筑装饰材料和生产服务人员本身。污染物可能是偶然混入的，也可能是故意加入的，如掺杂使假、故意破坏。污染物大多肉眼可见，容易引起消费者和经营者的纠纷，所以食品物理性污染物的检测是餐饮企业卫生管理的重要内容。

一、物理性污染物的分类

食品的物理性污染物来源复杂，品种繁多。食品的物理性污染通常指食品生产加工过程中的杂质超过规定的含量，或食品吸附吸收外来的放射性核素所引起的食品质量安全问题。根据污染物的性质将物理污染分为两类，即食品的杂物污染和食品的放射性污染。其中，一些物理性污染物可能并不威胁消费者健康，但却严重影响了食品应有的感官性状和营养价值，无法确保食品应有的质量。

食品的物理性污染存在偶然性。物理性污染物纷繁复杂以致食品标准无法包括全部的物理性污染物，从而给食品物理性污染的预防及卫生管理带来诸多困难。近年来，食品的物理性污染事件增多，食品的物理性污染物已经成为威胁人类健康的重要污染物之一。

二、食品杂物污染及预防

（一）污染物的来源

食品在生产、销售和贮存过程中可能受到杂物的污染，主要途径包括：

1. 生产时的污染

例如，动物在宰杀时，血污、毛发及粪便对畜肉造成污染；粮食收割时混入草籽；生产车间密闭不好，导致异物进入，食品受到灰尘或烟尘的污染；食品加工过程中设备陈旧或故障引起加工管道中金属颗粒或碎屑对食品的污染。

2. 食品储存过程中的污染

例如，食品原料和成品中的苍蝇、蟑螂等昆虫的尸体和鼠、雀的毛发、粪便等对食品的污染；食品包装容器和材料的污染；大型酒池、水池、油池和回收饮料瓶中的杂物污染。

3. 食品运输和传送过程中的污染

例如，运输车辆、装运工具、不清洁铺垫物和遮盖物对食品的污染。

4. 意外污染

例如，食品生产经营人员的戒指、头饰、毛发、指甲、烟头、废纸等个人物品和杂物的污染；抹布、布头、线头等打扫卫生用品的污染。

5. 食品的掺杂使假

食品掺杂掺假是一种人为的故意向食品中加入杂物的过程，其掺杂的目的是非法获得更大利润。近年来由于这种因素而引发的食品安全问题较多，掺杂掺假所涉及的食品种类繁多，如粮食中掺入沙石、肉中和螃蟹体注入水、奶粉中加入大量的糖。

（二）食品杂物污染的预防措施

（1）加强食品生产、储存、运输、销售过程的监督管理，把住产品的质量关，执行良好的生产规范。

（2）通过改进加工工艺设备和检验设备，清除食物中各类杂物，如筛选、磁选和风选去石，清除有毒的杂草、泥砂及石灰等异物，定期清洗专用池、槽，做好防尘、防蝇、防鼠、防虫工作。尽量采用食品小包装。

（3）制定食品卫生标准并严格执行，严厉打击食品中掺杂掺假行为。

三、食品的放射性污染及预防

（一）食品放射性污染的来源及危害

放射性污染是指具有放射性的物质对食品的污染，主要来自对放射性物质的开采和冶炼，核废物、和平时期的意外核爆炸或核泄漏事故所释放的放射性核元素等。食品中的放射性物质有来自地壳中的放射性物质，也有来自核武器试验或利用放射能所产生的放射性物质，即人为的放射性污染。

1. 食品中的天然放射性核元素

由于生物体与其生存的环境之间存在物质交换过程，因此绝大多数的动植物性食品中都含有微量的天然放射性物质。由于环境的放射性本底值不同，动物、植物以及个体组织对放射性物质的亲和力有较大差异，因此不同食品中的天然放射性本底值可能有较大差异。

2. 环境中人为的放射性核元素污染及其向食品的转移

工业生产、科研和医疗单位使用人工放射性同位素；核试验产生的放射性物质；和平时期利用原子能过程中产生的核废料，因处理和排放不当造成对环境的污染；意外核事故造成的严重核燃料泄漏等，这些都可能造成环境污染并通过食物链向食品转移和富集。

环境中放射性核元素可通过食物链各个环节向食品转移污染食品。其转移途径有：向水生生物体的转移；向植物体内转移；向动物和人体内转移。放射性核元素进入水体后，可随着生物体表逐渐向内渗透，或直接进入水生植物体内，或被鱼及水生动物直接吸收；放射性核元素进入植物的途径是通过沉降物、雨水和污水将放射性核元素带到植物表面，并渗入植物组织直接污染，植物根系也可以从土壤中吸收放射性核元素；放射性核元素通过牧草、饲料、饮水等途径进入畜禽体内，储存于组织器官中。放射性核元素进入人体的量取决于在食品中的含量，也和烹调方法有关系。据调查，乳制品放射性核元素最多，其次是蔬菜、水果、谷类和面食制品。

食品放射性污染对人体的危害主要是由于摄入污染食品后放射性物质对人体内各种组织、器官和细胞产生的低剂量长期内照射效应。主要表现为对免疫系统、生殖系统的损伤和致癌、致畸、致突变作用。放射性损伤有急性损伤和慢性损伤。如果人在短时间内受到大剂量的 X 射线、γ 射线和中子的全身照射，就会产生急性损伤，轻者有脱毛、感染等症状。当剂量更大时，出现腹泻、呕吐等肠胃损伤。在极高的剂量照射下，发生中枢神经损伤直至死亡。放射照射后的慢性损伤会导致人群白血病和各种癌症的发病率增加。

(二) 食品放射性污染的预防措施

预防食品放射性污染的主要措施应以加强监测为主。一方面要防止食品受到放射性物质的污染，另一方面要防止已经污染的食品进入人体。主要措施包括：控制放射性污染源；在使用放射性物质时，应严格遵守操作规程，禁止任何能够引起食品如包装产生放射性的照射；经常性的卫生监督；严格执行国家食品安全标准，把食品放射性核元素污染量控制在有限浓度范围之内。

任务五　食品加工过程中的卫生与管理

一、食品添加剂的卫生与管理

(一) 食品添加剂概述

1. 定义

由于食品工业的快速发展，食品添加剂已经成为现代食品工业的重要组成部分，并且已经成为食品工业技术进步和科技创新的重要推动力。在食品添加剂的使用中，除保证其发挥应有的功能和作用外，最重要的是应保证食品的安全卫生。为了规范食品添加剂的使用、保障食品添加剂使用的安全性，国家卫生和计划生育委员会根据《中华人民共和国食品安全法》的有关规定，制定颁布了 GB 2760《食品安全国家标准　食品添加剂使用标准》。标准中定义："食品添加剂是为改善食品品质和色、香、味，以及为防腐、保鲜和加工工艺的需要而加入食品中的人工合成或者天然物质。食品用香料、胶基糖果中基础剂物质、食品工业用加工助剂也包括在内。"该标准规定了食品中允许使用的添加剂品种，并详细规定了使用范围、使用量。

2. 分类

(1) 按来源分类。国际上通常把食品添加剂分成三大类，一是天然提取物；二是用发酵等方法制取的物质，如柠檬酸等，它们有的虽是化学法合成的，但其结构和天然化合物结构相同；三是纯化学合成物，如苯甲酸钠。目前使用的大多均属于化学合成食品添加剂。

(2) 按功能作用分类。可分为以下 23 类：抗氧化剂、增稠剂、防腐剂、酸度调节剂、膨松剂、稳定和凝固剂、着色剂、护色剂、乳化剂、水分保持剂、漂白剂、酶制剂、增味剂、抗结剂、消泡剂、胶姆糖基础剂、面粉处理剂、被膜剂、营养强化剂、甜味剂、食品工业用加工助剂、食用香料及其他。

（3）按安全性评价分类。食品添加剂法规委员会（CCFA）在食品添加剂联合专家委员会（JECFA）讨论的基础上，将其分为 A、B、C 三类，每类又分为两种。

A 类是 JECFA 已经制定 ADI（每日允许摄入量）和暂定 ADI 者：A1 类是 JECFA 评价认为毒理学资料清楚，已经制定出 ADI 值或认为毒性有限，无须制定 ADI 者；A2 类是 JECFA 已经暂定 ADI 值，但毒理学资料不够完善，暂时许可用于食品者。

B 类是 JECFA 曾经进行过安全评价，但未建立 ADI 值，或未进行过安全评价者：其中 B1 类是 JECFA 曾经进行过安全评价，因毒理学资料不足未制定 ADI 者；B2 类是 JECFA 未进行过安全评价者。

C 类是 JECFA 认为在食品中使用不安全或应严格限制作为某些食品的特殊用途者：其中 C1 类 JECFA 根据毒理学资料认为在食品中使用不安全者；C2 类是 JECFA 认为应该严格限制在某些食品中作特殊应用者。

分类的主要目的是便于按食品加工的要求快速查找出所需添加剂。因此，在食品添加剂的各类方法中，按功能用途分类方法最具有实用价值。

3. 食品添加剂的作用

食品添加剂在食品中主要有以下几方面的作用：
（1）改善和提高食品色、香、味及口感等感官指标；
（2）保持和提高食品的营养价值；
（3）有利于食品保藏和运输，延长食品的保质期；
（4）增加食品的花色品种；
（5）有利于食品加工操作；
（6）满足不同人群的需要；
（7）提高经济效益和社会效益。

4. 食品添加剂的使用原则

食品企业应正确使用食品添加剂，遵循以下原则：
（1）不应对人体产生任何健康危害。
（2）不应掩盖食品腐败变质。
（3）不应掩盖食品本身或加工过程中的质量缺陷或以掺杂、掺假、伪造为目的而使用食品添加剂。
（4）不应降低食品本身的营养价值。
（5）在达到预期效果的前提下尽可能降低在食品中的使用量。
（6）在下列情况下可使用食品添加剂：保持或提高食品本身的营养价值；作为某些特殊膳食用食品的必要配料或成分；提高食品的质量和稳定性，改进其感官特性；便于食品的生产、加工、包装、运输或者贮藏。

（7）按照本标准使用的食品添加剂应当符合相应的质量规格要求。

（8）在下列情况下食品添加剂可以通过食品配料（含食品添加剂）带入食品中：根据本标准，食品配料中允许使用该食品添加剂；食品配料中该添加剂的用量不应超过允许的最大使用量；应在正常生产工艺条件下使用这些配料，并且食品中该添加剂的含量不应超过由配料带入的水平；由配料带入食品中的该添加剂的含量应明显低于直接将其添加到该食品中通常所需要的水平。

（9）当某食品配料作为特定终产品的原料时，批准用于上述特定终产品的添加剂允许添加到这些食品配料中，同时该添加剂在终产品中的量应符合本标准的要求。在所述特定食品配料的标签上应明确标示该食品配料用于上述特定食品的生产。

（二）滥用食品添加剂的问题、危害及防治措施

目前在我国，食品添加剂不仅广泛应用于食品工业，而且也是餐饮业使用的重要的烹饪配料。然而，随着诚信和道德缺失、法律意识淡薄以及市场竞争的日趋激烈，一些食品和餐饮企业为了降低生产成本，不按有关规定滥用食品添加剂的现象时有发生，这无疑给食品安全带来了隐患。

1. 食品添加剂使用主要存在的问题

食品生产加工中某些生产经营者为了降低成本，提高食品的感官性状，延长食品的保质期，滥用食品添加剂现象比较普遍，主要表现为：

（1）使用国家不允许使用的品种。某些生产者利欲熏心，使用非食品级的各种添加剂，给食品安全造成了严重威胁。例如，在某些食品中添加苏丹红、酸性橙等人工合成致癌性化工染料；在奶粉中使用三聚氰胺增加蛋白质含量。

（2）不按国家规定的使用范围和使用量，超范围、超剂量使用。例如，给大米着色素、加香料；油条和麻花过量使用膨松剂而造成铝含量超标；肉制品超量使用苯甲酸防腐剂；违规超量使用糖精、色素、香精。

（3）为掩盖食品质量问题而使用食品添加剂。例如，使用没有成熟的桃子、杏子为原料，用山梨酸钾浸泡后，再用着色剂染色做成罐头；用着色剂、护色剂掩盖已变质有异味的鱼、肉制品；一些不法商贩使用工业石蜡对瓜子、陈米进行抛光。

（4）国家规定必须使用食品级的食品添加剂，但部分食品生产单位为降低成本，使用工业级产品。例如，在豆腐中用工业石膏代替食品级石膏使用；在面制品中添加廉价工业用碳酸氢钠，导致铅和砷含量严重超标。

（5）不注明标志，误导消费者。食品生产单位明明在产品中使用了食品添加剂，却在产品标志上标注"不含任何添加剂""不含防腐剂"等词，误导消费者。

2. 滥用食品添加剂的危害

滥用食品添加剂或使用不符合卫生标准的食品添加剂和非食品用的化工产品将会产生以下危害：

（1）过敏反应。一些食品添加剂可能引起某些人免疫系统的过敏反应或化学物质过敏症，例如，黄色4号焦油色素、安息香酸，以及其他一些漂白剂、防腐剂、染色剂都很容易引发荨麻疹、哮喘以及过敏性皮炎等病症，柠檬黄等可引起支气管哮喘、血管性浮肿等症状。

（2）急、慢性中毒。食品中滥用有害添加剂可能造成急性或慢性中毒，如我国有腌肉制品添加过量硝酸盐、亚硝酸盐引起食物中毒的报道，作为抗氧化剂的丁基羟基茴香醚可在体内蓄积，对机体可能造成的潜在性危害。

（3）致癌作用。食品添加剂还与癌症有关，某些人工甜味剂、色素、发色剂等经动物试验证实有致癌作用。如奶油黄色素可诱发大鼠肝癌，甜味剂糖精能引起动物肿瘤，发色剂亚硝酸钠与肉、鱼等食品中的胺类发生反应，形成有强致癌作用的亚硝基化合物。

（4）蓄积作用。食品添加剂摄入过量就会在人体内产生蓄积，到一定程度会引起机体多种慢性疾病甚至癌症。如长期摄取三聚氰胺可能造成生殖能力损害、膀胱或肾结石、膀胱癌等，一些添加剂还有可能成为环境荷尔蒙，长期积累会引起人体内分泌失调，影响人体的生殖能力。

3. 滥用食品添加剂的防治措施

（1）政府卫生管理部门应加强食品添加剂的审批、生产、使用和监督等方面的管理工作，对于违法者实施重罚；完善我国食品添加剂管理的法律法规，构建较为完善的食品安全法律体系。

（2）引导食品企业严格落实主体责任，企业始终是食品安全的"第一责任人"，做到企业讲诚信、行业要自律，强化企业的食品安全和卫生意识，从源头杜绝和减少污染。

（3）加强基础设施建设，加快提高质监部门检验检测能力。要保障消费者的健康，保持社会稳定，在国家食品安全应急体系中，技术支撑能力必须予以优先考虑，继续加大检验设备投入，加强检验人员培训，不断提升检验能力和水平，以满足飞速发展的科学技术要求。

二、食品加工设备和容器、包装材料的卫生与管理

食品容器、包装材料是指所有接触食品的材料，包括包装、盛放食品用的纸、竹木、金属、陶瓷与搪瓷、塑料、玻璃、橡胶、化学纤维、复合材料等制品和接触食品的涂料。食品用工具设备是指食品在生产经营过程中接触食品的机械、管道、传送带、容器、用具、餐具等。食品容器、包装材料及工具设备在与食品接触时，有害成分有可能迁移到食品中，造成化学性污染，所以应该防止有害物质产生并向食品迁移，保证消费者健康。

（一）塑料及其卫生问题

塑料是以高分子树脂为基础，添加增塑剂、抗氧化剂、稳定剂等助剂，在一定的条件下塑化而成的材料。塑料加工成的各种食具、用具及包装材料用来包装食品，有利于密封、防尘、防湿、防虫，对食品减少受外界污染起到一定作用，因而被广泛应用于食品和餐饮业中。但由于塑料及助剂往往存在不同程度的毒性，使用时应尤其注意。根据受热后的性能变化，塑料可分为热塑性和热固性两类。我国允许使用的食品容器材料中，属于热塑性的有聚乙烯、聚丙烯、聚苯乙烯、聚氯乙烯、聚碳酸酯等，属于热固性塑料有三聚氰

胺甲醛树脂等。

1. 聚乙烯（PE）和聚丙烯（PP）

聚乙烯和聚丙烯均为饱和聚烯烃，故与其他元素的相容性很差，能加入其中的添加剂的种类很少，因而难以印上鲜艳的图案。其急性毒性属于低毒级物质。

聚乙烯分为高压聚乙烯和低压聚乙烯，高压聚乙烯质地柔软，可制成塑料薄膜或食具，其特点是具透气性、不耐高温、耐油性较差，如果用于长期盛装食用油或含油脂高的食品，其低分子聚乙烯易溶出，使食品产生蜡味，故应避免如此使用。低压聚乙烯质地坚硬、耐高温，可以煮沸消毒，可制成塑料瓶、塑料桶。聚乙烯可回收制成再制品，但由于回收来源复杂，难以保证去除污染物、有害物，加上再生时又人为地加入色素等添加剂，故使用安全性降低，不得用来做食具和食品包装材料。

聚丙烯透明度好，其防潮性、耐热性和耐油性均比聚乙烯好，故更适于用作加工食品容器。由于聚丙烯塑料易老化，故生产时加入抗氧化剂和紫外线吸收剂。聚丙烯塑料是目前广泛使用的最理想的包装材料和食具材料；聚丙烯薄膜可用于包装面包、糖果、海产品、乳制品、饼干等，也可制成编织袋和食品周转箱等。

2. 聚苯乙烯（PS）

聚苯乙烯是苯乙烯单体的聚合物，比重较大，质地较脆，易破裂，常温下对油脂不稳定，不耐热，75~80℃时变形，燃烧时冒烟。常用品种有透明聚苯乙烯和泡沫聚苯乙烯两类（后者在加工中加入发泡剂制成，曾用作快餐饭盒，因造成白色污染，现已禁用）。

聚苯乙烯的主要卫生问题是其单体苯乙烯及甲苯、乙苯和异丙苯等杂质具有一定的毒性，可影响肝肾功能，抑制繁殖能力。用聚苯乙烯容器盛装牛奶、肉汁、糖汁及酱油等可产生异味，贮放发酵乳饮料后，可有少量苯乙烯移入饮料中，所以聚苯乙烯塑料不适宜用作食具，只能用作一般食品、医药、日用品容器。

3. 聚氯乙烯（PVC）

聚氯乙烯是氯乙烯单体的聚合产物，耐酸碱，不易变形，加工性能好，本身无毒，但它易分解及老化，且分解产物有毒，加工时添加的稳定剂、增塑剂等辅料也具有一定毒性。当接触含油食品或遇较高温度时，单体和助剂会溶出并向食品迁移而造成污染。氯乙烯单体在体内可与 DNA 结合产生毒性，主要表现在神经系统、骨骼和肝脏。我国国家标准规定，食品包装用 PVC 树脂和成型品中氯乙烯单体含量应分别控制在 5mg/kg 和 1mg/L 以下。聚氯乙烯适合于包装碳酸饮料、矿泉水和烹调用油。

4. 三聚氰胺甲醛树脂（MF）

三聚氰胺又名密胺塑料，是以三聚氰胺甲醛树脂为基材，以 α 纤维素为基料加入颜料及其他助剂制成。其无臭、无味、无毒、硬度高、耐刻划、耐热、有光泽、着色性好，可制成各种食具、容器，但会含有一定量的游离甲醛，可破坏肝细胞和淋巴细胞。

（二）金属制品及其卫生问题

使用金属材料制成的食品器具和设备主要的卫生问题是有害金属溶入食品。

1. 不锈钢

不锈钢具有耐腐蚀度高、外观洁净光亮、易于清洗消毒的特性，广泛地用来制作各种食品机械、容器和厨房设备。不同型号的不锈钢组分和特性不同。例如，奥氏体型不锈钢含有铬、镍、钛等元素，其硬度较低，耐腐蚀性较好，适合于制作食品容器、食品加工机械、厨房设备等。马氏体型不锈钢含有铬元素，其硬度较高，耐腐蚀性较差，俗称不锈铁，适合制作刀、叉等餐具。不锈钢制品的卫生问题主要是铅、铬、镉、镍、砷等向食品的迁移，合格产品检出的有害金属含量水平一般不会危害人体健康。

2. 铝制品容器

铝制食具容器质轻、耐用、不生锈、易传热，使用过程中在表面形成一层致密的氧化铝膜，抗腐蚀性强，较稳定，广泛用作炊具、食具等。用于制作食品容器和包装材料的铝材有纯铝和回收铝之分。一般认为回收铝来源复杂，杂质含量高，制成品质量不稳定，含有多种有害金属。因此，铝制食具容器必须是纯铝制品，凡回收铝不得用于制造食具和食品容器。研究发现，铝可能是导致老年痴呆症的一个重要因素。长期使用铝制品盛放盐、碱、酸类食物容易使容器表面的氧化铝保护膜遭到腐蚀破坏，从而使部分铝进入食物中，可能对人体造成危害。

3. 镀锡薄铁罐

镀锡薄铁罐俗称马口铁罐，是最常见的罐头包装容器，用于乳品、饮料等的包装容器。其主要的卫生问题是锡、铅的溶出。罐内壁的镀锡层在硝酸盐和亚硝酸盐作用下可缓慢溶解，称"溶出锡"，可引起中毒。盛放酸性食品液汁易产生混浊、沉淀，并伴有金属罐臭。某些罐头的高硫内容物与罐壁接触可产生金属硫化物。

（三）陶瓷、搪瓷和玻璃制品及其卫生问题

1. 陶瓷

陶器和瓷器是以黏土、长石、石英等矿物质为原料，经过成型、干燥、烧结成素烧胎，然后涂上釉彩，高温烧结而成。釉是覆盖在陶瓷胚体上的玻璃质，它使制品不沾污不受蚀，不透水，化学性质稳定，并起到一定的装饰作用。釉彩的化学成分大多为无机金属颜料，如硫化镉、氧化铅、氧化铬、硝酸锰等，具有一定的毒性，这样用陶瓷制品盛装食品时，铅等金属有物质就可能溶出迁移而污染食品。特别是劣质的陶瓷制品在盛装醋、果汁酒等酸性食品时，更易使铅等金属毒物溶出污染食品，从而导致中毒。根据陶瓷彩饰工艺分为釉上彩、釉下彩和粉彩三种。三种釉彩中，以釉下彩最安全，金属的迁移量最少，而粉彩的金属迁移量最多。

2. 搪瓷

搪瓷是以铁皮冲压成铁胚、喷涂搪釉、喷花，经高温烧结而成。搪瓷食具容器具有耐酸、耐高温、易于清洗等特性。搪瓷器具主要的卫生问题是瓷釉的某些金属氧化物的污染和毒性，如氧化钛、氧化锌、硫化镉、氧化铅、氧化锑等。如果搪釉不纯，配方不合理或制品使用不当，都会导致铅、镉、砷等有害金属迁移污染食品。

3. 玻璃制品

玻璃是以二氧化硅为主要原料，配以一定的辅料，经高温熔融制成。二氧化硅的毒性很小，经消化道摄入几乎不被人体吸收。但有些辅料的毒性很大，如红丹粉、三氧化二砷，尤其是中高档玻璃器皿，如高脚酒杯的加铅量可达 30% 以上。铅和砷的毒性都比较大，是玻璃制品的主要卫生问题。

（四）橡胶制品及其卫生问题

橡胶制品是以橡胶基料为主料，配以一定助剂，组成特定配方加工而成。橡胶是一种高分子化合物，有天然与合成橡胶两类。用橡胶制成的包装材料、食具在食品工业上的应用很广泛，如橡皮管、瓶盖垫片垫圈、高压锅密封圈等。橡胶加工时往往使用多种添加剂，如活性剂、硫化剂、防老剂等。橡胶中的毒性物质来源于橡胶基料和各种助剂。天然橡胶一般无毒，但合成橡胶与塑料一样，在加工时需要使用很多添加剂，如活性剂、硫化剂、防老剂、填充剂、着色剂等。食品用橡胶制品加工成型时需要加入大量的加工助剂，约占 50% 以上，而添加的助剂一般都不是高分子化合物，有些并没有结合到橡胶的高分子化合物结构中，有些则有较大的毒性，对肝脏、肾脏等器官均有一定毒性和致癌性。

（五）涂料及其卫生问题

食品是一种较好的溶剂，尤其是饮料、调味品、酒类等对包装材料和容器的腐蚀性较大。为防止食品对其的腐蚀，以及食品容器和包装材料中的有害物质向食品中迁移，常常在食品容器、包装材料的内壁涂上一层耐酸、耐油、耐碱的防腐涂料。另外，有些食品因加工工艺的特殊要求，也需要在加工机械、设备上涂有特殊的材料（如不粘锅等）。

涂料有非高温成膜涂料和高温固化成膜涂料两大类。

非高温成膜涂料一般用于贮藏酒、酱、酱油、醋等的容器内壁，常用的有聚酰胺环氧树脂涂料、过氯乙烯涂料、漆酚涂料等。聚酰胺环氧树脂涂料的主要卫生问题是环氧树脂的质量以及未固化物质向食品的迁移；过氯乙烯涂料的主要卫生问题则是致癌有毒化合物氯乙烯单体残留；漆酚涂料的主要卫生问题是游离酚、甲醛等杂质向食品的迁移。

高温固化成膜涂料一般涂喷在罐头、炊具的内壁和食品加工设备的表面，经高温烧结化成膜。常用的高温固化成膜涂料有环氧酚醛涂料、水基改性环氧涂料、有机硅防粘涂料、氟涂料等。环氧酚醛涂料主要用于罐头内壁，成膜后的聚合物含有游离酚和甲醛；水基改性环氧涂料主要喷涂在啤酒、碳酸饮料铝制易拉罐的内壁，也含有游离酚和甲醛；有机硅防粘涂料主要用于面包、糕点等具有防粘要求的食品模具表面，是一种比较安全的食品容器内壁防粘涂料，氟涂料包括聚氟乙烯、聚四氟乙烯、聚六氟丙烯涂料，具有防粘、耐腐蚀特性，主要用于不粘炊具等有防粘要求器具的表面，其中以聚四氟乙烯最为常见。

（六）食品包装纸、复合包装材料及其卫生问题

1. 食品包装纸

包装纸具有质轻、挺度好、易成型、易降解、可回收利用、良好的卫生性和环保性等优点，可用于各种不同功能的食品包装，是食品行业使用最广泛的包装材料，其种类很

多，有内包装和外包装之分。内包装为可直接接触食品的包装纸，有包油糕点、豆制品、熟肉制品等的原纸，包面包奶油冰棍、雪糕、糖果等的蜡纸，包糖果的玻璃纸和包巧克力的锡纸等；外包装主要为装糕饼、点心等的纸板盒及一些印刷纸。食品包装纸主要的卫生问题有：纸浆中的农药残留；回收纸中油墨颜料中的铅、镉、多氯联苯等有害物质污染；劣质纸浆漂白剂的毒性和致癌作用，如荧光增白剂；造纸加工助剂的毒性；原料或成品不洁、发霉，带有大量对人体有害的霉菌和细菌等。

为防止包装纸对食品的污染，应采取如下措施：生产加工包装用纸的各种原料必须保证无毒无害，不得使用回收再生纸；使用食品包装材料印刷专用油墨颜料，包装食品时颜料的印刷面不得直接接触食品；禁止使用荧光增白剂；制造蜡纸所用的蜡应是食用级石蜡，不得使用工业级石蜡；食品包装纸在存放、使用过程中应注意卫生，避免微生物、有毒化学物的污染。

2. 复合包装材料

复合包装材料是一种新兴的包装材料，品种很多，主要有：供真空或低温消毒杀菌类，如聚乙烯层压赛珞玢、压聚酯、聚酰胺等；供高温杀菌类，如高密度聚乙烯层压聚酯或压聚酰胺，以及三层材料（如聚酯−铝箔−高密度聚乙烯）等；可充气类，如聚乙烯层压聚酯，压拉伸聚酰胺等。复合材料的主要卫生安全问题是使用的聚氨酯型黏合剂的中间体甲苯二异氰酸酯水解后产生甲苯二胺，尤其是在酸性和高温条件下，甲苯二胺是一种致癌物质并会向食品迁移，对此应注意。

复习巩固

1. 什么是食品污染？按性质可分为哪几类？
2. 在食品细菌污染中，反映食品卫生质量的细菌污染主要指标有哪些？
3. 简述在食品细菌污染中防止细菌污染的措施。
4. 简述预防黄曲霉毒素危害人类健康的措施。
5. 防止食品腐败变质，要怎样进行食品保藏？
6. 常见食源性病毒主要有哪些？各有何特点？
7. 简述控制食品中农药、兽药残留的措施。
8. 简述食品生产与加工过程中形成有害物质的污染及预防措施。
9. 简述食品杂物污染的来源及措施。
10. 简述食品添加剂的使用原则。

实践实训

食谱的评价

一、实训目的
1. 通过实训，掌握人类营养、食物营养及卫生的基础知识。

2. 训练学生学习膳食计算的一般步骤和方法。

3. 通过食谱计算，了解膳食中平均每日摄取的营养是否符合我国制定的营养素参考摄入量标准，了解人们的健康状况。

二、实训内容及要求

一名女大学生身高160cm，体重50kg，身体健康，其一日食谱如下。

早餐：牛奶（1瓶250g），葱花卷（含面粉125g、小葱50g）；

午餐：大米饭（生米量175g），鸡蛋炒菠菜（含一个鸡蛋80g、菠菜100g），肉丝炒豆芽（含瘦肉丝75g、豆芽150g）；

晚餐：肉丝青菜面条（含肉丝25g、青菜50g、挂面125g），番茄烩豆腐（番茄150g、豆腐100g）。

全天烹用油控制在20g即可。

请按如下步骤对该食谱进行评价。

（一）计算

1. 查食物成分表（表10-1），计算膳食中各食品的营养素含量和热量，填入表10-2。

表10-1　食物成分表

名称	可食部分	能量/kcal	水分/g	蛋白质/g	脂肪/g	膳食纤维/g	碳水化合物/g	维生素A/μg	维生素B₁/mg	维生素B₂/mg	烟酸/mg	维生素E/mg	钠/mg	钙/mg	铁/mg	维生素C/mg	胆固醇/mg
牛乳	100	54	89.8	3	3.2	0	3.4	24	0.03	0.14	0.1	0.21	37.2	104	0.3	0	15
面粉	100	344	12.7	11.2	1.5	2.1	71.5	0	0.28	0.08	2	1.8	3.1	31	3.5	0	0
小葱	73	24	92.7	1.6	0.4	1.4	3.5	140	0.05	0.06	0.4	0.59	10.4	72	1.3	21	0
大米	100	346	13.3	7.4	0.8	0.7	77.2	0	0.11	0.05	1.9	0.46	3.8	13	2.3	0	0
鸡蛋	87	138	75.8	12.7	9	0	1.5	310	0.09	0.31	0.2	1.23	94.7	48	2	0	585
菠菜	89	24	91.2	2.6	0.3	1.7	2.8	487	0.04	0.11	0.6	1.74	85.2	66	2.9	32	0
瘦猪肉	100	143	71	20.3	6.2	0	1.5	44	0.54	0.1	5.3	0.34	57.5	6	3	0	81
黄豆芽	100	44	88.8	4.5	1.6	1.5	3	5	0.04	0.07	0.6	0.8	7.2	21	0.9	8	0
青菜	81	15	94.5	1.5	0.3	1.1	1.6	280	0.02	0.09	0.7	0.7	73.5	90	1.9	28	0
挂面	100	344	12.4	10.1	0.7	1.6	74.4	0	0.19	0.04	2.5	1.11	15	14	3.5	0	0
番茄	97	19	94.4	0.9	0.2	0.5	3.5	92	0.03	0.03	0.6	0.57	5	10	0.4	19	0
豆腐	100	81	82.8	8.1	3.7	0.4	3.8	0	0.04	0.03	0.2	2.71	7.2	164	1.9	0	0
花生油	100	899	0.1	0	99.9	0	0	0	0	0	0	42.06	3.5	12	2.9	0	0

表 10-2 各食物营养素含量和热量

名称	能量/kcal	水分/g	蛋白质/g	脂肪/g	膳食纤维/g	碳水化物/g	维生素A/μg	维生素B₁/mg	维生素B₂/mg	烟酸/mg	维生素E/mg	钠/mg	钙/mg	铁/mg	维生素C/mg	胆固醇/mg
牛乳																
面粉																
小葱																
大米																
鸡蛋																
菠菜																
瘦猪肉																
黄豆芽																
青菜																
挂面																
番茄																
豆腐																
花生油																

（二）分析

1. 查供给量标准。参考《中国居民膳食营养素参考摄入量（DRIs）》。

2. 计算摄入量占供给量标准百分比，将计算结果汇入表 10-3 中。

表 10-3 摄入量占供给量标准的比例

膳食营养素	能量/kJ	蛋白质/g	脂肪/g	碳水化合物/g	维生素A（以视黄醇当量计）/μg	维生素B₁/mg	维生素B₂/mg	维生素C/mg	钙/mg	磷/mg
平均供给量标准										
摄取量										
摄取量占标准量比例/%										
评价级别										

注：<60%，出现缺乏症状；<80%，摄入不足；>80%，正常。

（三）三餐热量

求出各餐热量占全天总热量的比例，计入表 10-4 中。

表 10-4 三餐热量分配

项目	早	中	晚
每餐摄入热量/kcal			
占全日热量的比例/%			
建议/%	30	40	30

（四）热量来源

计算热量来源分布，并填入表10-5中。

表 10-5 热量来源

项目	蛋白质	碳水化合物	脂肪
摄入量/g			
供热量/kcal			
占全日热量的比例/%			
建议/%	11~15	55~65	20~30

（五）蛋白质来源分布

计算蛋白质来源并填写表10-6。

表 10-6 蛋白质来源

项目	动物性蛋白质	豆类蛋白质	谷类蛋白质	其他	共计
重量/g					
占总蛋白质的比例/%					
建议	>1/2				

（六）钙磷比例

算出 Ca/P，并填写表10-7。

表 10-7 钙磷比例

项目	钙	磷
重量/mg		
比例		

注：建议比例，成人（1.1~1.7）∶1；小孩（1.3~2.0）∶1。

202

三、从各项分析的结果与标准对比进行营养供应上的评价，提出改进意见。

"思政"小课堂

"双创"小课堂

"三新"小课堂

项目十一　食物中毒及其预防

项目十一课件

> **教学目标：**
> 1. 掌握食物中毒的概念、分类和共同特点；
> 2. 熟悉常见食物中毒的种类、发病原因、特点和预防措施；
> 3. 了解各类食物中毒的致病机理。

任务一　概述

随着饮食营养知识的不断普及，人们对农药残留、食品添加剂等问题的关注度大幅提高，但有一类食品安全问题却经常被大家忽视，那就是食物中毒。其实，食物中毒的危险程度一点都不小，它给人体带来的危害不止拉肚子，还可能引发脱水、休克甚至危及生命。近年来食物中毒的研究在原来流行病学探索病原基础上进一步向阐明食物中毒发生机理的领域迈进。

食源性疾病是当今世界上分布最广泛、最常见的疾病之一。食物中毒是食物中某些污染物引起的慢性中毒和食物营养不平衡所造成的慢性退行性疾病，这类疾患通过进食行为而发病。食源性疾病是由于食用或饮用了被致病因素污染的食物或饮料引起的疾病。最常见的致病因素有致病微生物、天然毒素、寄生虫和有毒有害化学物质。近年来食源性疾病受到国际社会越来越多的重视，食品安全成为公众所关心的热点。

食物中毒与食源性疾病密切相关，"食源性疾病"一词由传统的"食物中毒"逐渐发展而来，是对"由食物摄入引起的疾病"认识上的不断深入。

一、食物中毒概述

（一）食物中毒的概念

食物中毒是指摄入含有生物性、化学性、有毒有害物质的食品或把有毒有害物质当作食品摄入后所出现的非传染性的急性或亚急性疾病。

（二）食物中毒的分类

食物中毒按病因可分为微生物性食物中毒（包括细菌性食物中毒、真菌及其毒素食物中毒）、化学性食物中毒和有毒动植物食物中毒等。

（三）食物中毒的共同特点

（1）潜伏期短，患者出现食物中毒的潜伏期比较短，发病十分突然。会在食用了有毒食物之后的 10min 或十几小时内发病，病情容易呈现暴发性出现，患者容易在短时间内发病。

（2）病症相似，出现食物中毒的患者病情相似，大多数是出现胃肠道症状，主要是以神经性症状为主。

（3）不具有传染性，食物中毒并不具有传染性，但是同时食用过同一种食物的患者会共同发病。在去除感染源以后，患者的病情就会得到缓解。

（4）具有地方性，食物中毒与各地区不同人的饮食习惯有关，如木薯中毒多发生在两广木薯产地。

（5）具有季节性，一般食物中毒大多数是在夏季和秋季出现，会有季节性的变化。

根据我国多年的食物中毒情况调查，微生物中毒引起的中毒事件及引起的中毒人数是在各种食物中毒原因中占比最高的，其次是有毒动植物和化学性有毒有害物质引起的食物中毒。

在微生物导致的食物中毒事件中，主要病原菌为沙门氏菌、副溶血性弧菌、蜡样芽孢杆菌、金黄色葡萄球菌及其肠毒素、大肠埃希氏菌、肉毒梭菌等。副溶血弧菌引起的食物中毒起数和中毒人数近年来在我国报道中最多；在有毒动植物引起的食物中毒事件中，主要致病因子为毒蘑菇、未煮熟四季豆、油桐果、蓖麻籽、河豚等，其中毒蘑菇食物中毒事件超过了该类食物中毒事件报告起数的 50%；化学性食物中毒事件的主要致病因子为亚硝酸盐、毒鼠强、有机磷农药、克百威、甲醇、氟乙酰胺等。

二、食源性疾病概述

（一）食源性疾病的概念

WHO 对食源性疾病的定义为"通过摄入食物进入人体的各种致病因子引起的、通常具有感染或中毒性质的一类疾病"。《中华人民共和国食品安全法》中对食源性疾病的定义为"食品中致病因素进入人体引起的感染性、中毒性等疾病，包括食物中毒"。

随着人们对疾病认识的深入和进一步发展，食源性疾病的范畴也在不断扩大。它既包括传统的食物中毒，还包括经食物而感染的肠道传染病、食源性寄生虫病、人畜共患传染病、食物过敏，以及由食物中有毒、有害污染物所引起的慢性中毒性疾病。

（二）食源性疾病的流行与监测

食源性疾病的流行情况日趋严重，从世界范围来看，非洲和东南亚的食源性疾病发病率和死亡率均最高，我国食源性疾病的发病也呈上升趋势。无论在发达国家还是在发展中国家，食源性疾病都是重要的公共卫生问题。不仅影响到人类的健康，而且对经济、贸易甚至社会安定产生极大的影响。

世界各国纷纷建立起食源性疾病监测系统，以保障食品安全战略及人民身体健康。国际食源性疾病监测情况国际组织和世界各国建立了多个监测网络，如 WHO 建立的全球沙门氏菌监测系统、美国食源性疾病主动监测网、美国国家食源性疾病病原菌耐药性监测系统等。我国也建立了国家食源性致病菌监测网，对食品中的沙门氏菌、大肠埃希氏菌

O157∶H7、单核细胞增生李斯特氏菌和弯曲菌进行连续监测。2005 年我国制订了与 5 种肠道传染病（痢疾、伤寒/副伤寒、霍乱小肠结肠炎耶尔森菌、大肠埃希氏菌 O157∶H7）相关的监测方案，在全国对暴发疫情、病原学、细菌耐药性和流行因素进行监测。

任务二　细菌性食物中毒

一、概述

（一）细菌性食物中毒的概念

细菌性食物中毒是指由于摄入了被细菌或其毒素污染的食物而引起的中毒。细菌性食物中毒是最常见的食物中毒。

美国多食肉、蛋和烘焙食品，葡萄球菌食物中毒的情况较多；日本喜食生鱼片，副溶血性弧菌食物中毒较为常见；我国食用畜禽肉及禽蛋类较多，多年来沙门氏菌食物中毒一直居首位。

（二）分类

一般可分为毒素（肠毒素）型、感染（细菌侵入）型和混合型三类。

1. 毒素型食物中毒

大多数细菌能产生肠毒素或类似的毒素。食品中污染了病原菌后，这些细菌在食物中繁殖并产生毒素，因食用这种食物（不需要食入活菌体）而引起的中毒，称为毒素型食物中毒。大多由金黄色葡萄球菌、肉毒杆菌引起。毒素型食物中毒一般都表现有明显的肠胃炎症状，但少见发热症状。

2. 感染型食物中毒

病原菌污染食物后，在食物中大量繁殖，人体摄入这种含有大量活菌的食物后引起消化道感染而造成的中毒，称为感染型食物中毒，大多由沙门氏菌、肠炎弧菌引起。感染型食物中毒一般都有明显的肠胃炎症状，并多有发热症状。

3. 混合型食物中毒

细菌经由食品进入人体后，在肠道内繁殖，并且在同一时间形成芽孢并产生肠毒素，由此引起的食物中毒称为混合型食物中毒。

（三）细菌性食物中毒的发病原因

1. 致病菌的污染

畜禽生前感染和宰后污染致病菌，以及食品在运输、储藏、销售等过程中受到致病菌的污染。

2. 烹调加工不当

被污染的食物在食用前不经加热、或加热不彻底，致使细菌没有被充分杀灭。

3. 储藏方式不当

被致病菌污染的食物在不适当的温度下存放。食品中适宜的水分活性、pH 及营养条件使其中的致病菌大量繁殖或产生毒素。

4. 二次污染

被充分加热的食物被其他加工工具、盛放及包装容器以及食品从业人员中的带菌者再次污染。

（四）细菌性食物中毒的流行病学特点

1. 发病率及病死率

细菌性食物中毒在国内外都是最常见的食物中毒，发病率高；细菌性食物中毒的病死率因致病菌的不同而有较大的差异。

常见的细菌性食物中毒，如沙门氏菌、葡萄球菌、变形杆菌等食物中毒，病程短、恢复快、预后好、病死率低；但李斯特氏菌、肉毒梭菌、椰毒假单胞菌食物中毒的病死率较高，且病程长、病情重、恢复慢。

2. 中毒食品种类

动物性食品是引起细菌性食物中毒的主要食品，其中畜肉类及其制品居首位，其次为禽肉、鱼、乳、蛋类。植物性食物如米饭、糕点、豆制品、面类发酵品则易引起金黄色葡萄球菌、蜡样芽孢杆菌食物中毒。

3. 季节性

细菌性食物中毒全年皆可发生，但在夏秋季高发，5～10 月较多。这与夏季气温高，细菌易于大量繁殖和产生毒素密切相关，也与机体的防御功能降低，易感性增高有关。

二、沙门氏菌食物中毒

（一）理化特性

沙门氏菌属是肠杆菌科的一个具有特定形状的重要菌属。沙门氏菌种类繁多，目前国际上有 2000 多种血清型，我国已发现 200 多种。

大部分沙门氏菌的宿主特异性极弱，既可感染动物也可感染人类，极易引起人类的食物中毒。沙门氏菌在自然界中广泛存在，存活力较强。

沙门氏菌为革兰氏阴性杆菌，需氧或兼性厌氧，绝大部分具有周身鞭毛，能运动。在酸性环境下（pH<4.5），沙门氏菌的生长会被抑制；沙门氏菌属不耐热，55℃ 1h、60℃ 15～30min 或 100℃数分钟即被杀死。

（二）中毒食品种类与来源

1. 中毒食品种类

引起沙门氏菌食物中毒的食品主要为动物性食品，特别是畜肉类及其制品，其次为禽肉、蛋类、乳类及其制品。由植物性食品引起者很少，但 2009 年 1 月美国布莱克利工厂生产的花生酱被沙门氏菌污染，导致 9 人死亡，震惊全美。

2. 食品中沙门氏菌的来源

沙门氏菌广泛分布于自然界，沙门氏菌污染肉类食物的概率很高，特别是家畜中的猪、牛、马、羊、猫、犬，家禽中的鸡、鸭、鹅等。健康家畜、家禽肠道沙门氏菌的检出率为 2%~15%，病猪肠道沙门氏菌的检出率可高达 70%。

正常人粪便中沙门氏菌的检出率为 0.02%~0.2%，腹泻病人的检出率为 8.6%~18.8%。

（1）家畜、家禽的生前感染和宰后污染。生前感染系指家禽、家畜在宰杀前已感染沙门氏菌，是肉类食品中沙门氏菌的主要来源。生前感染源包括原发性沙门氏菌病和继发性沙门氏菌病两种。

原发性沙门氏菌病系指家畜、家禽在宰杀前即患有沙门氏菌病，如猪霍乱、牛肠炎、鸡白痢等。

继发性沙门氏菌病系指家畜、家禽肠道沙门氏菌引起的自身沙门氏菌感染。由于健康家畜、家禽肠道沙门氏菌的带菌率较高，当它们由于患病、饥饿、疲劳或其他原因而致机体的抵抗力下降时，寄生在肠道内的沙门氏菌即可通过淋巴系统进入血流、内脏和肌肉，引起继发性沙门氏菌感染。宰后污染系指家畜、家禽在屠宰的过程中或屠宰后被带沙门氏菌的粪便、容器、污水等污染。

（2）乳中沙门氏菌的来源。患沙门氏菌病奶牛的乳中可能带菌，即使是健康奶牛的乳在挤出后也容易受到沙门氏菌的污染。

（3）蛋类沙门氏菌的来源。蛋类及其制品感染或污染沙门氏菌的机会较多，尤其是鸭、鹅等水禽及其蛋类，其带菌率一般在 30%~40%。除因原发和继发感染使家禽的卵巢、全身及卵黄带菌外，禽蛋在排出过程中，粪便中的沙门氏菌也可污染蛋壳，沙门氏菌还可以通过蛋壳的气孔侵入蛋内。

（4）熟制品中沙门氏菌的来源。烹调后的熟制品可再次受到带菌的烹调工具、容器具等污染或被食品从业人员带菌者污染。

由于沙门氏菌属不分解蛋白质、不产生靛基质，食物被污染后无感官性状的变化，容易受到忽视。故对储存较久的动物性食品，即使没有腐败变质的表面特征，也应注意彻底加热灭菌，以防引起食物中毒。

（三）中毒机理及危害

1. 中毒机理

大多数沙门氏菌食物中毒是沙门氏菌活菌对肠黏膜的侵袭而导致的感染型中毒。肠炎沙门氏菌、鼠伤寒沙门氏菌可产生肠毒素，通过对小肠黏膜细胞膜上腺苷酸环化酶的激活，抑制小肠黏膜细胞对 Na^+ 的吸收，促进 Cl^- 的分泌，使 Na^+、Cl^- 和水在肠腔潴留而致腹泻。

2. 对人体的危害

沙门氏菌摄入量在 10 万个以上才会出现临床症状；但对儿童、老年人或抵抗力较低者，感染较少量的沙门氏菌也能出现不良反应。沙门氏菌随食物进入人体后，可在小肠和结肠继续繁殖。

人体误食沙门氏菌后，潜伏期短。在 4~48h（平均约 24h，最长可达 72h）内就会发病，发病时间越短，症状越严重。沙门氏菌食物中毒可以有多重临床表现，可分为肠胃炎型、类霍乱型、类伤寒型、败血症型、类感冒型等，其中以肠胃炎型发病率最高。

（四）预防措施

（1）防止沙门氏菌污染食品。加强对肉类、禽蛋类食品的卫生监督及家畜、家禽屠宰的卫生检验。防止被沙门氏菌污染的畜、禽肉尸、内脏及蛋类进入市场。

（2）进入流通环节的肉类、禽蛋类食品要加强卫生管理，防止肉类食品在储藏运输、加工、烹调或销售等各个环节被沙门氏菌污染。

（3）控制食品中沙门氏菌的繁殖影响。沙门氏菌繁殖的主要因素是储存温度和时间。低温储存食品是控制沙门氏菌繁殖的重要措施。加工后的熟肉制品应尽快食用，或低温储存并尽可能缩短储存时间。

（4）彻底加热以杀灭沙门氏菌。加热杀灭病原菌是防止食物中毒的关键措施。经高温处理后可供食用的肉块，重量不应超过 1kg，并持续煮沸 2.5~3h 或应使肉块的深部温度至少达到 80℃，并持续 12min，以便彻底杀灭肉类中可能存在的沙门氏菌并灭活毒素。禽蛋类需将整个蛋洗净后，带壳煮或蒸，煮沸 8~10min 以上。

（5）避免二次污染。食品在入口前，要特别注意烹调工具、容器具及相关从业人员的二次污染和交叉污染。

三、副溶血性弧菌食物中毒

（一）理化特性

副溶血性弧菌又称为肠炎弧菌，广泛生存在近岸海水和海底沉积物和鱼、贝类等海产品中。该菌为革兰氏阴性杆菌，呈弧状、杆状、丝状等多种形态，无芽孢。副溶血性弧菌在 30~37℃、pH 7.4~8.2、含盐 3%~4% 的培养基上和食物中生长良好，而在无盐的条件下不生长，也称为嗜盐菌。该菌不耐热，56℃加热 5min，或 90℃加热 1min，或用含醋酸 1% 的食醋处理 5min，均可将其杀灭。该菌在淡水中的生存期短，在海水中可生存 47d 以上。我国华东沿海该菌的检出率为 57.4%~66.5%，尤其以夏秋季节较高。海产品鱼虾的检出率平均为 45%~48%，夏季高达 90%。腌制的鱼贝类的带菌率也高达 42.4%。

目前副溶血性弧菌食物中毒总体上占我国细菌性食物中毒的第三位，有的沿海城市可占第一位。

（二）中毒食品种类与来源

1. 中毒食品种类

副溶血性弧菌为海洋性细菌，中毒食品种类主要是海产食品，其中以墨鱼、带鱼、黄花鱼、虾、蟹、贝、海蜇最为多见，如墨鱼的带菌率达 93%；其次为肉类、家禽和咸蛋；偶尔也会有腌制品，如咸菜、腌制的畜禽类食品等。

2. 食品中副溶血性弧菌的来源

海水及沉积物中含有副溶血性弧菌，海产品容易受到污染。在沿海地区的健康的饮食从业人群中，其副溶血性弧菌的带菌率为 11.7% 左右；有肠道病史者带菌率可达 31.6% ~ 88.8%。沿海地区居民使用的炊具中，副溶血性弧菌的带菌率为 50.9% 以上。

此外，熟制品还可受到带菌者、带菌的生食品、容器及工具等污染。被副溶血性弧菌污染的食物在较高温度下存放，食用前加热不彻底或生吃等情况都会产生副溶血性弧菌中毒的可能性。

（三）中毒机理及危害

1. 中毒机理

副溶血弧菌食物中毒属于混合型细菌性食物中毒。摄入一定数量的致病性副溶血性弧菌数小时后，引起肠黏膜细胞及黏膜下炎症反应等病理病变，并可产生肠毒素及耐热性溶血毒素。大量的活菌及耐热型溶血毒素共同作用于肠道，引起急性胃肠道症状。

2. 对人体的危害

潜伏期为 2~40h，多为 14~20h。发病初期主要为腹部不适，尤其是上腹部阵发性疼痛、胃痉挛或腹泻。继而出现恶心和呕吐。体温一般为 37.7~39.5℃。发病 5~6h 后，腹痛加剧，以脐部阵发性绞痛为特点。粪便多为水样、血水样、黏液或脓血便。重症病人可出现脱水、意识障碍、血压下降等，病程 2~4d，愈后良好。

（四）预防措施

（1）夏季从近海捕猎的鱼贝类，均有可能被肠炎弧菌污染，可以利用该菌嗜盐、于淡水中无法存活的特性，用自来水充分清洗及浸泡，以除去此菌。

（2）避免二次污染，已处理过海鲜类的器具应充分清洗干净。

（3）砧板、刀具及容器不应生食和熟食混用，并注意餐器具、工具的消毒，防治交叉污染。

（4）防止细菌繁殖，低温冷藏保存。此菌对低温敏感，在 10℃ 以下不但不生长且易致死，故可用冷藏方法来防止细菌繁殖。

（5）杀灭细菌，充分加热。副溶血性弧菌所引起的食物中毒是由于食入活菌所造成的。因此利用其不耐热的特性，在 56℃ 下经 5min 易被杀灭的特性，在食用前充分加热煮熟是最好的预防方法，绝对避免生食。食品烧熟至食用的放置时间不要超过 4h。

（6）可以利用该菌在食醋中不宜生存的特性，烹调和调制海产品时可加适量食醋进行加工处理，预防食物中毒。

四、金黄色葡萄球菌食物中毒

(一) 理化特性

葡萄球菌为革兰氏阳性兼性厌氧菌,生长繁殖的最适 pH 为 7.4,适宜温度为 30~37℃,可以耐受较低的水分活性 (0.86),能在含氯化钠 10%~15% 的培养基或在含糖浓度较高的食品中繁殖。葡萄球菌的抵抗能力较强,在干燥的环境中可生存数月。

葡萄球菌是细菌食物中毒中极为重要的细菌之一,种类很多。葡萄球菌属微球菌科,有 19 个菌种,在人体内可检出 12 个菌种,包括金黄色葡萄球菌、表皮葡萄球菌等,其中以金黄色葡萄球菌致病力最强,50% 以上的金黄色葡萄球菌菌株可产生肠毒素,并且一个菌株能产生两种以上的肠毒素。其产生的毒素,耐热性很强,煮沸 1.5~2h 后仍保持毒性,故在一般烹饪条件下不能完全消除该毒素,仍能引起食物中毒。

(二) 中毒食品种类与来源

1. 中毒食品种类

引起中毒的食品种类很多,主要是营养丰富且含水分较多的食品,如乳类及乳制品、肉类、剩饭等,其次为熟肉类及含有乳类的冷冻食品,偶见鱼类及其制品、蛋制品等。近年来,由熟鸡鸭制品引起的食物中毒事件增多。

2. 食品中金黄色葡萄球菌的来源

(1) 食物中金黄色葡萄球菌的来源。金黄色葡萄球菌广泛分布于自然界中,人和动物都可能是金黄色葡萄球菌的携带者,尤其是人和动物的鼻腔、咽、消化道的带菌率均较高。患有化脓性皮肤疾病、上呼吸道炎症和口腔疾病的人或动物是葡萄球菌的主要来源。一般健康人的带菌率为 20%~30%,上呼吸道被金黄色葡萄球菌感染者,鼻腔的带菌率可高达 83.3%。人和动物的化脓性感染部位常成为污染源,如奶牛患化脓性乳腺炎时,乳汁中就可能带有金黄色葡萄球菌。而且感染部位可对其他部位造成污染。

(2) 金黄色葡萄球菌毒素的来源。金黄色葡萄球菌毒素的产生与温度、食品受污染的程度、食品的种类及性状有密切的关系。食品被葡萄球菌污染后,如果没有形成肠毒素的合适条件就不会引起中毒。一般说来,在 37℃ 以下,温度越高,产生肠毒素需要的时间越短,在 20~37℃ 时经 48h 即可产生毒素,而在 56℃ 时,需经 18d 才可产生毒素。食物受污染的程度越严重,葡萄球菌繁殖越快,也越易形成毒素。

此外,含蛋白质丰富,含水分较多,同时又含一定量淀粉的食物,如奶油糕点、冰激凌冰棒、油煎荷包蛋及含油脂较多的食物,受金黄色葡萄球菌污染后更易产生毒素。

(三) 中毒机理及危害

1. 中毒机理

金黄色葡萄球菌食物中毒属毒素型食物中毒。摄入含金黄色葡萄球菌活菌而无肠毒素的食物不会引起食物中毒,摄入达到中毒剂量的肠毒素才会中毒。肠毒素作用于胃肠黏膜,引起充血、水肿,甚至糜烂等炎症变化及水与电解质代谢紊乱,出现腹泻,同时刺激迷走神经的内脏分支而引起反射性呕吐。

2. 对人体的危害

该菌对人体的危害主要表现为明显的胃肠道症状，以呕吐最为显著，甚至反复呕吐，可多大十几次。呕吐物常含胆汁或含血及黏液，并伴有头晕、腹痛和腹泻。剧烈吐泻可导致虚脱、肌痉挛及严重失水。体温大多正常或略高。病程较短，一般在数小时至 1~3d 内迅速恢复，很少死亡。发病率为 30% 左右。儿童对肠毒素比成人更为敏感，故其发病率较成人高，病情也较成人重。

(四) 预防措施

1. 防止金黄色葡萄球菌对动物及其制品的污染

化脓性感染的畜、禽肉尸应按病畜、病禽肉处理。定期对健康奶牛的乳房进行检查，患化脓性乳腺炎时其奶不能食用。健康奶牛的奶在挤出后，除应防止葡萄球菌污染外，也应迅速冷却至 10℃ 以下，防止在较高温度下该菌的繁殖和毒素的形成。此外，奶制品应以消毒奶为原料。

2. 防止携带金黄色葡萄球菌的人群对各种食物的污染

定期对食品加工人员、饮食从业人员、保育员进行健康检查，患局部化脓性感染、上呼吸道感染（鼻窦炎、化脓性咽炎、口腔疾病等）者应暂时调换其工作。

3. 防止肠毒素的形成

在低温、通风良好条件下贮藏食物不仅可以防止葡萄球菌生长繁殖，也是防止毒素形成的重要条件。因此，食物应冷藏或放置于阴凉通风的地方，其放置时间也不应超过 6h，尤其是气温较高的夏、秋季节，食用前还应彻底加热。

五、李斯特氏菌食物中毒

(一) 理化特性

李斯特氏菌属是革兰氏阳性、短小的无芽孢杆菌。李斯特氏菌在 5~45℃ 均可生长。在 5℃ 的低温条件下仍能生长是该菌的显著特点。该菌在 60℃，加热 10min 条件下可被杀死，在 -20℃ 可存活一年。该菌耐碱不耐酸，在 pH 为 9.6 的条件下仍能生长。该菌可以在潮湿的土壤中存活 200d 以上。

(二) 中毒食品种类与来源

1. 中毒食品种类

中毒食品种类主要有乳及乳制品、肉类制品、水产品、蔬菜及水果，以在冰箱中保存时间过长的乳制品、肉制品最为多见。

2. 食品中李斯特氏菌的来源

李斯特氏菌分布广泛，在土壤、健康带菌者和动物的粪便、江河水、污水、蔬菜、青贮饲料及多种食品中均可分离出该菌，而且该菌在土壤、污水、粪便、牛乳中存活的时间比沙门氏菌长。稻田、牧场、淤泥、动物粪便、野生动物饲养场和有关地带的样品，单核细胞增生李斯特氏菌的检出率为8%~40%。

牛乳中的李斯特氏菌主要来自粪便。人类、哺乳动物、鸟类的粪便均可携带李斯特氏菌，如人粪便的带菌率为0.6%~6%。即使是消毒的牛乳，污染率也在21%左右。

（三）中毒机理及危害

1. 中毒机理

李斯特氏菌引起食物中毒主要为大量李斯特氏菌的活菌侵入肠道所致。

2. 对人体的危害

李斯特氏菌食物中毒一般包括腹泻型和侵袭型，前者潜伏期远低于后者。腹泻型病人的潜伏期一般为8~24h，主要症状为腹泻、腹痛、发热；侵袭型潜伏期在2~6周，病人开始常有胃肠炎的症状，最明显的表现是败血症、脑膜炎、脑脊膜炎、发热，有时可引起心内膜炎。

（四）预防措施

李斯特氏菌在自然界中存在非常广泛，而且对一般杀菌效果有较强抵抗力，因此日常烹调、加工、储存等方法较难去除该菌。食品生产者和加工者应该把预防的重点放在减少李斯特氏菌对食品的污染方面。在食品生产过程中，一定要严格遵循良好生产规范和危害分析与关键点控制手段，在食物的原料种植/养殖、原料验收及处理、运输、加工过程等各个环节预防该菌对食品的污染和危害，预防食物中毒。

六、肉毒梭菌食物中毒

（一）理化特性

肉毒梭菌为革兰氏阳性、厌氧、产芽孢的杆菌，广泛分布于自然界，特别是土壤中。当pH低于4.5或大于9.0时，或当环境温度低于15℃或高于55℃时，芽孢不能繁殖，也不能产生毒素。食盐能抑制芽孢的形成和毒素的产生，但不能破坏已形成的毒素。提高食品的酸度也能抑制肉毒梭菌的生长和毒素的形成。芽孢的抵抗力强，需在180℃干热加热5~15min，或在121℃高压加热30min，或在100℃湿热加热5h才可致死。

肉毒毒素是种毒性很强的神经毒素，对人的致死量为10^{-9}mg/kg体重。肉毒毒素对消化酶和低温稳定，但对碱和热敏感。在正常的胃液中，24h不能将其破坏，故可被胃肠道吸收。

（二）中毒食品种类与来源

1. 中毒食品种类

国内以家庭自制植物性发酵品为多见，如臭豆腐、豆酱、面酱、豆豉等，这些发酵食品所用的粮食和豆类常带有肉毒梭菌芽孢；其次为香肠、火腿、腌肉、腊肉等肉类加工品；对罐头食品、凉拌菜等引起的中毒也有报道。

2. 食品中肉毒梭菌的来源

肉毒梭菌广泛地存在于自然界中，食物中的肉毒梭菌主要来源于带菌的土壤、尘埃及粪便。家庭自制的发酵食品也是肉毒梭菌的重要来源。如果有食品制成后不经加热而食用的习惯，则更容易引起相应的食物中毒。

（三）中毒机理及危害

1. 中毒机理

肉毒毒素经消化道吸收进入血液后，主要作用于中枢神经系统的脑神经核、神经肌肉的连接部和自主神经末梢，抑制神经末梢乙酰胆碱的释放，导致肌肉麻痹和神经功能障碍。

2. 对人体的危害

肉毒梭菌中毒主要危害人的运动神经，以运动神经麻痹为主，而胃肠道症状少见。潜伏期数小时至数天，一般为 12~48h，短者 6h，长者 8~10d，潜伏期越短，病死率越高。早期表现为头痛、头晕、乏力、走路不稳，以后逐渐出现视力模糊、眼睑下垂、瞳孔散大等神经麻痹症状。重症病人则首先表现为对光反射迟钝，逐渐发展为语言不清、吞咽困难、声音嘶哑等，严重时出现呼吸困难，常因呼吸衰竭而死亡。病死率为 30%~60%，多发生在中毒后的 4~8d。

（四）预防措施

（1）食品加工前，应对食品原料进行彻底的清洁处理，以去除泥土和粪便污染物。

（2）加工后的食品应迅速冷却并在低温环境保藏，避免再次污染和在较高温度或缺氧条件下存放，以防止毒素产生。

（3）食用前对可疑食物进行彻底加热是预防肉毒梭菌食物中毒发生的可靠措施。

（4）香肠、火腿类在食品生产时应注意亚硝酸盐的添加量是否均匀。罐头食品在生产时要严格执行卫生规范，彻底灭菌。

（5）家庭自制发酵食品时，应彻底蒸煮原料，加热温度为 100℃，并持续 10~20min。除此之外，盐的使用量不应低于 14%，并适当提高发酵温度。日常生活中，尽量避免吃生酱。

七、大肠埃希氏菌食物中毒

（一）理化特性

埃希氏菌属俗称大肠杆菌属，为革兰氏阴性杆菌，多数菌株有周身鞭毛，能发酵乳糖及多种糖类、产酸产气。主要存在于人和动物的肠道内，属于肠道的正常菌群，通常不致病。

（二）中毒食品种类与来源

1. 中毒食品种类

大肠埃希氏菌引起的食品种类与沙门氏菌相似。

大肠埃希氏菌广泛存在于动物性食品，如家畜、家禽及其他陆生动物和某些水产动物，其中猪和鸡最为常见。受到粪便污染的水或其他作物也有该菌存在的可能性。

2. 食品中大肠埃希氏菌的来源

健康人肠胃道致病性大肠埃希氏菌的带菌率一般较低，为 2%~8%，高者可达 44%。成人患肠炎、婴儿患腹泻时，带菌率可达 30% 以上。大肠埃希氏菌随粪便排出后，可以污染水源和土壤，该菌在自然界中生存能力强，在土壤、水中可存活数月，繁殖所需的水分活度为 0.94~0.96，并可直接或间接污染食品。食品中致病性大肠埃希氏菌的检出率高低不一。饮食行业发的餐具容易被大肠埃希氏菌污染，检出率高达 50%，其中致病性的大肠埃希氏菌的检出率为 0.5%~1.6%。

(三) 中毒机理及危害

1. 中毒机理

中毒机理与致病性埃希氏菌的类型有关。如肠产毒性大肠埃希氏菌容易引起毒素型中毒；肠致病性大肠埃希氏菌和肠侵袭性大肠埃希氏菌主要引起感染型中毒。

2. 对人体的危害

该菌对人体的危害与致病性埃希氏菌的类型有关。主要有以下三种类型：

(1) 急性胃肠炎型。主要由产毒性大肠埃希氏菌引起，易感人群主要是婴幼儿和旅游者。潜伏期一般为 10~15h，短者 6h，长者 72h。临床症状为水样腹泻、腹痛、恶心，体温可达 38~40℃。

(2) 急性菌痢型。主要由侵袭性大肠埃希氏菌和肠致病性大肠埃希氏菌引起。潜伏期一般为 48~72h，主要表现为血便或脓黏液血便、腹痛、发热。病程 1~2 周。

(3) 出血性肠炎型。主要由肠出血性大肠埃希氏菌引起。潜伏期一般为 3~4d，主要表现为突发性剧烈腹痛、腹泻，先水便后血便，严重者出现溶血性尿毒综合征、血栓性血小板性紫癜。病程 10d 左右，病死率为 3%~5%，老人、儿童多见。

(四) 预防措施

(1) 食品生产企业和餐饮单位应严格按照标准操作规范进行，保证食品的安全性。

(2) 摄入食物前，应充分加热。不吃生食或加热不彻底的动物性食物，蔬菜水果要清洗干净，剩余饭菜再次食用前，需要充分加热。

(3) 饮用水的选择要符合国家安全标准。

(4) 防止食品生熟交叉感染和加工工具、容器具对食品的二次污染，停止食用可疑中毒食品。

八、其他细菌性食物中毒及预防措施

其他细菌性食物中毒及预防措施见表 11-1。

表 11-1　其他细菌性食物中毒及预防措施

名称	污染源及污染途径	发病及中毒症状	预防措施
不凝集弧菌食物中毒	不凝集弧菌存在于淡水、淡咸水等中，在含盐 0.4%~1% 浓度的水中分布广泛，夏季分布频度升高。生鲜鱼、贝类和饮用水作为污染源，容器、食具也可引起二次污染。该菌在冷冻和冷藏条件下仍可存活	主要症状是腹泻、水样便，有时伴有恶心、呕吐、腹疼、发烧等胃肠炎症状。有时还可引起胆囊炎、阑尾炎、肺炎、中耳炎等	严格加强卫生管理。防止熟食品放置时间过长
小肠结肠炎耶尔森菌食物中毒	小肠结肠炎耶尔森菌广泛存在于自然界，易通过狗、猫、鼠等带菌动物的排泄物二次污染食品，故饮用永、食品原料中常易感染该菌	感染该菌可导致胃肠炎、败血症、关节炎等，婴幼儿主要为腹泻、回肠末端炎、阑尾炎、肠间系膜淋巴结炎。本菌引起食物中毒为肠道感染，主要症状为腹疼、腹泻、发烧	加强食品加工的卫生管理，食品应低温保存；食用前对食品应充分加热灭菌
链球菌食物中毒	链球菌广泛存在于动物粪便、尘埃、水、奶类和人的口腔、鼻咽部。家畜、家禽患化脓性炎症时，可带有大量链球菌。引起中毒的食品是熟肉和奶类食品	潜伏期一般为 8~10h，主要症状是上腹部不适、恶心、呕吐、腹痛、腹泻，水样便、体温略高。病程 1~3d	加强肉类食品卫生管理，特别屠宰患化脓性疾病的牲畜时，要进行高温无害化处理。从业人员患感冒或化脓性皮肤疾病时，不得参加接触食品的工作
志贺菌属食物中毒	志贺菌在熟肉等熟食品上繁殖较快，熟食品放置时间较长，食前未经加热，食后可引起食物中毒。苍蝇能传播该菌	潜伏期一般为 10~14h，主要症状为突发剧烈的腹痛、多次腹泻，初期为水样便，后带血样黏液。体温 40℃，少数病人发生痉挛，重症者出现休克	夏秋季应特别加强食品的卫生管理，严格执行卫生制度。对患细菌性痢疾或带菌者应暂时调离加工食品工作
韦氏杆菌食物中毒	韦氏杆菌广泛存在于动物粪便、土壤、灰尘和污水中。大多数肉类、水产品带有该菌	食入大量活菌可致腹泻。潜伏期一般为 3~20h，主要症状为腹痛、腹泻，大便水样或稀便，无脓血。重症休克、痉挛、意识障碍或肠出血坏死等，病程 1~4d	加强卫生管理，控制传染源，彻底杀灭病原菌，食品要在低温下保存，防止熟后污染
结肠炎杆菌食物中毒	结肠炎杆菌在自然界分布较广，动物带菌率较高，该菌污染的食物和水能使人被感染	多发于春夏季，主要症状为发热、右下腹疼痛，有时腹泻，大便呈稀血水样	加强食品卫生管理，严格执行卫生制度
蜡样芽孢杆菌食物中毒	蜡样芽孢杆菌广泛存在于土壤、灰尘、腐草和空气中。肉类、奶类及其制品、米饭、蔬菜、水果可带有该菌。不洁用具和容器可传播该菌。熟食品在 20℃ 下放置时间过长，可使该菌繁殖产生肠毒素而引起中毒	由于食物带有大量活菌或其毒素，可引起呕吐、腹泻等胃肠炎。潜伏期 0.5~6h，主要症状为恶心、呕吐、腹痛、头晕和全身无力。病程约为 1d	加强卫生管理，防蝇、防鼠和防尘。熟食品不应放置时间过长，食用前应再次充分加热煮透

名称	污染源及污染途径	发病及中毒症状	预防措施
产气荚膜梭菌食物中毒	产气荚膜梭菌广泛存在于人和动物的粪便、土壤及下水道污水中，因此，食品受到污染的机会较多	产气荚膜梭菌食物中毒为感染型中毒，由于食入污染该菌的食品而发病，潜伏期为 8~12h。主要症状是腹泻、腹疼。一般不呕吐，无发烧。病程一般为一周	烹调后的熟食品应尽快食用，熟食品放置后须再加热后食用
空肠弯曲菌食物中毒	空肠弯曲菌广泛存在于家畜、家禽、狗和其他野生动物的肠道内，因而屠杀后通过食肉污染的危险性较高	该菌中毒属于感染型，潜伏期一般为 2~4d；症状为腹泻、腹疼、发热、头痛及呕吐，水样便，病程一般为一周	加强屠宰场的卫生管理，注意手指和加工器具等的卫生。食用前对食品应充分加热杀菌

任务三　化学性食物中毒

化学性食物中毒是指由于食用了被有毒有害化学物污染的食品、被误认为是食品及食品添加剂或营养强化剂的有毒有害物质、添加了非食品级的或伪造的或禁止食用的食品添加剂和营养强化剂的食品、超量使用了食品添加剂的食品或营养素发生了化学变化的食品（油脂酸败）等所引起的食物中毒。常见的化学性食物中毒包括亚硝酸盐食物中毒、毒鼠强中毒、食品添加剂过量或使用不当引起的食物中毒、农药中毒、砷中毒和吊白块中毒等。

一、亚硝酸盐食物中毒

亚硝酸盐食物中毒是指由于食用硝酸盐、亚硝酸盐含量较高的食品，或误将工业用亚硝酸钠作为食盐食用，或饮用含有硝酸盐或亚硝酸盐的苦井水、蒸锅水所引起的食物中毒。

常见的亚硝酸盐有亚硝酸钠和亚硝酸钾，为白色和嫩黄色结晶，呈颗粒状粉末，无臭，味咸涩，易潮解，易溶于水。

（一）中毒原因

1. 意外事故中毒

亚硝酸盐的价格低廉，外观上与食盐相似，容易误食引起中毒。

2. 食用含有大量硝酸盐、亚硝酸盐的蔬菜而引起中毒

当人的胃肠道功能紊乱、贫血、患肠寄生虫病及胃酸浓度降低时，如大量食用硝酸盐含量较高的蔬菜等食物，则肠道内的细菌可将硝酸盐还原为亚硝酸盐，引起亚硝酸盐中毒。

蔬菜在腌制过程中，其亚硝酸盐含量会逐渐升高，在 8~14d 时有一高峰，以后逐渐

降低，一般于腌后 20d 消失。故刚腌制不久的蔬菜含有大量亚硝酸盐。

3. 饮用水中亚硝酸盐含量较高

有些地区饮用水中含有较多的硝酸盐，一般称为"苦井"水，如用此水作蒸锅水连续使用，或熬粥煮菜，易引起中毒。

4. 食品添加剂滥用中毒

在食品加工中，常用硝酸盐或亚硝酸盐作为某些肉、鱼加工品的发色剂，但是超量使用会造成食品安全问题。此外，误将亚硝酸盐当食盐食用，可引起急性中毒。

（二）中毒症状

亚硝酸盐具有很强的毒性，亚硝酸盐类食物中毒又称肠原性青紫病、乌嘴病，亚硝酸盐为强氧化剂，进入人体后，可使血中低铁血红蛋白氧化成高铁血红蛋白，失去运氧的功能，致使组织缺氧，出现青紫而中毒。亚硝酸盐的中毒量为 0.3~0.5g，致死量为 1~3g。

亚硝酸盐中毒发病急速，潜伏期一般为 1~3h，误食亚硝酸盐者仅 10min。中毒的主要特点是由于组织缺氧引起的紫绀现象，如口唇、舌尖、指尖青紫，重者眼结膜、面部及全身皮肤青紫，头晕、头疼、乏力、心跳加速、嗜睡或烦躁、呼吸困难、恶心、呕吐、腹痛、腹泻，严重者昏迷、惊厥、大小便失禁，可因呼吸衰竭而死亡。

此外，亚硝酸盐对血管有一定的麻痹作用。

（三）预防措施

（1）不要食用大量新腌制的菜，腌菜要腌制一个月以后再食用，腌菜时选用新鲜菜。现腌的菜要马上就吃，不宜存放过久。尽量少吃腌菜、酸菜等腌制食品。

（2）肉类食品企业要严格按国家食品添加剂使用标准的规定添加亚硝酸盐和硝酸盐。

（3）严格执行国家相关标准，控制作为食品添加剂的硝酸盐和亚硝酸盐的使用范围、使用量和残留量。

（4）尽可能不饮用苦井水，必须使用时，应进行水质处理。

（5）包装或存放亚硝酸盐的容器应有醒目标志，与食盐、小苏打等分开储存，避免误食。

（6）加强对集体食堂尤其是学校食堂、工地食堂的管理，禁止餐饮服务单位采购、储存、使用亚硝酸盐，避免误食。

（7）蔬菜在收获和运输过程中，避免严重损伤，存放地点应干燥、阴凉、通风，避免长时间高温下堆放，注意保鲜、防止腐烂。禁止出售和食用已腐烂变质的蔬菜。食剩的熟菜不可在高温下存放长时间后再食用。不要在短时间内吃大量叶菜类蔬菜。

二、毒鼠强中毒

近年来，毒鼠强引发的食物中毒，无论发生起数还是死亡人数在食物中毒中所占的比例逐渐增加。毒鼠强投毒案件和污染食品引起的中毒事件频频发生，严重危害到广大人民群众的身体健康和生命安全，已受到全社会的广泛关注。

（一）中毒原因

（1）投毒或误服毒饵或被污染的食物；

（2）因毒鼠药滥用引起环境污染造成饮水及粮食污染等；

（3）生产包装毒鼠强时的工作接触。

（二）中毒症状

毒鼠强中毒的主要症状是抽搐、惊厥。中毒症状的轻重与接触量有密切关系，急性中毒症状主要表现为突然发作的惊厥、四肢抽搐，如不及时治疗，中毒者可因剧烈的惊厥，导致呼吸衰竭而死亡。轻度中毒则会出现头痛、头晕、恶心、呕吐、胸闷、心悸等症状。重度中毒可引起致命性的抽搐，并可对人体神经系统、消化系统、循环系统和泌尿系统造成严重伤害。

（三）预防措施

（1）毒鼠强属剧毒品，最根本的预防措施就是严禁生产、销售和使用毒鼠强，取缔无照销售；

（2）防止投毒；

（3）加强宣传教育，动员人民使用新型灭鼠药；

（4）提高全社会特别是中小学生自我防护意识，提高群众防范急性鼠药中毒的意识。

三、食品添加剂过量或使用不当引起的食物中毒

食品添加剂是食品加工与贮藏的常用原料，是现代食品工业不可缺少的一部分，但食品添加剂如果不恰当使用，可直接影响食品的卫生质量，甚至可能造成食物中毒。

（一）中毒原因

（1）食品中使用了未经国家批准使用或禁用的添加剂或非法添加物；

（2）食品中添加剂超出了规定使用量和使用范围，如在牛肉干食品中添加色素，在罐头中添加防腐剂等；

（3）使用工业级添加剂代替食品级添加剂，如把工业级过氧化氢、工业级氢氧化钠、电池级二氧化硅、染料用色素等应用于食品的生产。

（二）毒性

1. 急慢性中毒

食品中滥用有害添加剂可能造成急性或慢性中毒，如肉类制品中亚硝酸盐过量可导致人体血液中的低铁血红蛋白氧化成高铁血红蛋白，从而失去携带氧的功能，造成组织缺氧，产生一系列相应的中毒症状。

2. 过敏反应

一些食品添加剂可能引起某些人的过敏反应，如糖精可引起皮肤瘙痒症等过敏性皮炎；许多香料会引起支气管哮喘、荨麻疹等。

3. 致癌、致畸与致突变

许多动物实验已证实大剂量的食品添加剂能诱使动物发生肿瘤，有的食品添加剂如糖精、亚硝酸钠、苯甲酸钠等本身即可致癌，摄入过量都可能引起人体产生肿瘤。

4. 预防措施

为了确保食品添加剂正确使用，食品加工企业应严格遵循以下原则：

（1）不得经营和使用无卫生许可证、无产品检验合格证及污染变质的食品添加剂；

（2）不应掩盖食品腐败变质；

（3）不应掩盖食品本身或加工过程中的质量缺陷或以掺杂、掺假、伪造为目的而使用食品添加剂；

（4）使用的食品添加剂不影响食品自身的感官性状和理化指标，对营养成分无破坏作用；

（5）使用的食品添加剂经食品毒理学安全性评价证明，在其使用限量内长期使用对人体安全无害；

（6）在达到预期目的前提下尽可能降低在食品中的使用量；

（7）食品添加剂在使用中应有明确的检验方法；

（8）应严格按照国家标准使用食品添加剂。

四、农药中毒

（一）农药的定义与分类

农药是指用于防治危害农作物及农副产品的病虫害、杂草及其他有害生物药剂的总称。

农药残留是指在农业上使用农药后残留在生物体、食品（农副产品）和环境中的微量农药原体、有毒代谢产物、降解物和杂质的总称。

目前在世界各国注册的农药有 1500 余种，其中常用的是 500 种。农药按用途可分为杀（昆）虫剂、杀（真）菌剂、除草剂、杀线虫剂、杀螨剂、杀鼠剂、粮食熏蒸剂和植物生长调节剂等类型，其中使用最多的是杀虫剂、杀菌剂和除草剂三大类。按化学组成及结构可将农药分为有机磷、有机氯、有机砷、有机汞、氨基甲酸酯、拟除虫菊酯等。

（二）食品中农药残留的来源

进入环境中的农药，可通过多种途径污染食品。进入人体的农药估计约 90% 是通过食物摄入的。食品中农药残留的主要来源有：

1. 农作物从污染的环境中吸收农药

由于施用农药和工业三废的污染，大量农药进入了空气、水和土壤，成为环境污染物。农作物可以从污染的环境中吸收农药，特别是从土壤和灌溉水中吸收农药。农作物从污染的环境中吸收的农药的量与植物的种类、根系情况和食用部分，所用农药的剂型、方式和使用量以及土壤的情况有关。

2. 施药后直接污染

在生产中，农药直接喷洒于农作物的茎、叶、花和果实等表面，造成农产品污染。部分农药被作物吸收进入植株内部经过生理作用转运到植物的根、茎、叶和果实，代谢后残留于农作物中。

在兽医临床上，使用广谱驱虫和杀螨药物杀灭动物体表寄生虫时，如果药物用量过大被动物吸收或舔食，在一定时间内可造成动物产品中农药的残留。

3. 通过食物链和生物富集而污染食品

农药污染环境后可通过食物链的传递而污染食品。如农药污染饲料后可导致肉、奶、蛋的污染；水体受到污染后可导致水产品的污染。有些农药在经食物链传递时还可发生生物富集，致使原本环境中农药的轻微污染在经过了食物链的传递之后造成食品中农药的高浓度残留，这种富集的系数藻类达 500 倍，鱼贝类可达 2000~3000 倍，而食鱼的水鸟在 10 万倍以上。

4. 其他途径的污染

其他的许多途径都有可能造成农药对食品的污染。如食品在加工、贮藏和运输过程中，使用被农药污染的运输工具，或者与农药混放、混装均可造成农药污染；拌过农药的种子常含大量农药，但是常常造成误食；在食品厂、医院、公共场所等使用各种驱虫剂、灭蚊剂和杀蟑螂剂等使食品受农药污染的机会增多。

（三）有机磷农药中毒

有机磷农药上升为最主要的一类农药，占全部农药用量的 80%~90%，因此有机磷农药中毒在农药引起的食物中毒中占有较大的比例。

1. 中毒原因

该类食物中毒主要是有机磷农药污染食物引起的中毒，如装过有机磷农药的容器未彻底洗净便盛放食物，运输车辆受到有机磷农药污染没有彻底洗净便装运食物，刚喷过有机磷农药的蔬菜、瓜果就采摘造成残留量过高，把有机磷农药和粮食、食品混放，造成误食中毒等。

2. 中毒症状

有机磷农药中毒发病急，潜伏期越短，病情越重。轻度中毒表现为头痛、恶心、呕吐、多汗、视力模糊。严重者出现肺水肿、脑水肿、呼吸麻痹、昏迷，甚至呼吸衰竭而死亡。有的中毒者在中毒后 3~15d 处于好转恢复期时，由于毒物对心脏的迟发毒作用，可致猝死。

3. 预防措施

（1）加强农药管理，必须专人、专库、专柜保存。严禁农药与食物一起存放或装运。装运农药的车、船用后必须彻底洗刷消毒；

（2）不得使用盛过有机磷农药的容器盛放食物；

（3）严格遵守农药使用的有关规定。严禁将刚喷过有机磷农药的水果、蔬菜等供应

市场;

（4）蔬菜水果在食用前洗净。

（四）其他农药中毒的症状及预防措施

其他农药中毒的症状及预防措施见表11-2。

表11-2　其他农药中毒的症状及预防措施

农业种类	中毒症状	预防措施
氨基甲酸酯类农药	头痛、头昏、乏力、恶心、呕吐、流涎、多汗、视物模糊	加强农药管理
百草枯	损害肾小管，进行性呼吸困难，心、肝、肾上腺中毒	加强农药管理
杀虫脒	麻醉作用，对心肌和血管平滑肌有损害，高铁血红蛋白血症	加强农药管理
有机氯农药	半小时至数小时发病。口腔黏膜腐蚀、咽部充血、恶心、呕吐、上腹痛、血压上升、心跳缓慢、肌肉抽搐，重者昏迷致死	加强农药保管，禁止在蔬菜、水果、茶叶上使用有机氯农药
有机硫农药	以恶心、呕吐、腹痛、腹泻等胃肠道症状为主，继之出现头痛、头晕、心悸、血压降低，甚至因心脏衰竭、呼吸麻痹而死亡	加强农药保管，防止误食，使用有机硫农药前、后禁饮酒
有机汞农药	误食后口咽和上腹部灼痛，流涎，齿龈黏膜灰白出血，恶心、呕吐、腹泻，严重者肾功能衰竭、浮肿，最后因昏迷、呼吸困难而死亡	严格执行农药管理使用制度，严禁食用有机汞农药拌过的粮种，谨防误食有机汞农药毒死的禽畜

五、砷中毒

砷和砷化物在工业、农业、医药上用途很广，农业上作为杀虫剂使用也很广泛。最常见的为三氧化二砷，俗称砒霜。砷化物常用的有砷酸钙、亚砷酸钠、砷酸铅等。这些砷化物毒性较高，人类接触机会也较多，所以极易引起中毒。

（一）中毒原因

（1）食品加工时，所使用的原料或添加剂中含砷量过高。如滥用含砷过高的色素，或使用含砷过高的盐酸、碱等加工助剂。

（2）含砷杀虫剂混入食物也可引起中毒，如误食含砷农药拌种的粮食、误食含砷农药毒死的禽畜或不按规定滥用含砷杀虫剂喷洒果树和蔬菜，以致残留量过高。

（3）用盛过砷农药的容器盛装粮食和其他食品，用碾磨过砷农药的工具加工粮食从而污染食品。

（4）误食、误用含砷化合物也是常见的中毒原因。例如三氧化二砷为无臭、无味的白色粉末，易与淀粉、面碱、小苏打等混淆而误食中毒。

（二）中毒症状

潜伏期短，仅数十分钟至数小时。患者口腔和咽喉有烧灼感，口渴及吞咽困难，口中有金属味，随后出现恶心、呕吐、剧烈腹疼、顽固性腹泻、脉搏微弱、颜面及眼睑浮肿、头昏、头痛、四肢麻木。由于剧烈的吐泻可致脱水、血压下降，严重者可引起昏迷、惊厥和虚脱，常因呼吸衰竭而死亡。

（三）预防措施

（1）对砷化合物必须严格保管，并标上"极毒"标志。

（2）农药要健全管理制度和领用手续，有专人和专库妥善保管。农药不准与粮食和其他食品混放、混运。含砷农药必须染成红色，贴上有毒标志防止误用、误食。已拌过农药的种子应及时处理或专人保管，严禁食用。凡因含砷农药中毒死亡的禽畜必须销毁深埋，严禁食用。

（3）食品生产加工过程使用的某些化学物质如添加剂等必须符合卫生质量要求，其砷含量应符合国家食品卫生标准的要求。

（4）盛装过含砷农药的容器和包装材料不得再装任何食品。

（5）严禁用加工食品的磨、碾子等工器具加工砷制剂。

六、吊白块中毒

吊白块在工业上用作漂白剂。国家禁止在食品中使用吊白块，因此吊白块不属于食品添加剂。但一些不法分子利用吊白块可以使食品增白防腐等特点，用吊白块漂白面粉、米线、粉丝、豆腐皮、毛肚等食品，导致近年来吊白块引起的食物中毒事件屡禁不止。

吊白块中毒的潜伏期为数小时至十几小时不等，与摄入有毒食品的数量及掺入吊白块多少有关。临床表现为患者出现打喷嚏、咳嗽、胸痛、声音嘶哑、食欲缺乏、头晕、头痛、恶心、呕吐、疲乏无力、肝区疼痛，重者出现黄疸、出血倾向，周围血管水肿，有的出现畏寒、发热、少尿、血压下降等。

七、其他化学性食物中毒

有毒化学物质种类繁多，引起中毒的毒物多是剧毒，在体内易被消化道吸收。对各种化学毒物存放、使用、运输、保管不当而使其污染食品或误食中毒的事件也屡有发生。

其他常见的化学性食物中毒见表11-3。

表11-3 其他常见的化学性食物中毒

中毒名称	中毒原因	中毒症状	预防措施
锑中毒	搪瓷器皿上的釉在酸性条件下可释放出锑	与砷中毒相似，症状较轻，呈胃肠炎症状，腹痛，严重者可昏迷而死亡	不用搪瓷器皿盛放或煮酸性食物，防止误食

中毒名称	中毒原因	中毒症状	预防措施
锌中毒	多由于用镀锌容器存放酸性食品和饮料所致。由于锌不溶于水，能在有机酸（如柠檬酸、乙酸等）中溶解，溶解后的锌以有机酸盐的形式大量混入食品中，食用后即可引起中毒	呈急性发病，潜伏期短，仅几分钟至1h，主要为胃肠道刺激症状，表现为恶心、持续性呕吐、腹绞痛、腹泻、口腔烧灼感，伴随眩晕及全身不适。严重者可因剧烈的呕吐和腹泻而导致虚脱	禁止使用镀锌容器和工具盛放、加工、运输和保存酸性食品、醋及清凉饮料，妥善保管各种锌化物，防止误食中毒
铅中毒	某些铅化合物（如乙酸铅）在外表颜色、性状上与明矾相似，而硫酸铅、氧化铅与发酵粉、小苏打、面碱相似，很容易误用中毒。瓷器上面釉含量高，在酸性条件下可溶出铅	潜伏期0.5~2h，主要症状为口腔、咽部干燥、发热、疼痛、大量流涎、剧烈绞痛、脸色苍白、冷汗、大便秘结、色黑、腿部肌肉痛、痉挛、贫血	铅化物单独保管，不准与食品混放；盛放过铅化物的容器、用具不得用于盛放食品，同时避免误食
磷化锌中毒	以磷化锌为主要成分制成鼠药，通过鼠饵或误食而造成中毒	发病急、口干、恶心、喉部麻木、上腹烧灼感，呼吸和呕吐物有蒜臭气味；重者肝区痛、黄疸、昏迷乃至死亡	毒鼠药由专人保管，不吃毒死或死因不明的动物，避免误食
酸败油中毒	食用已酸败的油脂而引起中毒	潜伏期0.5~12h，恶心、呕吐、腹痛、腹泻、无力、头痛、发热、喉疼，病程1~4d，无死亡	避免油脂氧化酸败，使用抗氧化剂保存油脂，不食用已酸败的油脂
氟化物中毒	误食	误食30min~3h后，有上腹灼痛及胃肠炎症状，头晕全身酸痛、无力，手足抽搐虚脱，可因呼吸衰竭而死亡	各种氟化物应严加保管，应与食品分开存放，防止误食。使用有机氟农药时，应严格遵守农药使用的有关规定
钡盐中毒	误食	误食后30min~24h，出现恶心、呕吐、心慌。症状以进行性向心性肌肉麻痹为特点，血钾低，最后因呼吸肌麻痹而死亡	含钡化合物必须妥善保存，防止误食。含钡较高的井盐，必须除钡后才能食用
甲醇中毒	酒类在加工过程中加入或产生甲醇，进入人体，一旦超标，会对人体造成危害	头痛、恶心、胃痛、视力模糊、呼吸困难、呼吸中枢麻痹、发绀、昏迷，甚至死亡。全身状态已恢复者也常发生视力障碍，甚至失明	控制酒类中甲醇含量，严禁用非食用酒精兑制酒类饮用或出售

任务四　有毒动植物中毒

有些动植物本身含有某种有毒天然成分（如河豚含有河豚毒素、毒蕈含有毒蕈碱等），而且由于其形态与无毒品种类似，容易混淆而误食，或食用方法不当而引起人类中毒。某些食物在一般情况下并不含有毒物质，由于储存不当形成某种有毒物质（如马铃薯发芽后可产生龙葵素），食用后也会引起中毒。

一、动物性食物中毒

食入动物性有毒食品引起的食物中毒即为动物性食物中毒。动物性有毒食品主要有两类：天然含有有毒成分的动物或动物体内的有毒成分；在一定条件下产生大量有毒成分的可食动物性食品。动物性食品中的天然有害物质几乎都属于鱼及贝类的毒素。近年我国发生的动物性食物中毒主要是河豚中毒，其次是贝类中毒。

（一）河豚中毒

河豚是一种味道鲜美但含有剧毒物质的鱼类。我国沿海各地及长江下游均有出产，属无鳞鱼的一种，在淡水、海水中均能生活。

1. 中毒原因

河豚中毒多为误食而中毒，其次为喜食河豚但未将其毒素除净而引起中毒。

2. 理化特点

河豚的有毒成分为河豚毒素，无色针状结晶，微溶于水，对热稳定，热处理120℃持续20min仍有毒素残存，煮沸、盐腌、日晒都不能将其破坏。河豚毒素主要存在于河豚的肝、脾、肾、卵巢、卵子、睾丸、皮肤、血液及眼球中，其中卵巢毒性最大，肝次之。

虽然新鲜肌肉可视为无毒，但如鱼死后较久，内脏毒素溶入体液中能逐渐渗入肌肉内，仍不可视为无毒。个别品种在肌肉内也有弱毒。一般雄鱼组织的毒素含量低于雌鱼。每年2~5月为河豚卵巢发育期，此时毒性最强，故河豚中毒事故多发生在春季。

3. 毒性和危害

河豚毒素是毒性最强的非蛋白质的神经毒素，其毒性比氰化钠大1000倍，对人的致死量为每千克体重7μg，即0.5mg就能毒死一个体重70kg的人。

河豚毒素主要作用于神经系统，阻碍神经传导，可使神经末梢和中枢神经麻痹。最初为知觉神经麻痹，继而运动神经麻痹，从而引起外周血管扩张、血压下降，最后出现呼吸中枢和血管运动中枢麻痹。

4. 中毒症状

河豚中毒发病急速而剧烈，潜伏期一般在10min至3h，先感觉手指、口唇、舌尖麻木或有刺痛感，然后出现恶心、呕吐、腹泻等肠胃症状，以后发展到四肢麻痹、共济失调、瘫痪、血压和体温下降，重症者因呼吸衰竭窒息而死，中毒病死率 20% 左右，致死时间最快在食后 1.5h。

5. 预防措施

(1) 加强卫生宣传教育，使大众充分认识其危害，以不食河豚较为妥善；

(2) 水产品收购、加工、供销等部门应加强对河豚的监督管理。

6. 急救措施

河豚毒素中毒尚无特效解毒药，一般以排出毒物和对症处理为主。

(1) 催吐、洗胃、导泻，及时清除未吸收的毒素；

(2) 大量补液及利尿，促进毒素排泄；

(3) 尊医嘱，适量补充激素和莨菪碱类药物；

(4) 支持呼吸、循环系统功能，必要时做心肺复苏。

(二) 麻痹性贝类中毒

此类中毒是由于食用某些贝类如贻贝、蛤类、螺类、牡蛎等引起的食物中毒。此类中毒与贝类吸食浮游藻类有关，毒物在贝类内部蓄积和代谢，使人类食用后造成食物中毒。

1. 中毒原因

在全世界 4000 多种海洋浮游藻中，大约有 260 种能形成赤潮，其中有 70 多种能产生毒素。赤潮中的"藻毒素"通过食物链，在贝类和鱼类的身体内积累。太平洋沿岸地区有些贝类多在 3~9 月使人中毒，中毒特点为神经麻痹，故称麻痹性贝类中毒。发生麻痹性贝类中毒一般与进食"赤潮海鲜"有关。

2. 理化特点

有毒藻类主要为甲藻类，特别是一些属于膝沟藻科的藻类。毒藻类中的贝类麻痹性毒素为白色，易溶于水，耐热，一般烹调温度很难将其破坏，胃肠道易吸收。

3. 毒性及危害

贝类含石房蛤毒素的多少取决于海水中膝沟藻类的数量，贝类中毒的发生往往与水域中藻类大量繁殖、集结形成所谓"赤潮"有关。

某些无毒可供食用的贝类在吸食有毒藻类后，其所含的有毒物质即进入贝体内，产生石房蛤毒素，因毒素在贝类体内呈结合状态，故贝体本身并不中毒，也无生态和外形上的变化。

但是，当人们食用这种贝类后，毒素迅速被释放，呈现毒性作用。石房蛤毒素是一种神经毒，主要作用为阻断神经传导，作用机制与河豚毒素相似，在相对分子质量较小的毒素中为毒性较高者。对人经口致死量为 0.54~0.9mg。

4. 中毒症状

人类误食了含有麻痹性毒素的贝类，潜伏期一般为数分钟至 20min，主要表现为突然发病，唇、舌麻木，肢端麻痹，头晕恶心，胸闷乏力等，部分病人伴有低烧，重症者则昏迷，呼吸困难，最后因呼吸衰竭窒息而死亡。重症者常在 2~24h 因呼吸麻痹而死亡，病死率为 5%~18%。如病程超过 24h 者则预后良好。

麻痹性贝毒是所有赤潮毒素中最多见的。目前对贝类中毒尚无有效解毒剂，有效的抢救措施包括及早催吐、洗胃、导泻及对症治疗，设法排除毒素。

5. 预防措施

（1）建立疫情报告和定期监测制度。定期对贝类生长水域采样进行显微镜检查，如发现水中藻类细胞增多，即有中毒的危险，应对该批贝类做毒素含量测定。

（2）规定市售贝类及加工原料用贝类中毒素限量。目前，美国和加拿大对冷藏鲜贝肉含石房蛤毒素的限量≤80μg/100g，可作为借鉴。

（3）做好卫生宣传教育，介绍安全食用贝类的方法。贝类毒素主要积聚于内脏，如除去内脏，洗净、水煮、捞肉弃汤，可使毒素含量降至最小程度。

6. 急救措施

目前对贝类食物中毒尚无特效解毒药品，有效的急救措施是尽早采取催吐、洗胃、导泻的方法，及时去除毒素，同时对症治疗。

（三）鱼类引起的组胺中毒

鱼类引起的组胺中毒是由于食用含有一定数量组胺的某些鱼类而引起的过敏型食物中毒，该类中毒与人的不同体质有一定关系。

1. 中毒原因

组胺是组氨酸的分解产物，因此组胺的产生与鱼类所含组氨酸的多少有关。一般海产鱼类中的青皮红肉鱼，如鲣鱼、鲐鱼、秋刀鱼、沙丁鱼、竹荚鱼、金枪鱼等鱼体中含有较多的组氨酸。当鱼体不新鲜或腐败时，污染鱼体的细菌如组胺无色杆菌特别是莫根变形杆菌所产生的脱羧酶，会使组氨酸脱羧基，形成组胺。

2. 理化特点

在温度 15~37℃ 以及有氧、中性或弱酸性（pH 6.0~6.2）和渗透压不高（盐分 3%~5%）的条件下，容易产生大量组胺。当鱼品中组胺含量达到 4mg/g 时，即可引起中毒。人体摄入组胺达 100mg 以上时，易发生中毒，而且与个人体质的过敏性有关。

其他氨基酸脱羧产物，如尸胺、腐胺、酪胺、氨基己醇等，可与组胺发生协同作用，使毒性增强。

3. 中毒症状

组胺中毒是一种过敏型食物中毒，其特点是发病快、症状轻、恢复快。潜伏期一般仅数分钟至数小时。主要症状为面部、胸部或全身潮红，头痛、头晕、胸闷、呼吸促迫。部分病人出现眼结膜充血，口唇肿，或口、舌、四肢发麻，以及恶心、呕吐、腹痛、腹泻、荨麻疹等。有的可出现支气管哮喘、呼吸困难、血压下降。一般体温正常，1~2d 内恢复健康。

4. 预防措施

（1）防止鱼类腐败变质，禁止出售变质鱼类。商业部门应尽量保证在冷冻条件下运输和保存鱼类，市场供应的鲜鱼应采用冷藏货柜或加冰保鲜，凡青皮红肉鱼类应有较高的鲜度，严禁销售变质鱼类。消费者选购青皮红肉鱼类时，应特别注意鲜度质量。

（2）鱼类食品必须在冷冻条件下储藏和运输，防止组胺产生。

（3）避免食用不新鲜或腐败变质的鱼类食品。

（4）对于易产生组胺的青皮红肉鱼类，烹调加工时，将鱼肉漂洗干净，充分加热，采用油炸和加醋（或红果）烧煮等方法可使组胺减少65%以上。

（四）其他有毒动物中毒

其他的动物性食物中毒及预防见表11-4。

表11-4　其他动物性食物中毒及预防

中毒名称	有毒成分	中毒症状	预防措施
动物肾上腺中毒	肾上腺素	恶心，呕吐，腹泻，头晕，手、舌发麻，心动过速	去除牲畜肾上腺，以免误食
鱼胆中毒（如草鱼、鲤鱼、鲢鱼、鳙鱼等）	胆汁毒素	潜伏期短，恶心、呕吐、腹痛、腹泻，随之有肝肾损害，重度中毒者可因中毒性休克及昏迷而死亡	科普鱼胆有毒的相关知识，如用鱼胆治病，需按医嘱，切勿过量
鱼肝中毒（如鲨鱼、鲅鱼、旗鱼、鲟鱼等）	大量维生素A	头痛、皮肤潮红、恶心、呕吐、腹部不适、食欲不振，继之可有脱皮，一般可自愈	不过量食用可能含大量维生素A的动物肝脏
有毒蜂蜜中毒	因蜜源的有毒植物而异。我国主要是雷公藤、昆明山海棠等钩吻属植物中含的生物碱类	潜伏期24~48h，临床症状以消化道、神经系统和肾脏等的改变较突出，如口干、唇、舌发麻，恶心、呕吐、头昏、头痛、发热腹痛，肾区上部疼痛和肝肿大等	加强蜂蜜的检验工作，对可疑有毒蜂蜜改做工业用，不得食用，并防止毒蜜流入市场
鲍鱼中毒	鲍鱼内脏，染毒后肠腺呈深黑绿色	潜伏期1~2d，颜面和手指出现红肿、疼痛	不食鲍鱼中肠腺
动物甲状腺中毒	甲状腺毒	潜伏期12~24h，头晕、头痛、狂躁、多汗、手震颤等	去除牲畜甲状腺，以免误食
雪卡毒素中毒（存在于某些毒鱼肌肉、内脏和生殖腺中和某些软体动物体内）	雪卡毒素	潜伏期数小时，主要症状为恶心、呕吐、感觉异常、运动失调、眩晕、肌无力等，病人多死于呼吸麻痹	不食用含毒鱼及软体动物
鱼卵中毒（如青海裸鲤、石斑鱼、鲶鱼等）	可能是鱼卵毒素	潜伏期短，有恶心、呕吐、腹痛、腹泻等胃肠道症状，有的有口干、眩晕、脉搏快、胸闷等。重病例痉挛、抽搐昏迷而死亡，轻症者多	加强宣传教育、普及有关知识。产卵季节鱼卵毒性大，应除净。加工、腌制时也须除去鱼卵

二、植物性食物中毒

植物性食物中毒是指摄入含有有毒成分的天然植物或其加工制品（如桐油、大麻油等）、在加工过程中未能破坏或除去有毒成分的植物（如木薯、苦杏仁等）、在一定条件下产生大量的有毒成分的可食的植物性食品（如发芽马铃薯等）后引起的中毒。

（一）毒蘑菇中毒

毒蘑菇中毒是一种常见的植物性食物中毒。在我国境内可食用的蘑菇近 300 种，有毒的蘑菇 80 多种，其中含有剧毒能使人致死的不到 10 种。

1. 中毒原因

毒蕈中毒多发生于高温多雨的夏秋季节，往往由于毒蕈与食用蕈不易区别而误食中毒。毒蕈含有毒素的种类与多少因品种、地区、季节、生长条件的不同而异。个体体质、烹调方法和饮食习惯以及是否饮酒等，都与能否中毒或中毒轻重有关。毒蕈的有毒成分十分复杂，一种毒蘑菇可以同时含有几种毒素，同种毒素也可能存在于数种毒蘑菇之中，对毒蕈毒素的研究目前还在进行中。

2. 中毒症状

不同的毒蘑菇所含的毒素不同，引起的中毒表现也各不相同，一般可分为以下几个类型。

（1）胃肠炎型：发病快，潜伏期为 10min ~ 6h。主要症状为剧烈恶心、呕吐、腹泻、腹痛，一般病程 2~3d，病死率低。如能及时治疗，预后良好。产生此类症状的蘑菇很多，如红菇、乳菇、橙红毒伞等。

（2）神经精神型：一般在进食后 10min~6h 发病，除胃肠炎出现症状外，还表现出神经精神症状，如大汗、恶心、呕吐、流泪、流涎、脉搏缓慢、瞳孔缩小、头晕、嗜睡、视力模糊、幻觉、狂躁、谵妄等。此型多预后良好，病死率低，无后遗症。

（3）溶血型：潜伏期 6~12h，除有胃肠炎表现外，还有溶血表现，可出现贫血、肝脾肿大等，严重时可致死亡，预后不良。

（4）肝肾损伤型：此型中毒最为严重，多为误食白毒伞、鳞柄毒伞等所引起。有毒成分主要为毒肽类，毒素为剧毒，对人致死量为 0.1mg/kg 体重，可使体内大部分器官发生细胞变性，属原浆毒。食用含有此毒素的新鲜蘑菇 50g（相当于干蘑 5g）即可使人死亡，几乎无一例外。一般进食后 10~30h 出现胃肠炎症状，部分患者可有假愈期，然后出现肝、脑、心、肾等多脏器损害的表现，以肝损害最为严重。部分患者可有精神症状。一般病程 2~3 周，症状严重，病情凶险，变化多端，病死率高达 90%。此型中毒临床表现十分复杂，按其病情发展可分为六期，即潜伏期、胃肠炎期、假愈期、内脏损害期、精神症状期和恢复期。假愈期仅有乏力、不思饮食的症状，但毒素已深入内脏进行侵害，应引起高度重视。

（5）光过敏性皮炎型：因误食猪嘴蘑引起，中毒时身体暴露部分如颜面出现肿胀、疼痛等。

3. 预防措施

（1）加强宣传教育：不吃不认识或没有吃过的蘑菇。由于许多毒蘑菇难以鉴别，防止中毒的有效措施就是不要随便采摘野蘑菇食用，不认识的蘑菇一定不采、不吃。

（2）提高鉴别毒蘑菇的能力：较可靠的毒菇鉴别方法是根据蘑菇的形态学特征的分类鉴定，要依靠专业人员来进行。

4. 急救措施

（1）及时催吐、洗胃、导泻、灌肠，迅速排出毒物，凡食毒蕈后 10h 内均应彻底洗胃，洗胃后可给予活性炭吸附残留的毒素。无腹泻者洗胃后用硫酸镁 20～30g 或蓖麻油 30～60mL 导泻。

（2）对各型毒蕈中毒根据不同症状和毒素情况采取不同的治疗方案。胃肠炎型可按一般食物中毒处理；神经精神型可采用阿托品治疗；溶血型可用肾上腺皮质激素治疗，一般状态差或出现黄疸者，应尽早应用较大量的氢化可的松，同时给予保肝治疗；肝肾型可用二巯基丙磺酸钠治疗保护体内含巯基酶的活性。

（二）含氰苷植物中毒

含氰苷植物中毒国内外均有报道，其中以苦杏仁中毒最为多见，此外还有苦桃仁、枇杷仁、李子仁、樱桃仁及木薯等。

1. 中毒原因

许多高等植物中含有氰苷，引起食物中毒的往往是杏、桃、李和枇杷等的核仁和木薯。杏仁中含有苦杏仁苷，木薯和亚麻子中含亚麻苦苷。木薯块根中氰苷的含量因栽培季节、品种、土壤和肥料等因素的影响而不同。

苦杏仁中毒常发生于儿童生吃水果核仁，或不经医生处方自用苦杏仁治疗小儿咳嗽而引起中毒。木薯中毒主要是由于食用未经合理加工处理的木薯或生食木薯而引起。此外，还曾有报道报告过人吃酸竹笋引起中毒，笋尖含氰苷量高于苦杏仁。

氰苷被摄入后，经食物所含酶的作用，分解放出氢氰酸而引起中毒。氢氰酸对人的最低致死量经口测定为 0.5～3.5mg/kg 体重；苦杏仁中毒量为成人生食 40～60 粒，儿童生食 10～20 粒，致死量约 60g。

含氰苷植物的毒性，除了决定于其氰苷含量，还与摄取的速度、植物中催化氰苷水解酶的活力以及人体对氢氰酸的解毒能力大小有关。

2. 中毒症状

苦杏仁中毒潜伏期为 0.5～5h，木薯中毒潜伏期为 1～12h。开始时出现口中苦涩、流涎、头晕、头痛、恶心、呕吐、心悸、四肢无力等。较重者胸闷、呼吸困难、呼吸时可嗅到苦杏仁味。严重者意识不清、呼吸微弱、昏迷、四肢冰冷、常发生尖叫，继之意识丧失、瞳孔散大、对光反射消失、牙关紧闭、全身阵发性痉挛，最后因呼吸麻痹或心跳停止而死亡。此外，还可引起多发性神经炎。木薯中毒的临床表现与苦杏仁中毒相似。

3. 预防措施

（1）加强宣传教育，尤其是向儿童父母和较大的儿童讲解苦杏仁中毒的知识。宣传勿食苦杏仁，也勿食用干炒的苦杏仁。

（2）推广含氰苷低的木薯品种，并改良木薯种植方法，在硝酸态氮含量较低的土地上种植。

（3）木薯在食用前去皮，水洗薯肉，可以溶解氰苷除去部分毒素。在木薯加工中采用切片水浸晒干法（鲜薯去皮、切片，浸水 3~6d，沥干、晒干）、熟薯水浸法（去皮、切片，煮熟，浸水 48h，沥干）和干片水浸法等，去毒效果良好。

（4）禁止生食木薯，不得空腹吃木薯，一次不宜吃得太多。

4. 急救措施

（1）催吐：用 5% 的硫代硫酸钠溶液洗胃。

（2）解毒治疗：首先吸入亚硝酸异戊酯 0.2mL，每隔 1~2min 一次，每次 15~30s，数次后，改为缓慢静脉注射亚硝酸钠溶液，成人用 3% 溶液，儿童用 1% 溶液，每分钟 2~3mL。然后静脉注射新配制的 50% 硫代硫酸钠溶液 25~50mL，儿童用 20% 硫代硫酸钠溶液，每次 0.25~0.5mL/kg 体重，如症状仍未改善者，重复静脉注射硫代硫酸钠溶液，直到病情好转。

（3）对症治疗：根据病人情况给予吸氧、呼吸兴奋剂、强心剂及升压药等。对重症病人可静脉滴注细胞色素 C。

（三）菜豆中毒

四季豆、刀豆等菜豆中毒一年四季均可发生，但多发生于秋季。

1. 中毒原因

菜豆品种很多，引起中毒的原因一般认为是由于菜豆中所含的皂素和血球凝集素引起，较常见的是四季豆中毒。

2. 中毒症状

四季豆的烹调加工方法不当，加热不透，内含的毒素不能被破坏，即可引起食物中毒。菜豆中毒多发生在集体饭堂，主要原因是锅小，加工量大，翻炒不匀，受热不匀，不易把菜豆烧熟焖熟。

菜豆中毒发病快，可在进食后数分钟发病，多数在 2~4h 内。主要表现为急性胃肠炎症状，胃部有烧灼感，恶心、呕吐、腹痛、腹泻（多为水样便），重者可呕血，并伴有头晕、头痛、出冷汗，有的四肢麻木，体温多正常或伴有低热。一般病程较短，多在 1~3d 内恢复，愈后良好。

3. 预防措施

预防菜豆中毒的方法是在加工时一定要翻炒均匀，充分加热至"烧熟煮透"，使菜豆外观失去原有的生绿色，没有豆腥味，食用时才不会引起中毒。另外，还要注意不买、不吃老菜豆，要去除菜豆两头和豆荚这些含毒素较多的部位。

（四）发芽马铃薯中毒

马铃薯又名土豆、洋山芋、山药蛋，是一种大众蔬菜，尤其在北方的冬天，它是许多家庭的冬储菜和主食蔬菜之一。然而未成熟的或发芽、腐烂的马铃薯会导致人体中毒。

1. 中毒原因

马铃薯中含有一种叫龙葵素的毒素，由于含量极少，一般情况下不会使人中毒。但如果马铃薯尚未成熟，或马铃薯发芽、变绿、腐烂，龙葵素含量就明显增多，而且较集中地分布在发芽、变绿和溃烂的部分。当摄入 0.2~0.4g 龙葵素时，就能发生严重中毒。引起发芽马铃薯中毒的主要原因是由于马铃薯储藏不当，使其发芽或部分变黑绿色，烹调时又未能除去或破坏龙葵素，食后发生中毒。

2. 中毒症状

龙葵素毒性较强，食后约数分钟至数小时中毒者就会感到舌、咽麻痒发干，胃部灼痛，恶心，呕吐，腹痛，腹泻，伴有头晕、耳鸣、瞳孔散大等症状，严重的可因呼吸中枢麻痹而死亡。

3. 预防措施

为了预防龙葵素中毒，要把马铃薯存放在干燥、阴凉处；食用之前把芽、芽眼、变绿和溃烂部分挖去，切好后在水中浸泡 2h 以上，可使龙葵素的含量大大减少；烹调时在菜中放些醋，乙酸可以将龙葵素分解，并且还有解毒作用。另外将马铃薯彻底煮熟煮透，也能解除龙葵素的毒性。

（五）豆类食品中毒

豆类食品因其富含营养、味道鲜美而成为人们膳食中的主要食品，然而没有煮熟的豆制品却可在人体内产生毒性反应。

1. 中毒原因

未煮熟的豆类食物中含有植物血球凝集素、皂素和抗胰蛋白酶因子等抗营养因子，进入人体后使人出现一些胃肠道症状。

2. 中毒症状

恶心、呕吐、腹痛、腹泻等。食入未煮熟的豆类食物发生中毒后，症状一般会持续数小时或 1~2d，一般不会留下后遗症。

3. 预防措施

为预防此类中毒，豆类食物在食用前必须煮熟煮透，尤其是豆浆，必须加热到 95℃ 以上，才能使其中所含的中毒性物质被充分分解破坏而失去毒性。目前市场上销售的豆粉，出厂前已经过高温加热处理，故饮用豆粉冲的豆浆一般不会中毒。

喝"假沸"豆浆易中毒，豆浆由于皂素作用，当加温至 80℃ 左右时，便出现泡沫，造成豆浆已经煮沸的假象，但是有害物质并未被破坏。煮豆浆时，容器内豆浆不可盛得太满，在烧煮过程当中，不要随意加入生豆浆。

（六）鲜黄花菜中毒

1. 中毒原因

鲜黄花菜中含有秋水仙碱，秋水仙碱的氧化物会刺激胃肠器官引起病变，病症以胃肠道症状为主。

2. 中毒症状

主要表现为恶心、呕吐、腹痛、腹泻、头昏、头痛、口渴、喉干等。严重者可出现抽搐、虚脱，最后因呼吸抑制而死亡。潜伏期短，多在食用后 0.5~4h 发病。病程较短，轻者 1~2d 即可痊愈。

3. 预防措施

（1）食用鲜黄花菜时应先用水洗净浸泡，再用沸水焯烫，而后弃汤再进行烹炒；

（2）加热要彻底，使其熟透再食，便不会引起中毒；

（3）食量不宜过多，应适当间隔进食比较安全；

（4）经干制后的黄花菜，引发中毒的病因物质已被破坏，可放心食用。

（七）其他有毒植物中毒

其他有毒植物中毒及预防见表 11-5。

表 11-5　其他有毒植物中毒及预防

中毒名称	有毒成分	中毒症状	预防措施
棉籽油棉酚中毒	棉酚、棉酚紫、棉酚绿	烧热（皮肤潮红、口干等）、肢体软瘫、影响男女生殖功能	勿食粗制棉籽油，榨前必须将棉籽粉碎，经蒸炒加热后再榨油
桐油中毒	桐酸、异桐酸	食后 1h，剧烈呕吐、腹泻。毒素一旦进入血液，可引起胃炎，出现蛋白尿、管型红细胞	与食用油分别存放，防止误食
蓖麻子中毒	蓖麻碱、蓖麻毒素	一般误食 1d 左右呈胃肠炎症状、血样便、重者黄疸、血红蛋白尿、抽搐、昏迷甚至死亡	广泛宣传，不食用，防止误食
苦瓠子中毒	可能为苦瓠子苷	食后 10min~2h，出现头昏、恶心、呕吐、腹胀、腹泻	不吃苦瓠子
白果中毒	银杏酸、银杏酚	潜伏期 1~12h，呕吐、腹泻、头痛、恐惧感、惊叫、抽搐，重症者意识丧失、昏迷甚至死亡	不吃生白果或变质白果，生白果去壳，加水煮熟煮透后弃水食用
大麻子（小麻子）油中毒	四氢大麻酚、大麻二酚、大麻酚	食后 1~4h 发病，头晕、口干、恶心、四肢麻木；重者兴奋异常，后转抑郁、昏睡	不食用大麻子油，其盛装容器应有明显标志，防止误食
毒芹中毒	毒芹碱	食后半小时出现口苦，口腔、咽喉、胃有烧灼感，头晕，头痛，恶心，呕吐，四肢麻痹，最后因呼吸麻痹而死亡	毒芹根的纵削面有较密的片状分隔，而水芹则无。采摘水芹时不要误采毒芹

续表

中毒名称	有毒成分	中毒症状	预防措施
毒麦中毒	毒麦碱	潜伏期 0.5~4h，头昏、恶心、呕吐、视力模糊、腹痛、抽搐、面红、畏寒、心率快	加强宣传，麦中不得混入毒麦
苍耳中毒	苍耳苷、毒蛋白、生物碱	潜伏期 4h~5d。初现肠胃症状，继而头痛、昏迷、惊厥。严重者黄疸、尿闭，最后呼吸麻痹死亡	防止误食苍耳子、苍耳芽

任务五　真菌毒素和霉变食品中毒

一、赤霉病变食物中毒

麦类、玉米等谷物被镰刀菌属侵染所引起的赤霉病是一种世界性病害，谷物赤霉病的流行除造成谷物严重减产外，谷物中存留的镰刀菌所产生的毒素可引起人畜中毒。

（一）中毒原因

赤霉病是麦类作物的一种流行性病害，尤以小麦受害最重，多发生在穗期多雨、气候潮湿地区。赤霉病麦是禾谷镰刀菌侵害麦类的结果。病麦麦粒呈灰红色，谷皮皱缩，胚芽发红，组织松散易碎，含粉量少。禾谷镰刀菌在病麦中寄生和繁殖产生了有毒的代谢物，即镰刀菌毒素。

（二）中毒症状

中毒潜伏期一般在食后 10~30min 内，也可长至 2~4h，主要症状有恶心、眩晕、呕吐、乏力、腹痛、腹泻、流涎、头昏、头痛，少数伴有发热、畏寒等。症状一般 1d 左右消失，缓慢者一周左右，预后良好。个别严重者有呼吸、脉搏、体温及血压波动，四肢酸软，步态不稳，形似醉酒，故有的地方称为"醉谷病"，一般中毒患者不经治疗可自愈。

（三）预防措施

（1）依据粮食中毒素的限量标准，加强粮食卫生管理。

（2）加强田间管理，预防谷类感染赤霉病，推广抗赤霉病的谷物品种。收获时及时脱粒、晒干或烘干，仓储粮食要勤翻晒，注意通风，控制粮食水分在 11%~13%。

（3）使用高效、低毒、低残留的杀菌剂。

（4）尽量设法去除或减少粮食中的病麦粒或毒素，可采取下列方法。

①分离法。病麦相对密度低于好麦，故可用风选（风筛）和浮选的方法将病麦与好麦分离，浮选时还可以溶解除去部分毒素。

②去皮法。病麦毒素集中于麦粒外层，故通过碾磨磨去一部分病麦外层，磨成出粉率较低的精白面，则可减轻其毒性。

③浸出法。利用清水或石灰水浸出去毒。

④发酵法。病麦经过发酵可以破坏毒素且效果较好。

⑤烹调法。烹调方法可以破坏毒素。

二、霉变甘蔗中毒

（一）中毒原因

霉变甘蔗中毒是指食用了保存不当而霉变的甘蔗引起的食物中毒。甘蔗霉变主要是由于甘蔗在不良条件下经过长期储存，微生物大量繁殖导致。甘蔗收割时如未完全成熟，含糖量低也有利于微生物生长繁殖而引起甘蔗霉变，食用后会发生中毒。北方地区霉变甘蔗中毒多发生于初春 2~4 月。

（二）中毒症状

潜伏期短，一般为 15min 至数小时，多在 5h 内发病。轻者恶心、呕吐、头痛、腹痛、腹泻、黑色稀便，部分中毒患者伴有眩晕、眼前发黑、复视，不能立、坐，被迫卧床等。病程一般为 24h，患者逐渐恢复健康，不留下后遗症。重者出现抽搐、昏迷，可因呼吸衰竭而死亡，幸存者会留下严重的后遗症。

（三）预防措施

（1）甘蔗必须成熟后才收割，收割后要防止受冻，不成熟的甘蔗易于霉变。

（2）在储存过程中应采取防霉措施，储存时间不能太长，并定期进行感官检查，必要时可进行霉菌检查及动物实验。

（3）加强食品卫生监督，严禁出售和食用霉变甘蔗，也不得将其加工成鲜蔗汁出售。

（4）加强宣传教育工作，教育群众不吃霉变甘蔗。

三、霉变甘薯中毒

甘薯又名红薯、甜薯、地瓜等。由于储藏不当，可因霉菌作用而引起表面出现黑褐色斑块，变苦、变硬等，称为黑斑病。食用黑斑病甘薯可引起人畜中毒。

（一）中毒原因

霉变甘薯中毒是由于镰刀菌或甘薯长喙壳菌的污染以及由此而产生的毒素引起的。

引起霉变甘薯中毒的毒素主要是甘薯酮、甘薯醇、甘薯宁等。毒素耐热性较强，因此生食或熟食霉变甘薯均可引起中毒。毒素在中性环境下很稳定，但遇到酸、碱都能被破坏。

（二）中毒症状

轻者恶心、呕吐、腹痛、腹泻，并有头晕、头痛；重者同时出现痉挛、嗜睡、昏迷、瞳孔散大，3~4d 后体温升高，严重者可导致死亡。

（三）预防措施

（1）做好甘薯的储藏工作，防止薯皮破损而受病菌污染，注意储存条件防止霉变；

（2）经常检查储藏的甘薯，如发现有褐色或黑色斑点应及时选出，防止病菌扩散；

（3）已发生黑斑病的甘薯，无论生熟都不能食用。

任务六　食物中毒的调查和处理

按《中华人民共和国食品安全法》的定义，食品安全事故指食源性疾病（包括食物中毒）、食品污染等源于食品，对人体健康有危害或者可能有危害的事故。因此，食物中毒的调查处理，应按《中华人民共和国突发事件应对法》《中华人民共和国食品安全法》《中华人民共和国食品安全法实施条例》《突发公共卫生事件应急条例》《国家食品安全事故应急预案》等的要求进行。

一、食物中毒调查处理的组织协调和经常性准备

（一）明确职责、建立协调机制

1. 明确职责

明确各部门职责，建立协调机制，调动各相关机构在食物中毒调查处理中的主动性，充分发挥其职能。

按《中华人民共和国食品安全法》（以下简称《食品安全法》）规定，发生食品安全事故的单位应当立即采取措施，防止事故扩大。事故单位和接收病人进行治疗的单位应当及时向事故发生地县级人民政府市场监督管理、卫生行政部门报告。县级以上人民政府质量监督、农业行政等部门在日常监督管理中发现食品安全事故或者接到事故举报，应当立即向同级食品市场监督管理部门通报。

医疗机构发现其接收的病人属于食源性疾病病人或者疑似病人的，应当按照规定及时将相关信息向所在地县级人民政府卫生行政部门报告。县级人民政府卫生行政部门认为与食品安全有关的，应当及时通报同级市场监督管理部门。

县级以上人民政府卫生行政部门在调查处理传染病或者其他突发公共卫生事件中发现与食品安全相关的信息，应当及时通报同级市场监督管理部门。

县级以上人民政府市场监督管理部门接到食品安全事故的报告后，应当立即会同同级卫生行政质量监督、农业行政等部门进行调查处理，并采取相应措施，防止或者减轻社会危害。疾病预防控制机构负责食物中毒事件的流行病学调查和对事故现场的卫生处理；进行实验室检验，调查诊断中毒原因；填报食物中毒登记报告表，完成流行病学调查报告并向同级市场监督管理、卫生行政部门提交；并承担日常的技术培训工作等。

市场监督管理部门应当会同有关部门进行事故责任调查，督促有关部门履行职责，向本级人民政府和上一级人民政府市场监督管理部门提出事故责任调查处理报告。

2. 制定食物中毒应急预案

食物中毒属于食品安全事故。《食品安全法》规定，由国务院组织制定国家食品安全事故应急预案。

县级以上地方人民政府应当根据有关法律、法规的规定和上级人民政府的食品安全事故应急预案以及本地区的实际情况，制订本行政区域的食品安全事故应急预案，并报上一级人民政府备案。

食品安全事故应急预案应当对食品安全事故分级、事故处置组织指挥体系与职责、预防预警机制、处置程序、应急保障措施等做出规定。

食品生产经营企业应当制订食品安全事故处置方案，定期检查各项食品安全防范措施的落实情况，及时消除食品安全事故隐患。

3. 开展食物中毒调查处理的监测和培训工作

（1）省级卫生行政部门应建立由流行病学、病原微生物、分析化学、毒理学、卫生监督及临床医学等相关专业技术人员组成的常设专家小组，有计划地开展食物中毒流行病学监测和常见食物中毒的病原学研究；

（2）卫生行政部门和其他相关部门应经常对有关人员进行食物中毒报告及处理的技术培训，提高对食物中毒的诊断抢救和控制水平；

（3）市场监督管理部门应定期向食品经营单位和个人宣传食物中毒的防控知识，并使其掌握食物中毒发生后的报告和应急处理方法。

（二）保障经费和所需物资设备

各级政府部门应充分满足食物中毒和相关突发事件调查处理的人力、物资和经费需求；疾病预防控制机构应配备常用的食物中毒诊断试剂和调查处理所需的工具器材；医疗机构应配备食物中毒特效治疗药物，并定期更新、补充。

二、食物中毒报告制度

发生食品安全事件的单位，应当在 2h 内向所在地县级市场监督管理部门、卫生行政部门报告。医疗机构发现其收治的病人可能与食品安全事件有关的，应当在 2h 内向所在地县级市场监督管理部门、卫生行政部门报告。发现食品安全事件的单位或个人，应当及时向所在地县级市场监督管理部门、卫生行政部门报告。食品安全事件的报告应当及时、客观、真实，任何单位或者个人不得隐瞒谎报、缓报。

市场监督管理部门接到食品安全事件报告或者通报后，应当立即进行初步核实，报告本级人民政府和上级市场监督管理部门。各级市场监督管理部门应当按照食品安全事件级别逐级上报，每级上报时间不得超过 2h。

特别重大食品安全事件和重大食品安全事件报至国家市场监督管理总局，由国家市场监督管理总局上报国务院。较大食品安全事件上报至省级市场监督管理部门，一般食品安全事件上报至市级市场监督管理部门。必要时，在向上一级市场监督管理部门报告的同时可以越级报告。

市场监督管理部门应当采用书面形式报告食品安全事件，情况紧急时可以先行口头报告，初次报告后，应根据调查处理情况及时续报。报告主要包括下列内容：

（1）事件发生单位、时间、地点，事件简要经过；

（2）事件造成的发病和死亡人数、主要症状、救治情况；

（3）可疑食品基本情况；

（4）已采取的措施。

三、食物中毒的急救处理和注意事项

在毒物性质未查明之前，不一定要等待明确诊断，只要符合食物中毒的特点，就应立即对病人采取紧急处理，急救的一般原则如下：

（1）立即停止食用中毒食品或疑似中毒食品，并留样待检。

（2）尽快排除胃肠道内未被吸收的毒物，防止毒物吸收，保护胃肠道黏膜；催吐过程中，应避免堵塞患者气道，并保持呼吸顺畅。呕吐物要留样待检；催吐完成后要及时补充水分。

（3）使用特效解毒剂，促进已被吸收毒物的排泄；

（4）采取对症治疗和特殊治疗相结合的方式控制病情。

出现抽搐、痉挛症状时，马上将病人移至周围没有危险物品的地方，并取来筷子，用手帕缠好塞入病人口中，以防止其咬破舌头。

四、食物中毒的调查

食物中毒调查的目的是及时查明原因，控制事态进一步发展，减少病员伤亡，为食物中毒事故处理提供科学依据，为处理类似事件累积经验。

食物中毒处理原则包括，严格执行食物中毒报告制度，抢救病人与现场调查同时进行，尽快采取停止销售和食用可疑中毒食品等措施，采取措施避免食物中毒范围扩大。

食物中毒发生后，通过单位、学校、医院、群众、新闻媒体等多种渠道将食物中毒的信息传递到卫生行政部门或者卫生监督机构、疾病预防控制机构。接到报告的卫生行政部门应及时组织卫生监督所和疾病预防控制机构赶赴现场进行调查和控制。各级卫生监督所和疾病预防控制机构应立即组织必要的人员、车辆、采样器材、药品器械、调查表格和必要的技术资料赶赴现场。一般要求各级卫生监督所和疾病预防控制机构对食物中毒调查制定有相应的预案，并按照预案要求做好人员、技术和物资储备。

（一）初步调查，确立调查处理方向

调查人员到达现场后，要尽快确定所发生事件的性质和类别，判断是否是食物中毒，并尽快确立调查处理的方向。要初步判断事件是由于摄食导致的食物中毒事故，还是其他如传染性疾病等突发公共卫生事件。迅速掌握中毒人数和中毒者的严重程度，在进行调查的同时必须积极协助医疗单位采取针对性措施，对病人进行救治。

（二）现场调查，初步确定中毒原因

立即开展食物中毒现场流行病学调查和个案调查，查找中毒危险因素。调查主要包括

两个部分：一是对中毒场所和环境的调查，二是对中毒者的个案调查。

1. 食物中毒现场调查

（1）原料调查：系统了解各种食品的原料，包括调味剂、添加剂的来源和现状。

（2）食物调查：深入食堂、厨房、食品加工场所调查72h内所供应的所有食物，并列表登记。

（3）加工场所调查：了解食品加工场所的整体环境、工器具卫生条件等。

（4）加工过程调查：详细了解食物生产加工流程、保存条件和保存时间。

（5）加工用水的调查：调查食品加工过程所有环节所使用的水的卫生和安全状况。

（6）对相关人员的调查：对食品生产加工从业人员和食品接触人员的健康状况进行全面调查。

2. 对食物中毒者进行个案调查

食物中毒个案调查的目的是通过对中毒者的调查，确定食物中毒事实；调查中毒病人，确定中毒人数及主要临床症状；查明可疑食品与中毒病人发病的因果关系；确定引起食物中毒的餐次和食品。

食物中毒类型多，中毒原因、途径、临床表现差异大，为防止不同调查者在调查时产生主观偏倚，进行食物中毒个案调查时应采用统一的食物个案调查表。

（三）采样、检验与鉴定

1. 采样

食品样品应立即采样，应尽可能追溯剩余食物；无剩余食物时，可对餐具、食品用具等进行采样，病人的样品尽可能在使用抗生素和生物抑制剂前采取，需要时可采集病人恢复期血清。用于不同的鉴定目的的样品要分别采集，并使用不同的样品保存方式。采集的样品数量应能满足实验室检验项目需要量，以及必要时复检时的量，具体采样数量要根据食品种类的不同而定。对一起发病规模较大的食物中毒事件一般至少应采集10~20名具有典型临床症状病人的检验样品，同时应采集部分具有相同进食史但未发病者的同类样品作为对照。采样用具、容器必须无菌。盛装标本的容器必须要有标签、编号，并详细填写采样单。

2. 检验与鉴定

样品采集后，应尽快送实验室进行检验，一般从采样到检验不应超过4h，不能及时送检的应在现场对样品进行冷藏。根据现场调查的资料，有重点地决定检测项目。如果需要向上级疾病预防控制机构或其他食物中毒检验鉴定机构送检样品时，送检时须携带现场流行病学调查和临床分析资料，或提供大部分中毒病人的《食物中毒个案调查登记表》，只有提供了比较充分的现场调查资料，才能有助于检验机构迅速确定应检测的项目种类，做出准确的中毒原因鉴定结论。

（四）救治与控制

（1）食物中毒发生后，应立即组织对中毒者进行救治，救治措施有催吐、洗胃、导泻等，以及根据中毒的性质给予特效治疗药物和解毒药物。

（2）应密切注意具有同一饮食史人群的健康变化，必要时给予医学观察和预防性服药。

（3）对食物中毒原因明确者，应立即采取针对性强制措施，如切断被污染的水源，禁止销售、食用被污染的食物，并责令生产经营者追回已售出的造成食物中毒的食品。

（4）对于可疑的食物，也应暂时封存、禁止销售和食用，待采样检验后再行处理。发生食物中毒的集体食堂应立即进行彻底清洗、消毒。

五、调查结果分析

（一）病例鉴别

病例的确定主要根据病人发病的潜伏期和各种症状（包括主诉症状和伴随症状）与体征的发生特点；并同时确定病人病情的轻重分级和诊断分级；确定流行病学相关因素。提出中毒病例的共同性，确定相应的诊断或鉴定标准，对已发现或报告的可疑中毒病例进行鉴别。

（二）流行病学分析

绘制发病时间分布图，可有助于确定中毒餐次；绘制发病的地点分布地图，可有助于确定中毒食物被污染的原因。

（三）病因分析

在前两步的基础上，提出是否属于食物中毒的意见，并根据病例的时间和地点分布特征、可疑中毒食品、可能的传播途径等，形成初步的病因假设，为进一步采取救治和控制措施奠定基础。

（四）综合判断

根据现场流行病学调查、实验室检验、临床症状和体征可疑食品的加工工艺和储存情况等进行综合分析，按各类食物中毒的判定标准、依据和原则做出综合分析和判断。

（五）纠正和完善

通过以上调查结果和对中毒性质的判断，对原救治方案提出必要的纠正和补充，尤其应注意对有毒动、植物中毒和化学性食物中毒是否采取针对性的特效治疗方案提出建议，为以后的类似事件积累宝贵经验。

六、结果处理与处罚

（一）现场处理

食品安全事件发生单位应当妥善保护可能造成事件的食品及其原料、工具、用具、设施设备和现场。任何单位和个人不得隐匿、伪造、毁灭相关证据。调查组成立后应当立即赶赴现场按照监督执法的要求开展调查。根据实际情况，可以采取以下措施：

（1）通过取样、拍照、录像制作现场检查笔录等方法记录现场情况，提取相关证据材料；

（2）责令食品生产经营者暂停涉事食品、食品添加剂及食品相关产品的生产经营和使用，责令食品生产经营者开展全面自查，及时发现和消除潜在的食品安全风险；

（3）封存可能导致食品安全事件的食品、食品添加剂及食品相关产品，必要时立即进行检验，确属食品质量安全问题的，责令相关食品生产经营者将问题产品予以下架、退市，依法召回；

（4）查封可能导致食品安全事件的生产经营活动的场所；

（5）根据调查需要，对发生食品安全事件的有关单位和人员进行询问，并制作询问调查笔录。

（二）依法惩处

调查过程中发现相关单位涉及食品违法行为的，调查组应当及时向相关市场监督管理部门移交证据，提出处罚建议。相关市场监督管理部门应当依法对事发单位及责任人予以行政处罚；涉嫌构成犯罪的，依法移送司法机关追究刑事责任。发现其他违法行为的，市场监督管理部门应当及时向有关部门移送。对重大食物中毒事故责任人，触犯《刑法》的，依法追究其刑事责任。

（三）信息发布

依法对食物中毒事件及其处理情况进行发布，并对可能产生的危害加以解释和说明。

（四）撰写调查报告

调查工作结束后，应及时撰写食物中毒调查总结报告，按规定上报有关部门，同时建立食物中毒处理资料档案，包括中毒发生过程、调查过程、发生原因、促进因素、处理记录、采取的控制措施、处理结果及效果评估。调查报告的内容应包括发病经过、临床和流行病学特点、病人救治和预后情况、控制和预防措施、处理结果和效果评估等。

复习巩固

1. 请简述食物中毒和食源性疾病的含义。

2. 请简述常见的细菌食物中毒及预防措施。

3. 请简述常见的真菌及其毒素导致的食物中毒及预防措施。

4. 请简述常见的化学性食物中毒及预防措施。

5. 请简述常见的有毒动植物中毒及预防措施。

实践实训

食品污染及其预防

一、实训目的

1. 了解常见食品污染源及危害。

2. 了解食品污染的预防措施。

3. 通过食品污染的危害，加深学生对食品安全对民生的重要性，强化社会责任感。

二、实训内容

案例1：2020年7月28日，广东揭阳神泉镇的一家名为"石头肠粉店"的饭馆就发生了一起严重的食物中毒案件。11名顾客在食用河粉（粿条）后出现了不同程度的呕吐、腹泻症状。其中1人经全力抢救，医治无效死亡，2人病情比较危急。广东省市场监督管理局将该案定为米酵菌酸素中毒。

案例2：2008年3月以来，三鹿集团先后接到消费者反映：婴幼儿食用三鹿婴幼儿奶粉后，出现尿液变色或尿液中有颗粒现象。2008年6月中旬后，三鹿又陆续接到婴幼儿患肾结石等病状去医院治疗的信息。2008年8月4日至9日，三鹿对送达的原料乳200份样品进行了检测，确认"人为向原料乳中掺入三聚氰胺是引入婴幼儿奶粉中的最主要途径"。2008年9月13日，中国国务院启动国家安全事故Ⅰ级响应机制处置三鹿奶粉污染事件。

案例3：广东佛山某百货公司在2023年年初从广州市越秀区某食品经营商处采购了三种原产地来自日本的食品："不二家白桃饮料"（福吉屋桃子味饮料），"ORIHIRO蒟蒻果冻"和"布尔本豆乳威化饼干"。

涉案百货公司经营截止到2023年3月7日，已经将上述采购的大部分日本核辐射产区食品售卖，且未建立并执行进货查验记录制度。根据《中华人民共和国食品安全法》相关规定，佛山市顺德区汇洋百货有限公司被罚款一万元，并没收非法所得795元。同时没收用于违法经营的食品"福吉屋桃子味饮料"2瓶。

请根据以上案例进行分析：

1. 属于哪一类食品污染情况。

2. 分析一下以上案例怎么进行预防。

食物中毒

一、实训目的

1. 加强学生对各种食源性疾病的认知。

2. 了解食源性疾病的危害，明白食品安全的重要性。

3. 检验学生对食物中毒知识的掌握程度。

二、实训内容

案例1：2020年9月5日上午，庞某及其兄妹三在湛江市某蛋糕面包房处购买三个三明治，各食用了一个。

同日下午，三人分别感到腹痛，继而产生腹泻、呕吐、高烧等症状。当晚，庞某等在吃药不见好转的情况下，其父母将庞某等送至湛江市坡头区龙头镇中心卫生院治疗，未见好转后，又转至湛江中心人民医院住院治疗，经诊断为小儿肠炎和沙门氏菌中毒。

案例2：2015年4月26日，武汉某中学发生集体性食物中毒，中毒学生陆续出现晕倒、呕吐等症状，63名学生被送往医院救治。经查，中毒者均食用了小贩所卖熟菜中含有的亚硝酸钠所致。

案例 3：广东省内连续发生多起食用未煮熟的四季豆类蔬菜而引起的食物中毒案例。为此，广州市食安办提醒市民，尤其是学校、幼儿园和各企事业单位的集体食堂：在烹调加工四季豆时，必须充分加热，彻底煮熟焖透，切忌急火短时嫩炒，一定要使豆的外观由鲜绿色变为暗绿色时才可食用，谨防中毒。

案例 4：据鸡西市政府部门通报，2020 年 10 月 5 日，鸡东县兴农镇居民王某某及亲属 9 人在其家中聚餐，食用自制"酸汤子"引发食物中毒，制作"酸汤子"所用食材已在冰箱里冷冻一年。

经公安机关对现场提取物检测，未查出有毒物质，排除人为投毒可能。经医院化验检测，食物中黄曲霉毒素严重超标，初步判定为黄曲霉毒素中毒。

请根据以上案例进行分析：

1. 属于哪一类食物中毒事件。

2. 结合以上案例分析一下食源性疾病的危害。

"思政"小课堂

"双创"小课堂

"三新"小课堂

参考文献

[1] 张有林. 食品科学概论[M]. 科学出版社，2006.

[2] 范志红. 食物营养与配餐[M]. 中国农业大学出版社，2017.

[3] 刘绍，周文化. 食品营养与卫生学[M]. 长沙：中南大学出版社，2013.

[4] 高宇萍，袁静宇. 食品营养与卫生[M]. 北京：海军出版社，2015.

[5] 王纯彬，吴丹. 食品营养学[M]. 长春：吉林大学出版社，2016.

[6] 葛可佑. 中国营养科学全书：基础营养卷[M]. 北京：人民卫生出版社，2004.

[7] 林海，杨玉红. 食品营养与卫生[M]. 武汉：武汉理工大学出版社，2012.

[8] 李品艾. 草莓采收期维生素 C 含量的测定[J]. 安微农业科学，2009（19）：8832-8850.

[9] 曾祥云. 维生素 C 的生理功能与膳食保障[J]. 中国食物与营养，2005（4）：52-54.

[10] 李凤林，夏宇. 食品营养与卫生学[M]. 北京：中国轻工业出版社，2010.

[11] 邓泽元. 食品营养学[M]. 北京：中国农业出版社，2016.

[12] 李宁. 贫血营养康复食谱［M］. 重庆：重庆出版社，2007.

[13] 顾金兰. 食品营养与卫生[M]. 北京：中国轻工出版社，2019.

[14] 张忠，李凤林，余蕾，等. 食品营养学［M］. 北京：中国纺织出版社，2017.

[15] 李京东，倪雪朋，等. 食品营养与卫生［M］. 北京：中国轻工业出版社，2019.

[16] 中国就业培训技术指导中心. 公共营养师［M］. 北京：中国劳动社会保障出版社，2012.

[17] 李洁，邹莹，等. 食品营养与卫生［M］. 北京：国防工业出版社，2014.

[18] 席会平，慕永利，等. 食品营养与卫生［M］. 北京：中国农业大学出版社，2014.

[19] 胡秋红，谢玮. 食品营养与卫生[M]. 北京：北京理工大学出版社，2017.

[20] 孙长颢. 营养与食品卫生学[M]. 北京：人民卫生出版社，2017.

[21] 任顺成. 食品营养与卫生[M]. 北京：中国轻工业出版社，2018.

[22] 柳春红. 食品营养与卫生学[M]. 北京：中国农业出版社，2013.

[23] 冯奇，邵征，刘晓伟. 食品加工规范对食品安全的影响[J]. 食品安全，2019（22）：138-140.

[24] 颜廷才，刁恩杰. 食品安全与质量管理学[M]. 北京：化学工业出版社，2017.

[25] 高秀兰. 食品营养与卫生[M]. 重庆：重庆大学出版社，2015.

[26] 付丽. 食品营养与卫生[M]. 北京：中国轻工业出版社，2013.

[27] 罗登宏，周桃英. 食品营养学[M]. 北京：中国农业大学出版社，2011.

[28] 袁仲. 食品营养与卫生[M]. 北京：科学出版社，2018.

［29］李凤林．食品营养与卫生学［M］．北京：化学工业出版社，2014.

［30］高彦祥．食品添加剂基础［M］．2 版．北京：中国轻工业出版社，2013.

［31］中国营养学会．中国居民膳食指南（2016）［M］．北京：中国卫生出版社，2016.

［32］国家卫生计生委办公厅．《中国公民健康素养——基本知识与技能（2015 年版）》［M］．北京，2015.

［33］杭书礼．认识保健食品的消费误区［J］．人人健康，2023（2）：59.

［34］杨月欣．公共营养师［M］．北京：中国劳动社会保障出版社，2012.

［35］中国营养学会．中国居民膳食指南［M］．北京：人民卫生出版社，2022.

［36］国家劳动和社会保障教育培训中心．公共营养师［M］．北京：中国劳动社会保障出版社，2007.

［37］张立实．我国保健食品监管的历史与发展［J］．现代预防医学，2022，49（14）：2497-2501.

［38］杨玉红，孙秀青．食品营养与健康［M］．武汉：武汉理工大学出版社，2015.

［39］高金兰．烹饪营养学［M］．北京：旅游教育出版社，2016.

附录

中国食物营养成分表（2017）